Dr. med. Georg Kneißl

Damit mein Kind gesund bleibt

Dr. med. Georg Kneißl

Damit mein Kind gesund bleibt

Vorbeugen, schützen und stärken

- Homöopathie
- Traditionelle Chinesische Medizin
- Das Beste aus Ost und West

Kösel

Wichtiger Hinweis:

Den Empfehlungen und Vorschlägen in diesem Buch zur Selbstbehandlung und Behandlung von Kindern liegen langjährige Erfahrungen des Autors mit natürlichen Methoden der Vorbeugung und Heilung zugrunde. Autor und Verlag weisen jedoch darauf hin, dass Selbstbehandlungen in eigener Verantwortung geschehen. Alle Leserinnen und Leser sind aufgefordert, selbst zu entscheiden, inwieweit sie die Anregungen aus diesem Buch umsetzen wollen.
Im Zweifelsfall, bei akuten Schmerzen oder bei bestehender Erkrankung ist für eine korrekte Diagnose bzw. entsprechende Behandlung stets ein Arzt oder eine andere qualifizierte Fachperson aufzusuchen. Eine Haftung des Autors oder des Verlages ist ausgeschlossen.
Alle Fallgeschichten im Buch entstammen der Praxis des Autors. Sämtliche Namen von Patienten wurden geändert, um ihre Privatsphäre zu schützen.

Dieses Buch widme ich meinem Sohn Daniel,
der mir immerzu nur Freude bereitet hat.

Fotos: Martina Matthäi und andere, S. 216: © Mauritius Images/World Pictures
Illustrationen: Monica May
Umschlag: fuchs_design, München
Umschlagmotiv: Getty Images/Jerome Tisne
Druck und Bindung: Kösel, Krugzell
Printed in Germany
ISBN: 978-3-466-30743-2

Gedruckt auf umweltfreundlich hergestelltem Bilderdruckpapier
(säurefrei und chlorfrei gebleicht)

www.koesel.de

Inhalt

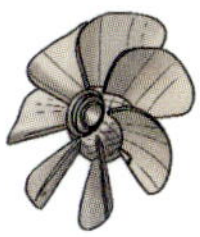

METALL

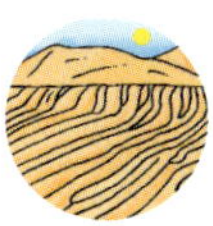

ERDE

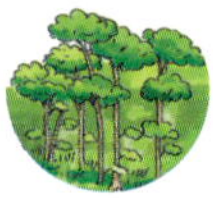

HOLZ

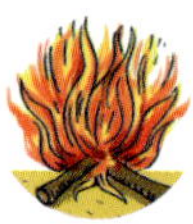

FEUER

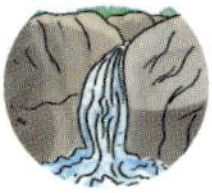

WASSER

Zu Beginn: Das Beste aus Ost und West

Wir geben immer mehr Geld für den Kampf gegen die Krankheiten in unserer Gesellschaft aus. Mittlerweile arbeiten in Mitteleuropa mehr als zehn Prozent aller Erwerbstätigen im Gesundheitswesen. Die Kosten explodieren überall. Wir geben in Deutschland, Österreich und der Schweiz zusammen heute jährlich um die 300 Mrd. Euro für die Bekämpfung von Krankheiten aus. Werden unsere Kinder deshalb immer gesünder? Nein, sie werden immer kränker.
Früher litten Kinder massenweise an Rachitis, Tuberkulose und anderen Armuts- und Elendskrankheiten. Die neuen Volkskrankheiten der Kinder heute sind Dauerinfekte und -erkältungen, chronischer Schnupfen, Nebenhöhlen- und Mandelentzündungen, Bronchitis, Allergien, Neurodermitis, Heuschnupfen und Asthma, Durchfall, Verstopfung, Übergewicht, Kopfschmerzen, Suchtproblematiken, Angst- und Zwangskrankheiten, Lern- und Konzentrationsschwächen, Teilleistungsstörungen wie Legasthenie, Hyperaktivität (ADS/ADHS), Sprachstörungen, Einnässen. Auch die bei Kindern selteneren, aber dafür umso gravierenderen Krankheiten wie beispielsweise Krebs, Diabetes, Autismus oder andere tief greifende Entwicklungsstörungen und diverse Autoimmunkrankheiten wie z.B. rheumatische Erkrankungen gehen nicht zurück, sondern nehmen tendenziell stark zu.
Welchen Schluss sollen wir daraus ziehen? Je mehr Medizin, desto kränker die Kinder? So einfach ist es sicher nicht.

ICH SEHE DREI GRÜNDE, WARUM UNSERE KINDER IMMER KRÄNKER WERDEN:

1. **Die meisten Maßnahmen der konventionellen Medizin helfen kranken Kindern auf Dauer nicht. Sie sind entweder zu symptomatisch ausgerichtet und daher auf Dauer wirkungslos oder sie verschlechtern den Gesundheitszustand, anstatt ihn zu bessern.**
2. **Die Lebensbedingungen – also unsere Umwelt – werden immer ungesünder. Das sind Themen wie die Schadstoffbelastungen im Essen, im Trinken und in der Atemluft sowie zunehmende elektromagnetische Strahlung überall um uns herum durch die modernen Informations- und Kommunikationstechniken: Handy, Fernsehen, drahtlose Kommunikation usw.**

3. **Die Lebensweise unserer Kinder wird immer ungesünder: zu wenig Bewegung, zu viel Fernsehen, schlechte Ernährung, kein Rhythmus im Leben, keine ausreichenden Erholungsphasen, Stress und vieles mehr.**

Wenn Sie möchten, dass Ihr Kind gesund bleibt, sollten Sie an allen drei Punkten ansetzen: Schadstoffquellen eliminieren, gesunde Lebensführung von Anfang an und kein wirkungsloses Herumdoktern an Symptomen mehr. In diesem Buch geht es um alle drei Themen. Insofern ist dieser Gesundheitsratgeber für Eltern anders als die meisten Gesundheitsratgeber. Warum ich dabei nicht auf die »normalen« ärztlichen Methoden vertraue, sondern auf alternative Konzepte wie sie die chinesische Medizin und die Homöopathie anbieten, verdient eine Begründung.

Sabotage statt Heilung: Warum die Schulmedizin meistens nicht weiterhilft

Meine Kritik an der konventionellen Medizin bzw. Schulmedizin, also der Medizin, die in den Universitäten gelehrt und in den meisten Arztpraxen und Krankenhäusern angewendet wird, ist eine differenzierte Kritik. Ich bin selbst Schulmediziner, ich weiß also, wovon ich spreche. Schwerpunkte meiner Ausbildung lagen in den Feldern Innere Medizin, Gynäkologie und Kinderheilkunde. Ich weiß sehr wohl: Die Medizin kann Enormes leisten, insbesondere bei Unfällen, schweren Verletzungen und akuten lebensbedrohlichen Zuständen. Da rettet die Medizin regel- und routinemäßig Leben. Auch bei Knochenbrüchen und anderen Verletzungen helfen Akupunkturnadeln und Globuli nur begleitend, der Chirurg mit all seiner modernen Operationstechnik kann da wahre Wunder vollbringen.

Doch bei den chronischen Krankheiten und bei den komplexen Krankheiten, die keine lokalen Verletzungen sind, sondern den ganzen Menschen betreffen, versagt die Schulmedizin meiner Ansicht nach komplett. Und ausgerechnet diese Krankheiten sind auf dem Vormarsch und bestimmen den größten Teil unserer täglichen Arbeit als Arzt. Ich habe schnell gemerkt, dass das Wissen über Gesundheit und Krankheit, das mir auf der Universität vermittelt wurde, in den meisten Fällen nicht ausreicht, um Menschen zu helfen, gesund zu bleiben oder gesund zu werden. Man lernt dort hervorragend, Krankheiten zu behandeln, aber man lernt überhaupt nicht, Menschen zu heilen.

Was meine ich damit? Nehmen Sie z.B. den Begriff »Symptom«. In der Schulmedizin ist ein Symptom ein sichtbares Zeichen einer Krankheit, es ist sozusagen Teil der Krankheit. Die Vorstellung der meisten Ärzte heute ist: Wenn wir alle Symptome erkennen und irgendwie »wegmachen«, ist der Patient wieder gesund. Wenn also ein Kind die Symptome Schnupfen, Husten, Kopfschmerzen und Fieber hat, dann sollten Nasentropfen die Schleimproduktion in der Nase stoppen, Hustensaft das Husten unterdrücken, ein Schmerzmittel die Kopfschmerzen beseitigen und fiebersenkende Mittel die Temperaturerhöhung bekämpfen. Und fertig ist die Behandlung, Krankheit weggezaubert, Patient gesund. Wirklich?

In Wahrheit sind die Symptome Schnupfen, Husten, Kopfschmerzen und Fieber nicht Teil der Krankheit, sondern gehören zu den natürlichen und gesunden Abwehrmaßnahmen des Körpers. Der Schnupfen wird vom Organismus selbst »gemacht«, er soll mit all dem Schleim Viren und Bakterien umschließen und durch Niesen aus dem Körper herauskatapultieren. Der Husten hält mit dem gleichen Prinzip die Lunge frei von Eindringlingen. Die Kopfschmerzen haben ebenfalls ihren Sinn: Sie zwingen das Kind dazu, sich ruhig und zurückgezogen zu verhalten, damit dem Organismus mehr Energie für den Abwehrkampf des Immunsystems zur Verfügung steht. Und das Fieber macht der Körper ebenfalls selber, damit er im Kampf der Abwehrzellen im Blut gegen eingedrungene Viren, Bakterien und Pilze einen Vorteil erlangt und die Verteidigungsmaßnahmen schneller und effektiver ablaufen können.

Symptome sind also eine gesunde Reaktion des Körpers. Die eigentliche krankhafte Veränderung im Körper, also Schäden auf Ebene der Körperzellen durch Vergiftungen, Strahlungseinwirkung oder Bakterien, Pilze und Viren, oder die Blockaden der Leitbahnen und Kommunikationswege innerhalb des Organismus können wir so gut wie nie direkt sehen, höchstens zum Teil unter dem Mikroskop. Deswegen würde ein ganzheitlicher Mediziner auch nicht im Traum darauf kommen, einen Hautausschlag zu behandeln, um ihn zu beseitigen. Er ist vielmehr dankbar dafür, dass der Hautausschlag als sichtbares Zeichen des Körpers ihn darauf hinweist, dass im Darm des Patienten vermutlich nicht alles zum Besten steht. Dass Symptome auf der Haut meistens auf Probleme im Darm hinweisen, ist eine Idee, die die meisten Schulmediziner natürlich weit von sich weisen würden. Und doch ist es so.

Jede Maßnahme, die Symptome unterdrückt, macht es dem Körper schwerer, wieder gesund zu werden. Die schulmedizinischen Therapien bestehen aber fast ausschließlich aus Maßnahmen, die einzelne Symptome unterdrücken. Man könnte aus einer anderen Perspektive auch sagen:

Die Schulmedizin behandelt nicht die Ursachen von Krankheiten, sondern die Reaktionen des Körpers darauf. Wir brauchen aber keine Medizin, die unsere Selbstheilungskräfte sabotiert, wir brauchen vielmehr eine Medizin, die die Ursachen von Krankheiten identifiziert, damit wir diese ausschalten können.

Vorbeugen ist besser als heilen

Ein weiterer Kritikpunkt, den ich gegen die moderne Medizin vorbringe, ist, dass sie immer zu spät kommt. Erst wenn ein Kind krank ist, befasst sich der Arzt mit ihm. Krankheitsvorbeugung bzw. Gesundheitspflege findet in unserem Gesundheitssystem so gut wie gar nicht statt. Wenn bei den routinemäßigen Untersuchungen beim Kinderarzt keine Krankheiten – sprich: keine auffälligen Symptome – vorliegen, gilt der kleine Patient als gesund. Aber vielleicht ist er das gar nicht. Vielleicht ist sein Organismus bereits auf irgendeine Weise belastet, die Krankheit ist aber noch nicht durchgebrochen? Die Schulmedizin bietet keinerlei Ansatzpunkte, schlummernde Krankheiten zu erkennen oder gar zu therapieren, nicht einmal bei der Krebsvorsorge. Stets folgt die Diagnose erst, wenn ein Organ schon krankhaft verändert ist – und dann ist es oftmals zu spät.

Ich betrachte es als meine wichtigste Aufgabe als Arzt, Säuglinge und Kleinkinder, die gemeinhin als gesund gelten, intensiv zu untersuchen, um geerbte Schwachstellen und tief liegende, noch nicht ausgebrochene Krankheiten zu diagnostizieren und auszuheilen, die diese Kinder sozusagen mit auf die Welt gebracht haben. Das kann die Schulmedizin nicht leisten. Die meisten Ärzte würden ein solches Ansinnen dementsprechend auch als Spinnerei abtun.

Massenmedizin hilft dem Einzelnen nicht

Und noch ein weiteres Argument möchte ich gegen die allgemeine medizinische Praxis vorbringen: Die moderne Medizin ist eine Massenmedizin. Jeder Mensch ist aber individuell und einzigartig, auch in der Ausprägung seiner Krankheiten. Es werden Medikamente gegen bestimmte, definierte Krankheiten entwickelt und allen Patienten verabreicht, bei denen diese Krankheit diagnostiziert wurde. Diese Krankheiten sind aber nicht »real«. Sie sind nur abstrakte Modelle, sozusagen Schubladen, in denen wir alles sammeln, was ähnlich aussieht, und sie existieren nur in den Lehrbüchern der Schulmedizin. In der Wirklichkeit gibt es nicht »die Grippe« – jeder einzelne Mensch, der sich einen grippalen Infekt »eingefangen« hat, zeigt andere Symptome. Kein Heuschnupfen ist genau gleich. Jede Neurodermitis muss anders behandelt werden. Jeder Mensch reagiert individuell und unterschiedlich auf Umwelteinwirkungen und jeder Mensch produziert eigene, individuelle Symptombilder.
Eine Massenmedizin, die Menschen in Gruppen einteilt, jede Gruppe mit dem Namen einer Krankheit etikettiert und dann jedem Mitglied einer einzelnen Gruppe eine standardisierte Medikation gemäß dem Etikett der Gruppe verpasst, verkennt, dass jeder kranke Mensch eine individuelle Behandlung benötigt, die genau auf ihn abgestimmt ist. Das kann die Schulmedizin nicht leisten.
Wenn wir in der Schulmedizin insgesamt so weitermachen wie bisher, so eindeutig an der Natur des Menschen vorbeidiagnostizieren und -therapieren, werden wir mit neuen Seuchen konfrontiert werden. Ich will mich nicht als Prophet profilieren, schon gar nicht als Schwarzmaler, aber ich wage die Voraussage, dass der nächste große Prüfstein für die Medizin die zunehmenden bakteriellen Infektionen mit Borrelien sein werden, die schwer zu erkennen und schwer zu behandeln sind, weil sie individuell sehr verschieden verlaufen, so verschieden, wie Menschen nun mal sind.

Ein ganzheitliches Diagnose-System: die Chinesische Medizin

Mir fehlte also in meiner Ausbildung an der Universität als Erstes ein klares Konzept für die Diagnose. Wenn ein Kind mit einem Hautausschlag auf dem Rücken zu mir kommt, genügt es mir einfach nicht, diese eine Stelle für krank zu erklären, der Krankheit einen Namen zu geben und den Rest des Kindes für gesund zu halten und nicht weiter zu beachten. Stattdessen sollte die Medizin immer den ganzen Menschen von Kopf bis Fuß sowie neben der körperlichen Ebene auch die geistig-seelische Ebene in Betracht ziehen. Nur dann kann ich eine exakte Diagnose stellen, wenn ich die aktuellen Symptome den tiefer liegenden gesundheitlichen Störungen an den unterschiedlichsten Stellen im Organismus unter Einbezug der Psyche zuordnen kann.

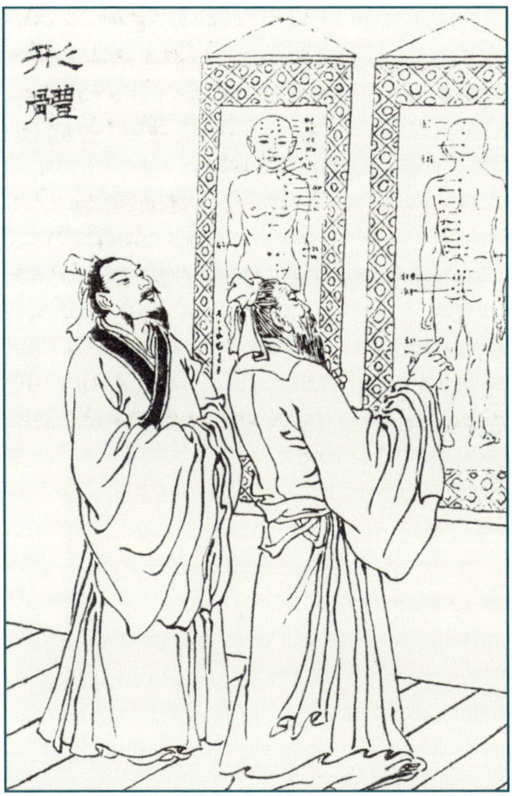

Die Traditionelle Chinesische Medizin, kurz TCM, basiert auf der Annahme, dass der menschliche Körper Krankheiten bewältigen und sich wieder erholen kann, wenn er sich im Gleichgewicht der beiden Polaritäten Yin und Yang und der fünf Elemente befindet.

Ich habe ein solches Gesundheitssystem gefunden: Es ist die heute sogenannte Traditionelle Chinesische Medizin (TCM), auf den ersten Blick ein Sammelsurium von Diagnose- und Therapieformen aus tausenden von Jahren ärztlicher Erfahrung in Fernost, die früher von Generation zu Generation sozusagen als »Familienwissen« weitergegeben wurde. Dieses Gedankengebäude ist heute so aktuell und zutreffend wie vor tausend Jahren. Es ermöglicht mir exakte Diagnosen chronischer und komplexer Erkrankungen. Ein besseres System zur Diagnose habe ich nirgends gefunden.

Ein ganzheitliches Therapieverfahren: die Homöopathie

Die Therapieformen der TCM allerdings schienen mir in vielen Fällen nicht ausreichend. In meiner täglichen Praxis hatte ich es immer wieder mit schwerwiegenden Erkrankungen zu tun, bei denen mit Akupunktur, pflanzlichen Arzneien, Tees und Ernährungsvorschlägen nichts auszurichten war. Gegen diese Krankheiten war buchstäblich kein Kraut gewachsen – obwohl ich mit der TCM genau sehen konnte, welche Funktionsbereiche und -ebenen des Organismus auf welche Weise gestört oder blockiert waren.
Also suchte ich weiter. Und wurde fündig, und zwar direkt vor den eigenen Füßen, in Deutschland. Die meiner heutigen Erfahrung nach tief greifendste und umfassendste Therapieform zur Behandlung und vollständigen Heilung von chronischen und komplexen Krankheiten ist die Homöopathie, deren Grundprinzip vom deutschen Arzt Samuel Hahnemann (1755–1843) entdeckt wurde. Nur die Homöopathie greift tief in den Organismus ein und bewirkt Veränderungen auf allen Ebenen des Menschen.

Individuelle Gesundheitsvorsorge mit den fünf Elementen

Wenn Sie die Qualität eines Kinofilms bewerten möchten, schauen Sie sich dann ein paar Standbilder an? Und wenn Sie die Gesundheit eines Menschen beurteilen möchten, genügt dann ein Röntgenbild, ein Blutbild oder ein EKG? Ein Laborwert zeigt uns niemals, wie der Organismus den ganzen Tag über oder das ganze Jahr hindurch funktioniert und wie er auf die verschiedensten Reize reagiert.
Die Gesundheit eines Organismus kann nur beurteilen, wer seine grundlegenden Funktionszusammenhänge betrachtet und prüft, ob sie einzeln und im Zusammenspiel gut funktionieren – oder ob sie Störungen aufweisen. Die Chinesische Medizin differenziert fünf grundlegende Funktionszusammenhänge und versieht jeden von ihnen mit einer griffigen Metapher, den fünf Elementen.

Ein gesunder Organismus wehrt alle schädlichen Informationen und Substanzen, alle negativen physikalischen, chemischen, biologischen, geistigen und seelischen Einflüsse von außen ab. Bakterien, Viren und Pilze werden am Eindringen gehindert oder eliminiert und ausgeschieden, Gifte werden erkannt, abgewehrt und ausgeschieden, Strahlung wird an der Hautoberfläche absorbiert und abgeschirmt, psychische Belastungen werden verdaut und verarbeitet oder perlen an uns ab. Das ist der erste Funktionszusammenhang des Körpers, nennen wir sein Prinzip »Grenzen sichern«.

Sein Symbol ist das Element Metall.

Aber der Organismus kann nicht alles abwehren, was auf ihn eindringt. Das Prinzip des Lebens ist der dynamische Austausch. Ein Organismus, der mit seiner Umwelt nicht in Interaktion steht, ist tot. Die guten Substanzen und Einflüsse muss der Mensch erkennen können, damit er genau das aufnimmt und einbaut, was er braucht, beispielsweise Sauerstoff aus der Luft, Kohlehydrate, Fette und Eiweiße sowie Vitamine und Spurenelemente aus der Nahrung, aber auch gute geistige und seelische Einflüsse, die ihn in seiner

Entwicklung fördern. Das ist der zweite Funktionszusammenhang, nennen wir sein Prinzip »Gutes erkennen und einbauen, Schlechtes ausscheiden«.

Sein Symbol ist das Element Erde.

Damit der Mensch nicht ewig bleibt, was er war, sondern wächst und gedeiht, braucht er einen Antrieb, der ihn zu Wachstum und Weiterentwicklung vorantreibt. Das in ihm liegende Potenzial muss entfaltet werden, dazu braucht es eine vorwärtsstrebende Kraft, die die Voraussetzungen im Körper so steuert, dass eine gesunde Aktivität und Entwicklung möglich wird, ein Regulativ, das den Wechsel von Spannung und Entspannung steuert. Das ist der dritte Funktionszusammenhang, nennen wir sein Prinzip »treibende Kraft«.

Sein Symbol ist das Element Holz.

Aber ein Mensch will in seinem Leben auch etwas bewirken, wenn es einen Sinn haben soll. Was macht er aus der Energie, die er einsammelt, aufbereitet und verwertet? Worauf steuert sein ganzes Tun und Lassen, sein Denken und Handeln? Wozu verwendet er seine Kraft, seine schöpferische und geistige Kraft genauso wie die Schaffenskraft seiner Hände? Im Organismus braucht es einen Bereich, der die Kontrolle über die Handlungen und die Verantwortung für die Ergebnisse der Handlungen übernimmt und dafür sorgt, dass am Ende Gutes dabei herauskommt. Das ist der vierte Funktionszusammenhang, nennen wir sein Prinzip »Ziele erreichen«.

Sein Symbol ist das Element Feuer.

Nicht jeder Mensch bringt die gleichen Voraussetzungen mit ins Leben. Was er aus seinem Leben macht, hängt ganz wesentlich mit den Potenzialen zusammen, die in ihm angelegt sind. Seine von seinen Vorfahren ererbte Konstitution, die in ihm gespeicherte Vergangenheit bildet sozusagen das Fundament seiner Persönlichkeit. Diese grundlegende Basis ist die Voraussetzung für alles Weitere. Das ist der fünfte Funktionszusammenhang, nennen wir sein Prinzip »Potenziale ausschöpfen«.

Sein Symbol ist das Element Wasser.

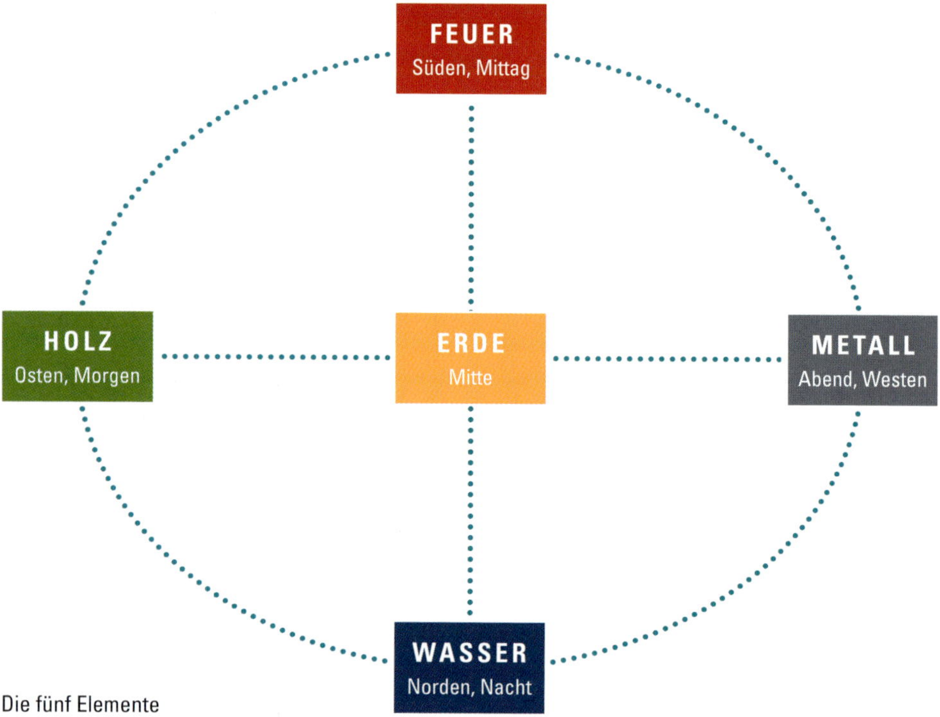

Die fünf Elemente

Jede Funktion des Körpers lässt sich nun unter diese fünf Funktionszusammenhänge einordnen. Und jedes gesundheitliche Problem lässt sich auf Störungen in einem oder mehreren Bereichen zurückführen. Ziel einer ganzheitlich gesehenen Gesundheit ist es, in allen fünf Elementen reibungsloses Funktionieren zu garantieren. Für die Stärkung eines jeden Elements und den harmonischen Ausgleich aller Elemente untereinander bei Ihrem Kind können Sie als Mutter oder Vater eine Menge beitragen. Jedes der fünf Hauptkapitel dieses Buches ist einem der fünf Elemente zugeordnet. Und in allen Kapiteln finden Sie Tipps und Hinweise, was Sie für ein gutes Gedeihen des jeweiligen Funktionszusammenhangs tun können.

Diese fünf Bereiche stehen miteinander in ständiger Verbindung. Sie werden gesteuert und reguliert und beeinflussen sich gegenseitig. Die Leitbahnen, auf denen die Steuerungsimpulse wie Daten in einem Computernetzwerk versendet werden, sind die Akupunktur-

leitbahnen, die sogenannten Meridiane. Sie verbinden sämtliche Organe des Körpers miteinander. Wir brauchen uns um die Frequenz unseres Herzschlags, die Steuerung des Hormonhaushalts, die Regulierung der Körpertemperatur usw. nicht bewusst kümmern. Alle Regelkreise sind untereinander über die Meridiane verschaltet und regulieren sich selbst. Das nennt man in der Fachsprache einen kybernetischen Regelkreis.
Über die 361 Akupunkturpunkte sind gezielte Reizungen der Meridiane möglich, um Blockierungen und Energiestauungen auf den Leitbahnen zu beheben und bestimmte Informationen an die Funktionskreise zu senden. So können mit Akupunktur, Akupressur und verschiedenen anderen Techniken bestimmte Organsysteme gezielt aktiviert oder beruhigt werden. Das wurde in China bereits vor ca. 5000 Jahren praktiziert, Archäologen haben entsprechende Stein- und Bambusnadeln als Grabbeigaben gefunden und eindeutig bestimmt.

Exakte Diagnose

Das Entscheidende: Jedes Symptom, und sei es auch noch so gering und scheinbar nebensächlich, lässt sich den fünf Elementen zuordnen und dahingehend bewerten, ob es einer energetischen Überstimulierung (Yang) oder Unterversorgung (Yin) entspricht und wo genau diese Störung vorliegt. Es ergibt sich ein genaues Bild des gegenwärtigen Gesundheitszustands des Menschen – Störungen lassen sich erkennen, noch bevor Krankheiten ausbrechen.

YIN UND YANG

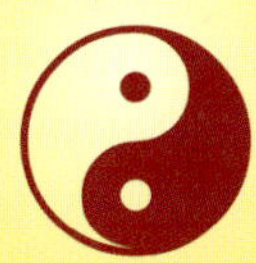

Yin und Yang ist ein jahrtausendealtes Symbol des Taoismus, der traditionellen chinesischen Volksreligion. Es bedeutet, dass alles Leben sich innerhalb der Grenzen eines unaufhörlichen Gesetzes des stetigen Wandels und der gegenseitigen Abhängigkeit zweier Polaritäten abspielt, die fließend ineinander übergehen. Yang entspricht dem Prinzip Himmel, dem Aufwärtsstrebenden, Warmen, Hellen, Äußeren. Yin entspricht dem Prinzip Erde, dem Abwärtsdrängenden, Kühlen, Dunklen, Inneren. Auf jede Yin-Phase folgt eine Yang-Phase, der wiederum eine Yin-Phase folgt usw. Alle Aspekte im Leben haben zwei Seiten, wie die zwei Seiten einer Medaille, die unabdingbar zusammengehören und sich ergänzen.

Dieses ursprünglich im fernen Osten entwickelte Diagnosesystem ist der naturwissenschaftlichen Medizin völlig unerklärlich. Dabei ist es absolut vereinbar mit dem westlichen Denken, das sich auch in unserer Sprache niederschlägt. Die emotionale Verfassung eines cholerisch reagierenden Menschen beispielsweise umschreiben wir mit Wendungen wie: »dem ist wohl eine Laus über die Leber gelaufen« oder »dem ist die Galle übergelaufen« oder »der spuckt Gift und Galle«. In der Tat steht aus chinesischer Sicht die emotionale Reizbarkeit als Symptom im Element Holz direkt mit der Leber und der Galle in Verbindung, die ebenfalls im Element Holz verortet sind. Unsere Sprache lügt nicht. Sie finden in diesem Buch immer wieder Hinweise auf Wendungen, die der Volksmund in seiner Weisheit medizinisch korrekt verwendet.

Völlig vereinbar ist dieses Diagnosesystem auch mit den in der westlichen Medizin üblichen technischen Diagnose- und Messverfahren. Die Ergebnisse von EKG, Blutuntersuchungen im Labor, Blutdruckmessungen, Ultraschall usw. sind wertvolle Einzelsymptome, die bei der Diagnose den fünf Elementen sinnvoll zugeordnet werden können.

Ererbte Schwachstellen auflösen: Die homöopathische Konstitutionstherapie

Mit der Homöopathie lassen sich aktuelle Erkrankungen hervorragend behandeln. Dabei sucht der Homöopath nach einem Mittel, dessen Wirkungen im Körper exakt den beobachtbaren Symptomen entsprechen. Das ist das Grundprinzip der Homöopathie, das Samuel Hahnemann um 1800 erstmals formulierte. In seinem Hauptwerk, dem *Organon der Heilkunst*, schreibt er, dass ein Krankheitszustand durch ein Mittel zu heilen sei, das bei Gesunden diesem Zustand ähnliche Symptome hervorruft: similia similibus curentur (»Ähnliches werde durch Ähnliches geheilt«). Dabei wird das Arzneimittel in sehr hoher Verdünnung verabreicht.
Doch nicht nur aktuelle und durch die Lebensweise oder Umwelteinwirkungen hervorgerufene Krankheitszustände oder seelische Schwierigkeiten lassen sich kurieren. Auch von den Vorfahren geerbte Schwachstellen der Konstitution können mit der Homöopathie ausgeheilt werden.

Geerbte Schwachstellen auflösen

Immer wieder können wir sehen, dass in bestimmten Familien Allergien oder Asthma oder Bluthochdruck oder Herz-Kreislaufkrankheiten gehäuft auftreten, die in anderen Familien aber gar nicht vorkommen. Es scheint eine gewisse Veranlagung zu geben, die weitervererbt wird. In manchen Familien werden beispielsweise Schwächen im Element Metall (das Prinzip »Grenzen sichern«) weitervererbt. Schon die kleinen Kinder zeigen in diesen Familien beispielsweise immer wieder Erkrankungen der Haut und eine erhöhte Infektanfälligkeit der Atemwege.
Diese Anfälligkeiten und Schwächen liegen tiefer als die erworbenen Schwächen. Eine erworbene Schwäche würde beispielsweise entstehen, wenn jemand durch seine Lebensweise seinem Element Metall ständig hohe Belastungen zumutet, indem er z.B. die Entgiftungsfunktion der Haut durch schlechte Hautpflegeprodukte unterbindet oder für ihn unverträgliche Milchprodukte zu sich nimmt.

Dann kann er ebenfalls sein Element Metall schwächen und anfällig für Infekte und Hautkrankheiten werden. Diese erworbene Schwäche lässt sich jedoch leichter beheben als eine geerbte Schwäche. Möglicherweise genügt schon eine kleine Änderung der Lebensweise, um Krankheiten den Boden zu entziehen. Aber bei geerbten Schwachstellen genügt das nicht.
Den Begriff der Konstitution hat Samuel Hahnemann exzellent herausgearbeitet. Er hatte beispielsweise festgestellt, dass immer dann in Familien gehäuft Probleme mit den Atemwegen auftraten, wenn in der Vor- oder in der Vor-Vor-Generation der Familie jemand an Tuberkulose erkrankt gewesen war. Die weitergegebenen Schwachstellen bezeichnete er als Erbgifte bzw. Miasmen. Die gleichen Zusammenhänge wie bei der Tuberkulose fand er auch bei den Geschlechtskrankheiten Syphilis (Lues) und Tripper (Gonorrhoe) sowie bei der Krätze (Psora), ehemals allesamt häufige und weit verbreitete, teilweise schwer verlaufende Krankheiten.
Homöopathische Arzneien, die aus krankem »Material«, also aus Blut, Eiter, Krankheitserregern oder kranken Körperzellen, durch extreme Verdünnungen hergestellt werden, nennt man in der Homöopathie Nosoden. Eine Nosode wirkt gegen die Krankheit, aus der sie stammt. Sie wirkt aber auch gegen das mit einer Erkrankung verbundene Grundprinzip, das weitervererbt werden kann.

Beispielsweise ist der Tripper eine Krankheit, die mit überschießenden Reaktionen verbunden ist: Wucherungen, Tumore, Ablagerungen und die Anhäufung von Stoffwechselprodukten. Menschen, die diesem sogenannten »sykotischen« Prinzip entsprechen, sind oft übergewichtig, neigen zu Allergien und chronisch tief sitzenden Erkältungen, gichtisch-rheumatischen Beschwerden, Gefäßverkalkung und Steinleiden und anderen Krankheiten. Sind diese Beschwerden auf eine ererbte Schwäche zurückzuführen, kann ein Homöopath feststellen, dass dieser Mensch das sykotische Erbgift des Trippers mit auf die Welt gebracht hat. Heilen kann seine Krankheiten dann nur die Gabe der Erbnosode, in dem Fall die des Trippers, die umständlicherweise Medorrhinum heißt, und zwar in sehr hoher Potenz, also in extremer Verdünnung. Die wichtigsten anderen Erbnosoden sind Syphilinum, Psorinum und Tuberculinum.

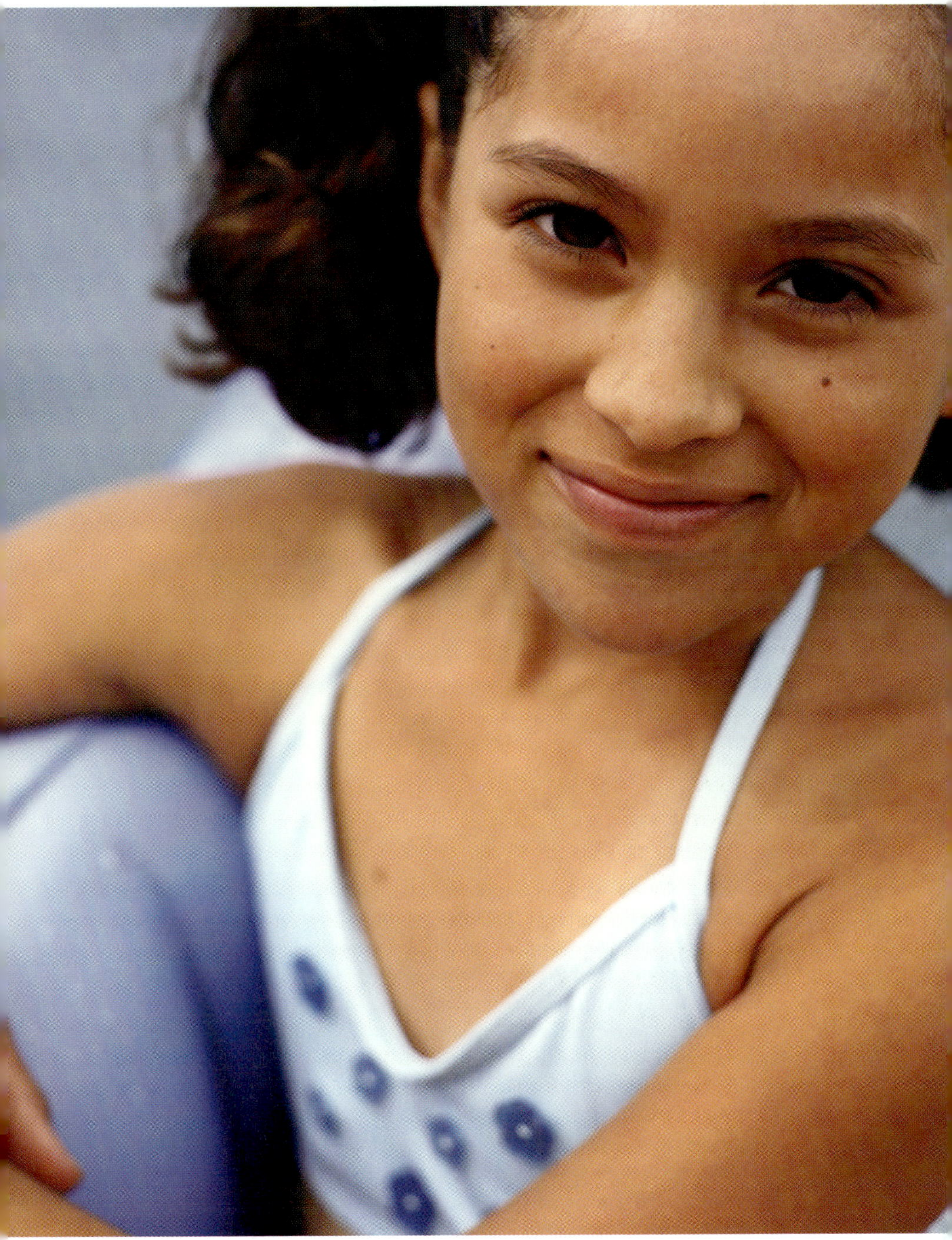

Was Erbgifte bewirken – und was man dagegen tun kann

Auf welche Weise auch immer die spezifisch schwächenden Informationen der Erbgifte von Generation zu Generation übertragen werden, sie bewirken jedenfalls eine leicht fehlerhafte Zusammensetzung der Körpergewebe mit Salzen, Mineralien und Spurenelementen. Ein Herpesvirus kann beispielsweise nur dann das Lippenrot befallen, wenn die Abwehrleistung der Lippen geschwächt ist, z.B. durch einen Mangel an Eisen in der Schleimhaut. Dieser Mangel kommt gehäuft bei Menschen vor, die das psorische Erbgift in sich tragen – übrigens sind sie fast alle blond, hellhäutig und blauäugig.

Dem Körper fehlt also durch das Erbgift der Schlüssel, die richtige Information, um die Zusammensetzung des Gewebes perfekt auszuführen. Es gibt nun in der Homöopathie zwei Arten, den Körper dazu zu bringen, die Zusammensetzung der Gewebe korrekt auszuführen. Zum einen kann die Falschinformation durch eine Konstitutionstherapie mit dem individuellen Konstitutionsmittel und der Erbnosode sozusagen »gelöscht« werden. Zum anderen kann dem Körper die Information über die richtige Zusammensetzung des Gewebes mit der Schüßler-Salz-Therapie gegeben werden, die ja eine Weiterentwicklung der klassischen Homöopathie ist. Ich gehe beim Auflösen von geerbten Schwachstellen immer beide Wege.

Aus meiner Praxis:

SUSANNE ATMET AUF

Ich habe Susanne im Alter von neun Jahren kennengelernt, da war sie bereits Stammgast in den Arztpraxen. Seit drei Jahren hatte sie zu diesem Zeitpunkt bereits zunehmend stärkeres Asthma bronchiale, vor allem im Herbst und bei kaltem Nebel, aber auch während der Gräserpollenflugzeiten von Mai bis September, außerdem wenn sie sich körperlich anstrengte und wenn sie Südfrüchte aß. Sie war abhängig von drei Medikamententypen – Antiallergika, Bronchialerweiterungsmittel und Cortisonspray –, die ihr aber immer weniger halfen. Deshalb musste sie bereits Cortisontabletten nehmen. Nichts machte ihr mehr Freude. Mit den Freunden konnte sie nicht raus an die frische Luft und herumtoben, Sport konnte sie nicht treiben, sie legte immer mehr Gewicht zu und wurde immer unglücklicher.

Als Kleinkind war sie wegen einer hohen Infektanfälligkeit bereits vielfach in ärztlicher Behandlung gewesen. Eigentlich war sie noch nie richtig gesund gewesen. Die Neigung lag in der Familie, auch ihre Oma hatte schon Bronchialasthma gehabt.

Als Erstes leiteten wir all die unausgeheilten Infekte aus, indem wir mit Homöopathika und pflanzlichen Drainage-Mitteln das Lymphsystem aktivierten und stimulierten. Dann beruhigten wir die überschießenden allergischen Reaktionen durch die Ausleitung von Giften aus dem Körper, die sich u.a. durch die vielen Medikamente angesammelt hatten. Ihren gesamten Organismus stabilisierten wir durch ihr homöopathisches Konstitutionsmittel. Außerdem glichen wir ihre ererbte tuberkulinische Schwäche im Element Metall mit Schüßler-Salzen aus. Die ganzheitliche Therapie dauerte drei Jahre. Heute ist Susanne völlig gesund, nimmt keine Medikamente mehr und freut sich ihres Lebens, wie andere Kinder auch.

Ein Segen speziell für Kinder

Ich rate allen Eltern, mit ihren Kindern eine homöopathische Konstitutionstherapie zu machen. Suchen Sie nach einem erfahrenen Homöopathen, der insbesondere konstitutionell behandelt, also nicht nur akute Krankheiten. Sie können dabei in der Regel nichts falsch machen. Wenn ein Homöopath nicht das richtige Mittel findet oder das richtige Mittel in der falschen Verdünnung (Potenz) anwendet, dann passiert nichts weiter, als dass dem Organismus eine Information gesendet wird, auf die er nicht reagiert, weil sie nichts mit ihm zu tun hat. Man könnte mit einer Metapher auch sagen, der Körper steht nicht in Resonanz zu der spezifischen Schwingung, die das Mittel mit sich bringt. Der Organismus schwingt sich deshalb nicht darauf ein, nichts passiert.

WIE FINDE ICH EINEN GUTEN HOMÖOPATHEN?

Nicht hinter jedem Praxisschild, auf dem »Homöopathie« steht, verbirgt sich ein Arzt, der wirklich homöopathisch arbeitet. Eine kurze Zusatzausbildung genügt vielen Schulmedizinern, um sich mit diesem Etikett zu schmücken, wohl in der Hoffnung auf eine erweiterte Zielgruppe. Dabei ist eine Ausbildung in klassischer Homöopathie in Wahrheit eine aufwändige Angelegenheit, die sich über Jahre hinzieht, wenn sie ernsthafte Kenntnisse über die riesige Zahl homöopathischer Mittel vermitteln soll.

Woran können Sie erkennen, ob ein Arzt tatsächlich auch ein Homöopath ist? Fragen Sie ihn vorab telefonisch nach seiner Behandlungsmethode.

- **Verschreibt er nur homöopathische Mittel oder bietet er »klassische Homöopathie nach Hahnemann« an? Zu jeder klassischen homöopathischen Behandlung gehört vor der Mittelgabe beispielsweise eine ausführliche Anamnese, also eine Art Interview, bei dem sämtliche körperlichen Beschwerden des Patienten abgefragt und notiert werden.**
- **Es wird in der klassischen Homöopathie immer das zu einem Patienten als ganzem Menschen**

passende Mittel gesucht, nie das zu einer Krankheit gehörende Mittel. Ärzte, die für eine bestimmte Krankheit stets das gleiche homöopathische Mittel verschreiben, unabhängig vom jeweiligen individuellen Menschen, arbeiten nicht eigentlich homöopathisch, sondern allopathisch, d.h., sie verschreiben eine Medizin »gegen« eine Krankheit. Ein Homöopath dagegen sucht das richtige Mittel »für« seinen Patienten.

- Ärzte, die stets nur Komplexmittel verabreichen, also Arzneien, in denen eine Vielzahl von homöopathischen Mitteln gemischt verabreicht werden, arbeiten ebenfalls nicht klassisch homöopathisch. In der klassischen Homöopathie wird das eine Mittel gesucht, dessen Symptombild dem aktuellen Symptombild des Patienten am ähnlichsten ist. Eine Behandlung mit einem Komplexmittel ist wie ein ungezielter Schuss mit einer Schrotladung, in der Hoffnung, irgendwie das Ziel zu streifen. In der Selbstanwendung kann das manchmal besser sein als gar nichts, aber ein Arzt sollte in der Lage sein, das benötigte Mittel exakt zu bestimmen.

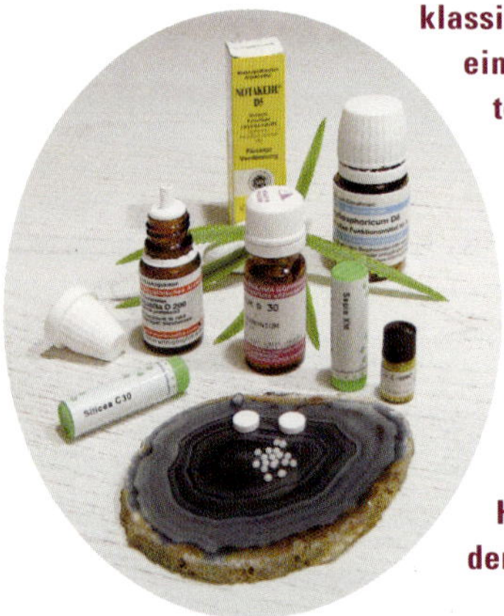

Der Zentralverein homöopathischer Ärzte bietet auf seiner Website www.dzv.de zahlreiche Informationen rund um die Homöopathie und unter anderem auch eine Suchfunktion, mit der man gezielt nach homöopathischen Ärzten suchen kann.

Findet der Homöopath aber das richtige Mittel und gibt es Ihrem Kind in der richtigen Potenz, dann wirkt das wie eine große Befreiung. Eine immer wiederkehrende Krankheitsneigung kann damit zu ihrem endgültigen Ende kommen, vielleicht noch bevor sie sich tatsächlich auswirken kann. Die Schwachstelle der Konstitution wird damit gleichsam »aufgefüllt«.

Es kann sein, dass Ihr Homöopath Ihrem Kind Hochpotenzen von C1000 oder höher gibt und dass er sie verteilt übers Jahr mehrmals gibt. Das ist in Ordnung. Manche Homöopathen geben das Mittel nur einmal und warten dann einige Monate ab, auch das ist in Ordnung. Sie können mit Ihrem Kind im Prinzip unmittelbar nach der Geburt eine Konstitutionstherapie durchführen. Einfacher wird es allerdings, wenn Sie ein paar Wochen warten, bis Sie Ihr Kind besser kennengelernt haben. Denn die Eigenschaften und Verhaltensweisen Ihres Kindes sind ja gerade die wertvollen Hinweise, die zum richtigen Mittel hinführen.

Sollten Sie zögern, so früh einen Homöopathen aufzusuchen, dann möchte ich Ihnen hier zumindest raten, Ihrem Säugling selbst im dritten Lebensmonat, dann im fünften Lebensmonat und schließlich im siebten Lebensmonat je eine Doppelgabe Calcium carbonicum C30 zu verabreichen. (Doppelgabe heißt: Drei Globuli unter die Zunge geben, nach zehn Minuten nochmals drei Globuli.) Meine Erfahrung zeigt, dass Sie allein durch diese einfache Maßnahme bestimmte mitgebrachte Erbgifte deutlich abschwächen und somit Ihrem Kind einen besseren Start ins Leben ermöglichen können. Es gibt dabei keinerlei Nebenwirkungen.

In meiner Praxis führen wir gleich bei Neugeborenen eine exakte Diagnose nach den fünf Elementen durch und finden dadurch genau das richtige Konstitutionsmittel. Denn alle homöopathischen Mittel lassen sich nach ihren Wirkungen in das ganzheitliche Gesundheitssystem der chinesischen Medizin einordnen.

Homöopathie und chinesische Medizin, das Beste aus West und Ost, greifen optimal ineinander und bieten in ihrer Vereinigung uns Ärzten ein wunderbares ganzheitliches Gedankengebäude, mit dem wir Krankheiten verstehen und heilen können, aber eben auch gezielt vorbeugen können. Das von mir im Jahr 2000 gegründete Institut für Angewandte Moderne Traditionelle Chinesische Medizin (AMTCM, www.amtcm.de) hat es sich zur Aufgabe gemacht, anderen Ärzten dieses Wissen und die Technik der Integration verschiedener Naturheilweisen – in erster Linie die Integration der Homöopathie in die TCM – weiterzugeben.

Die Verantwortung für die Gesundheit Ihres Kindes liegt allerdings nicht bei Ärzten, sondern stets ganz bei Ihnen. Damit Sie diese Verantwortung übernehmen können, müssen Sie wissen, was Sie tun können, um die Gesundheit Ihres Kindes zu schützen und zu pflegen. In den folgenden Kapiteln finden Sie dieses Wissen.

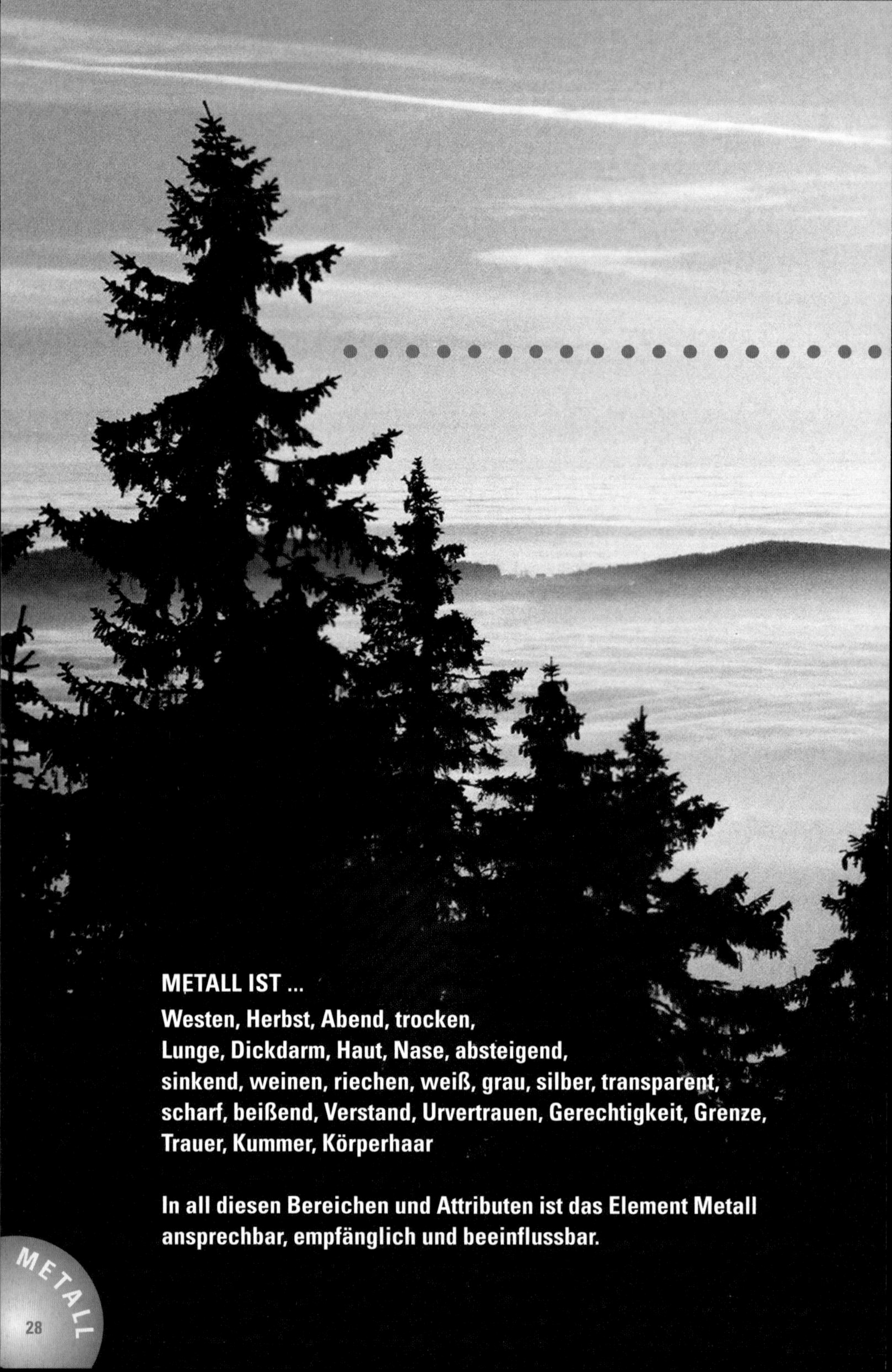

METALL IST ...

**Westen, Herbst, Abend, trocken,
Lunge, Dickdarm, Haut, Nase, absteigend,
sinkend, weinen, riechen, weiß, grau, silber, transparent,
scharf, beißend, Verstand, Urvertrauen, Gerechtigkeit, Grenze,
Trauer, Kummer, Körperhaar**

In all diesen Bereichen und Attributen ist das Element Metall ansprechbar, empfänglich und beeinflussbar.

Metall

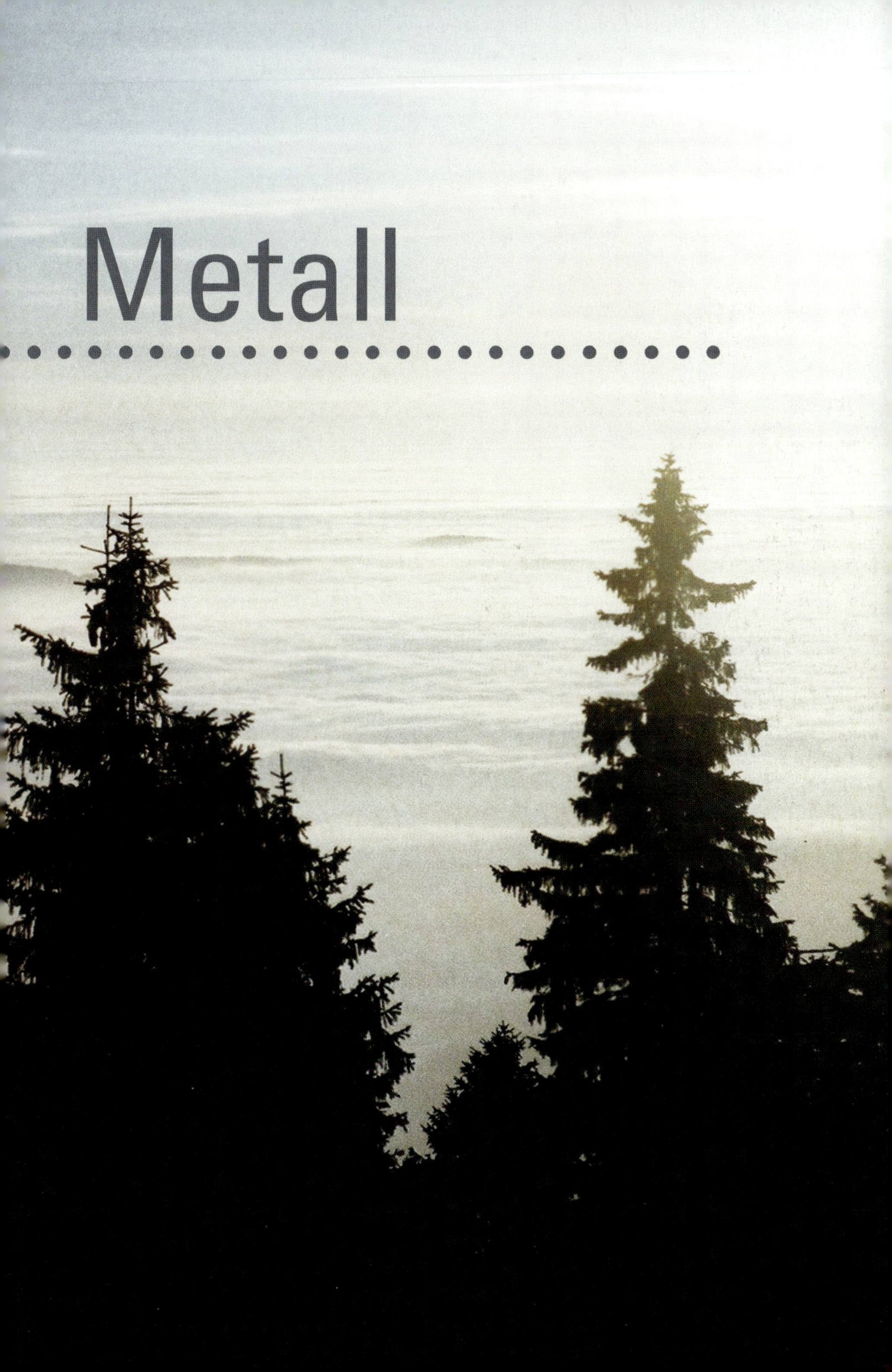

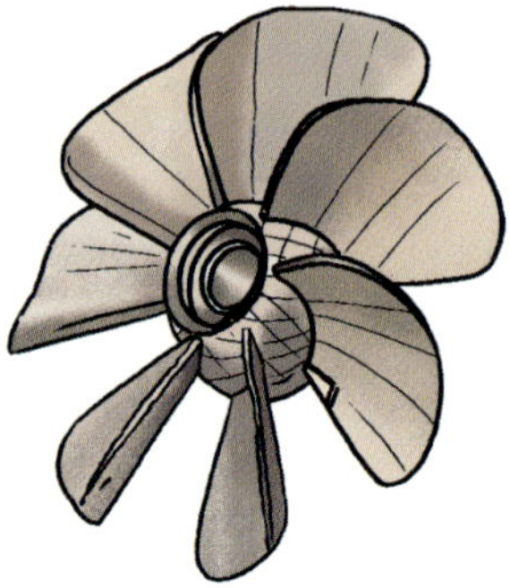

DIE WICHTIGSTEN GESUNDHEITSPROBLEME IM ELEMENT METALL BEI KINDERN

- Fieber, Infekte und Erkältungen
- Schnupfen, Nebenhöhlen-, Ohren- und Mandelentzündung
- Husten, Bronchitis, Heiserkeit und Pseudokrupp
- Allergien, Neurodermitis, Heuschnupfen und Asthma
- Hautausschläge, Warzen, Herpes
- Sonnenbrand, Hautkrebs
- Infektions- und Kinderkrankheiten
- Zwanghaftigkeit, Zwangsneurosen

Intakte Grenzen: Element Metall

Gesund bleibt, wer seinen Laden sauber hält. Das ist ein salopper Spruch, den viele, die mich kennen, schon aus meinem Munde gehört haben – er enthält eine Wahrheit über das, was Gesundheit oder Krankheit ausmacht: Wenn Ihr Kind gesund ist, dann heißt das nichts anderes, als dass es die Fähigkeit hat, sämtliche schädlichen Einflüsse, die von außen kommen, entweder schon an der Oberfläche des Körpers abzuwehren oder alles das, was eingedrungen ist, wieder aus dem Körper auszuleiten. Wenn all die Viren, Bakterien, Pilzsporen und Gifte, die um jeden von uns herumschwirren, schon größtenteils von der Haut und den Schleimhäuten Ihres Kindes abgefangen werden, dann ist das zwar nicht die ganze, aber schon die halbe Miete für seine dauerhafte Gesundheit.

Wussten Sie beispielsweise, dass wir alle tagtäglich Kontakt zu Tetanus-Bakterien haben? Der Wundstarrkrampf-Erreger Clostridium tetani ist überall, auch im Straßenstaub oder in der Erde. Bei der kleinsten Verletzung haben wir alle sofort und unweigerlich Tetanus-Bakterien in der Wunde. Warum erkranken wir dann nicht allesamt und sterben qualvoll nach schrecklichen Muskelkrämpfen? Nicht etwa weil wir alle geimpft sind. Das sind wir erstens nicht, zweitens ist es fraglich, ob das Impfen wirklich und immer vor der Infektion schützt, und drittens hatten die Massenimpfungen in den 1970er-Jahren keinerlei Einfluss auf die seit dem Krieg so oder so stetig zurückgehende statistische Kurve der Tetanuserkrankungen in der Bevölkerung.

Die Antwort auf die Frage, warum wir nicht erkranken, ist einfach: Unser Organismus macht die Eindringlinge unschädlich. Nur wenn das Immunsystem sehr geschwächt ist und gleichzeitig eine sehr große Menge von Bakterien in eine Wunde eindringt, die sich schnell wieder luftdicht abschließt, kann die Krankheit ausbrechen. Dementsprechend ist Wundstarrkrampf hierzulande sehr selten und tritt weltweit hauptsächlich in wärmeren Ländern bei alten, geschwächten Menschen, bei halb verhungerten Kindern oder zu

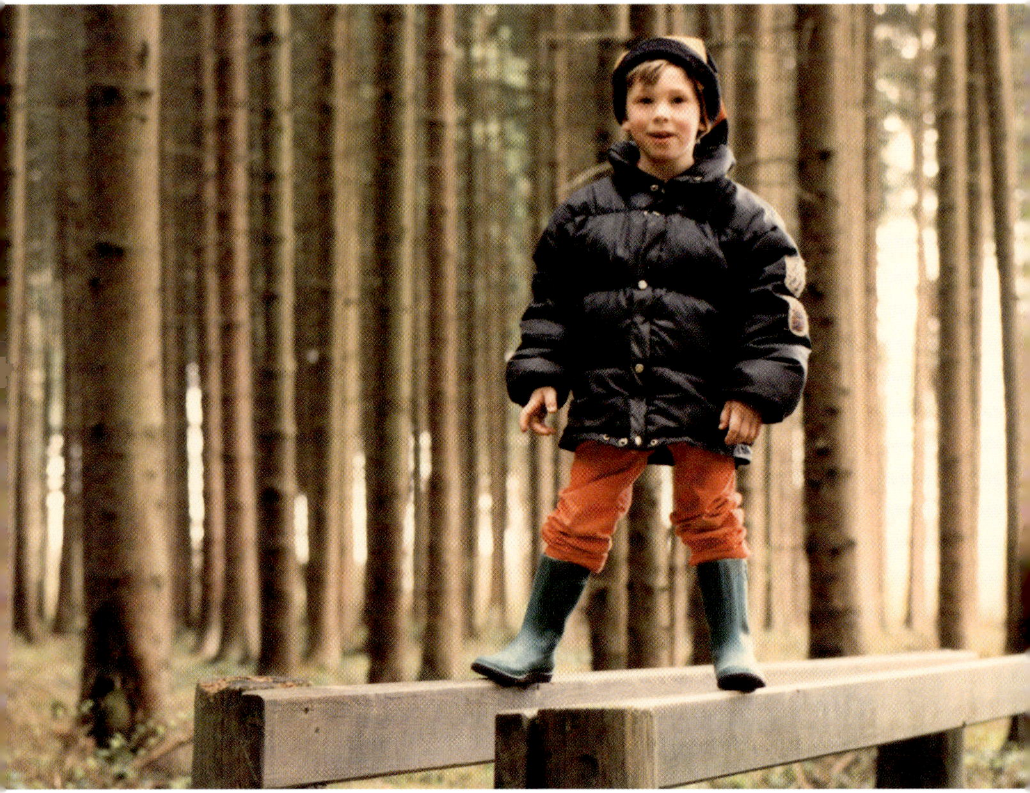

Kriegszeiten bei ausgemergelten Soldaten auf. Der beste Schutz vor Krankheit ist Gesundheit – das meine ich wirklich so: Ein Kind mit einer robusten Konstitution und einer gesunden Lebensführung wird nicht krank, die Grenzen des Körpers sind für Krankheitserreger unüberwindlich.

Die Haut und die Schleimhäute bilden die Grenze zur Außenwelt. Für diesen Funktionsbereich des Körpers steht in der Chinesischen Medizin das Element Metall. Aber auch psychisch und seelisch lautet das Thema dieses Elements »Grenzen«: Die Grenze zwischen Ich und Du und das Vertrauen, das in gesunden Beziehungen beides miteinander verbindet; die Grenze zwischen Diesseits und Jenseits und die Trauer, wenn diese Grenze Menschen voneinander trennt; oder auch ganz einfach die Grenzen, die wir im täglichen Miteinander setzen müssen, um miteinander auszukommen, nämlich: Regeln, Ordnung, Gesetze.

Bröckelnde Grenzwälle

Wenn die körperlichen, psychischen oder seelischen Grenzen Ihres Kindes zur Außen- und Umwelt nicht mehr vollständig intakt sind, dann ist die »Wehrenergie« Ihres Kindes geschwächt, wie es in der Chinesischen Medizin heißt. Was dann kommt, kennen Sie: Husten, Schnupfen, Heiserkeit, Nebenhöhlenentzündungen. Aber auch tiefer gehende, oft »systemisch« genannte Krankheiten wie Neurodermitis, Heuschnupfen und Asthma und seelische Störungen wie Unausgeglichenheit und Depressionsneigungen deuten auf ein geschwächtes Element Metall. All diese chronischen Gesundheitsstörungen nehmen immer stärker zu. Das Element Metall ist heutzutage die große Schwachstelle unserer Kinder. In diesem Lichte hat der Titel des bekannten Erziehungsratgebers von Jan-Uwe Rogge noch eine viel umfassendere Bedeutung: Kinder brauchen Grenzen! Ihr konventionell ausgebildeter Kinderarzt kann diese typischen chronischen Gesundheitsstörungen der Kinder kaum verhindern, und wenn sie da sind, kann er kaum etwas tun, um sie zu heilen. So kommt es, dass in den Kindergärten oder in den Grundschulklassen 90 Prozent der Kinder mit Rotznase & Co. und mit diversen Allergien zu kämpfen haben. Man hat sich schon daran gewöhnt – unterschätzt dabei aber die langfristigen gesundheitlichen Auswirkungen dieser permanenten Abwehrkämpfe, die sich bis ins Erwachsenenalter hinziehen. Helfen Sie Ihrem Kind, sich nach außen abzugrenzen!

Wie also können Sie das Element Metall Ihres Kindes stärken? Durch ausreichende Bewegung, frische Luft, gleichförmige Rhythmen, vernünftige Hautpflege, den richtigen Umgang mit Sonnenlicht, viel Hautkontakt und Zärtlichkeit und durch Vertrauenswürdigkeit.

Darum geht es in diesem Kapitel. Außerdem ist für das Element Metall die Nahrungsergänzung mit natürlichen Vitalstoffen enorm wichtig. Warum und auf welche Weise, das erfahren Sie im Kapitel »Erde«.

»Mama, darf ich raus?« – Bewegungsdrang und frische Luft

In der Chinesischen Medizin steht das Organ Lunge symbolisch für das Element Metall. Das heißt aber keineswegs, dass jede Störung in diesem Funktionsbereich eine Erkrankung der Lunge nach sich zieht. Zum Funktionsbereich »Lunge« zählen z.B. alle Hautoberflächen: die Bronchialschleimhaut, die Haut, die Schleimhäute im Magen-Darm-Trakt, also auch die komplette Darmoberfläche. Dort und im angrenzenden Darmlymphaticum sitzt übrigens der mit Abstand größte Teil unseres Immunsystems.
Die Lunge ist deshalb ein so geeignetes Symbol für diesen Bereich, weil sie zwei Dinge zeigt. Erstens: Wir atmen ein und aus, ein und aus, Leben ist Rhythmus. Dazu kommen wir später noch genauer. Zweitens: Die Grenzen des Körpers sind nicht hermetisch dicht. Das dürfen sie auch gar nicht sein, denn sie sind nicht nur Orte der Abwehr, sondern auch Orte des Austauschs: Viren, Bakterien, Staub müssen draußen bleiben, aber Sauerstoff muss herein- und Kohlendioxid muss hinausgelangen. Wir können uns an den Außengrenzen des Körpers eine Armee von Wächtern vorstellen: Stopp! Ausweis bitte! Freund oder Feind?

Lebenskraft, bitte eintreten!

Während das Element Erde aktive Kräfte und Säfte aus der Nahrung für den Körper aufschließt und zur Verfügung stellt und während das Element Wasser die angeborenen Ressourcen und Potenziale bereithält, nimmt das Element Metall aktiv die Energie (Qi) aus unserer Umwelt auf: Diese Energie wird über die Lungen und das Blut rhythmisch atmend und pumpend im ganzen Körper verteilt. Das ist die Aufgabe dieses Elements: reine, frische Energie aufnehmen und verteilen. Und viel Bewegung im Freien bedeutet ganz einfach: hoher Puls, schneller Atemrhythmus, viel frischer Sauerstoff – viel reines Qi im Körper!
Zudem muss auch unsere Seele, die im Element Metall ihren Sitz hat, stets mit frischer Kraft versorgt werden: Immer wenn Menschen

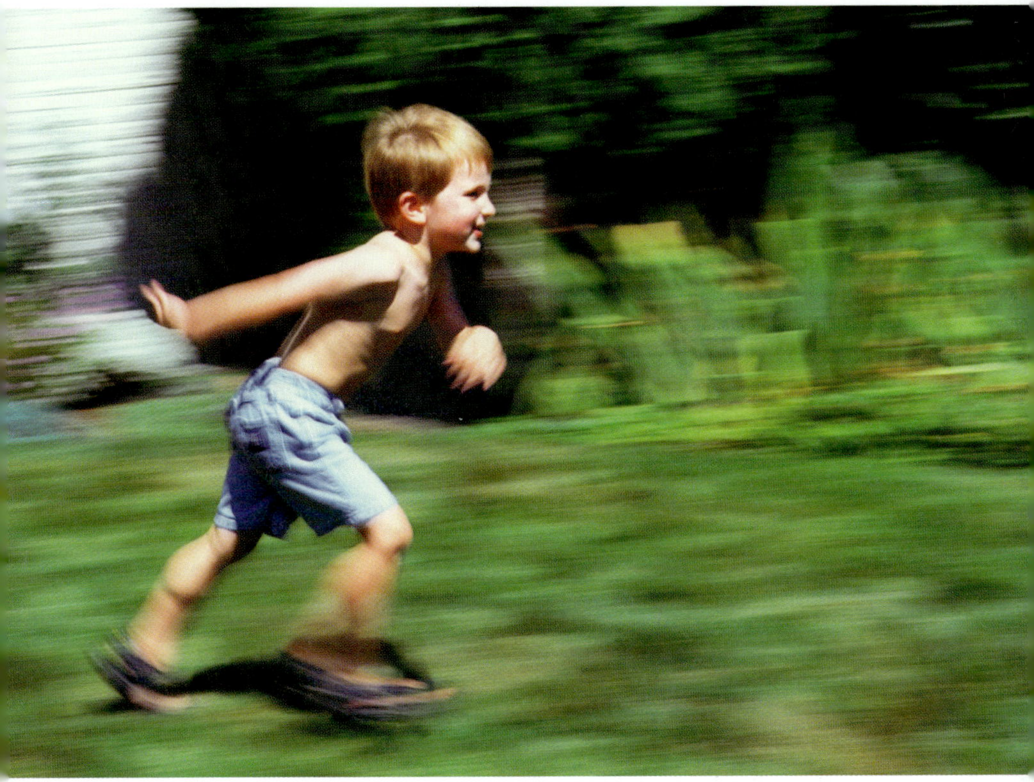

Sonnenlicht und Bewegung hellen die Seele auf.

zu wenig an der frischen Luft sind und deshalb auch zu wenig Licht tanken, kann sich das Element Metall nicht entfalten und Stimmungsschwankungen bis hin zur Herbst-/Winterdepression können auftreten.

Born to be wild!

Die Chinesen sagen: Kinder sind das reinste »Yang« – es liegt in ihrer Natur herumzutollen, sich zu bewegen, immer in Aktion zu sein. Die Autoren des wunderbaren Buches *Gesundheit für Kinder* schreiben zu Recht: Born to be wild! Wenn dieser Urtrieb unterdrückt wird, werden Kinder krank.

Sicher, Ihr Kind sollte auch mit dem Computer und dem Internet umgehen können. Vom Fernsehen werden Sie es nicht abhalten können und ab einem gewissen Alter muss Ihr Kind vermutlich eine Menge SMS schreiben und jede Menge Songs auf dem MP3-Player haben, um in der Schulklasse mitzuhalten und Teil der Gemeinschaft zu sein. Darüber hinaus ist Lesen Bildung, Bücher sind die geistigen Tankstellen Ihres Kindes. Vielleicht möchte Ihr Kind ein Instrument lernen, was eine wunderbare Sache ist. Und die Hausaufgaben nicht vergessen. Aber bei all diesen Tätigkeiten bewegen sich lediglich die Finger und die Augen.

Ist das nun schlecht? Nein. Alles eine Frage des Rhythmus: Wenn Ihr Kind mit dem Computer umgehen kann, dann weiß es, wie man ihn herunterfährt und ausschaltet. Kopfhörer kann man absetzen, Bücher kann man zuklappen, Musikstunden und Hausaufgaben sind irgendwann zu Ende. Und dann heißt es: raus auf den Hof, rauf aufs Fahrrad, her mit dem Fußball, ab zum Spielplatz, rennen, spielen, toben, egal bei welchem Wetter. Dann fällt es später auch wieder viel leichter, still zu sitzen und am Abend einzuschlafen.

Kann Ihr Kind beides? Stillsitzen und sich konzentrieren einerseits und toben, raufen, aufdrehen andererseits? Ein Stubenhocker oder Computerfreak zu sein, süchtig nach Ballerspielen tagtäglich vor der Playstation rumzulümmeln oder sich den ganzen Nachmittag im Kinderzimmer zu verkriechen läuft jedenfalls der Entfaltung der Lebenskraft der Kinder völlig zuwider: Das körperliche und seelische Gleichgewicht nimmt zwar nicht sofort, aber früher oder später ganz sicher Schaden.

Sollte Ihr Kind in den Sportverein, um das Element Metall zu stärken? Ja, unbedingt, am besten ab dem fünften Lebensjahr regelmäßig und dauerhaft. Aber die Anleitung zur Bewegung beginnt viel früher: Wenn Sie, die Eltern, sich nicht bewegen und keinen Sport treiben, wie soll sich Ihr Kind dann gesundes Bewegungsverhalten von Ihnen abschauen? Und so lernen Kinder: Sie schauen sich alles von ihren Vorbildern ab – und das sind Sie, von Anfang an!

WIE SIE KINDER IN BEWEGUNG BRINGEN

- Nehmen Sie Ihren Säugling mit zum Bergsteigen, zum Langlaufen, zum Spazierengehen, schieben Sie ihn in Ihrem tollen dreirädrigen Kinderwagen vor sich her beim Joggen. Oder gehen Sie zum Säuglingsschwimmen – allerdings bitte nur, wenn Ihr Kind kein frösteliger Typ ist (hagere Gestalt, friert leicht, neigt zu Infekten).
- Gehen Sie selbst regelmäßig spazieren, auch wenn Sie keinen Hund haben, der Gassi geführt werden muss.
- Gehen Sie selbst in den Sportverein oder Fahrradfahren, Joggen, Walken oder ins Fitnesscenter, damit Ihr Kind lernt, was normal ist: »Papa, warum gehst du ins Fitness?«
- Lassen Sie Ihr Kleinkind so viel herumtollen, wie es will, am besten auf dem Kinderspielplatz.
- Ab dem fünften Geburtstag steht Fußball, Skiclub, Turnen, Tanz, Ballett oder was auch immer an. Begleiten Sie Ihr Kind zum Sportverein und interessieren Sie sich für die Sportart. Achten Sie dabei immer auf das besondere Talent Ihres Kindes. Vielleicht müssen Sie es die eine oder andere Sportart ausprobieren lassen, bis es genau die richtige gefunden hat.

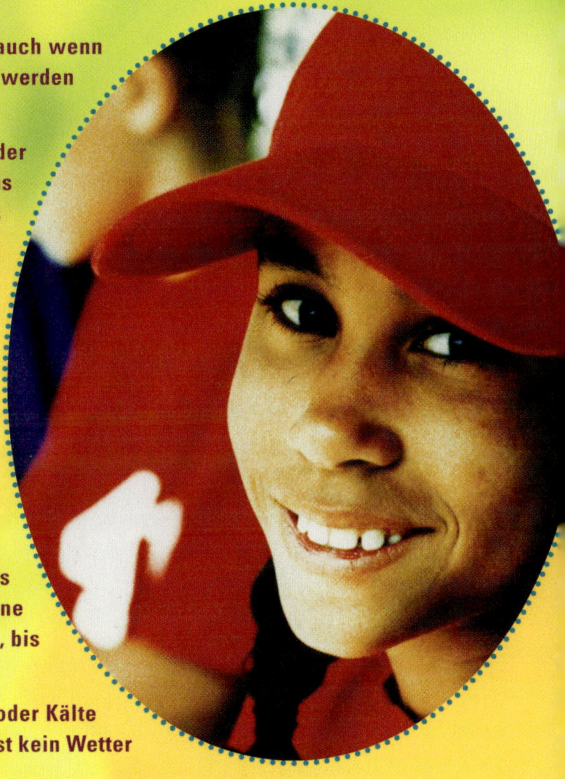

- Motivieren Sie Ihr Kind, auch bei Regen oder Kälte rauszugehen. Mit der richtigen Kleidung ist kein Wetter zu schlecht.
- Machen Sie Aktivurlaub: Fahrradtouren, Zelten, Lagerfeuer, Abenteuer. Gehen Sie im Urlaub Wandern oder Bergsteigen. Oder machen Sie Urlaub auf dem Bauernhof. Was für ein Erlebnis für Ihr Kind: mithelfen einen Kuhstall auszumisten und das Vieh zu füttern. Und was glauben Sie, wie gut Ihr Kind dann am Abend einschläft!
- Hören Sie auf, den Taxiservice zu spielen. Lassen Sie Ihr Kind selbst zur Schule, zu Freunden oder zum Sportverein laufen (oder mit dem Fahrrad fahren), auch wenn der Weg ein wenig länger ist.

Sport fördert Körper und Geist

Mein Sohn Daniel war ab dem sechsten Lebensjahr ein toller Skirennfahrer und wurde später Kreiscupgewinner der Schüler. Im Fußball war er auch ganz gut und spielte bis zur B-Jugend im Verein. Aber irgendwann entdeckte er sein Talent zum Mittel- und Langstreckenläufer. Da war er so gut und das machte ihm so viel Spaß, dass er das Laufen als Leistungssport betreiben wollte – was meine Frau und ich natürlich förderten (immer mit Blick auf die körperlichen Belastungsgrenzen). Leistungssport: Das bedeutet bis zu fünfmal pro Woche Training. Da bleibt neben den Hausaufgaben keine Zeit mehr übrig, um rumzuhängen wie so viele seiner Klassenkameraden, die offenbar Mangel im Überfluss haben und mit ihrer Zeit nichts anzufangen wissen. Unser Sohn lernte über den Sport frühzeitig, sich Ziele zu setzen und zu erreichen, was eine gewisse Disziplin voraussetzt. Übrigens weiß er ganz genau, wann er schlafen gehen und wie er sich ernähren muss: Für Fehler bei der Ernährung und in der Lebensführung erhält er tags darauf die Quittung mit schlechten Leistungen, sowohl in der Schule als auch beim Sport. So entwickelt ein Kind Selbstverantwortung, Zielstrebigkeit und Willenskraft schon in jungen Jahren.

Zu viel Bewegung?

Bewegung im Freien kann nie zu viel sein – die Erschöpfung kommt von selbst und bremst den Bewegungsdrang zur richtigen Zeit. Aber eine echte Gefahr insbesondere in Großstädten ist heute die zunehmende Ozonkonzentration in Bodennähe, die vor allem durch die Autoabgase verursacht wird. So wichtig ausreichend Ozon in der Stratosphäre ist, wo es als Schutz vor kosmischer Strahlung unser Leben auf der Erdoberfläche überhaupt erst ermöglicht, so fatal wirkt es sich als aggressives Reizgas in unserer Atemluft aus. Ozon ist schon in geringer Konzentration ein Zellgift und verursacht Kopfschmerzen, Müdigkeit, Schleimhautreizungen in Augen, Nase und Rachen, schränkt die Lungenfunktion ein und bewirkt insbesondere bei Menschen mit geschwächtem Immunsystem und Kreislauf, bei Allergikern und Asthmatikern heftige Symptome, also

gerade bei den Menschen, deren Element Metall ohnehin geschwächt ist.
Ist das nicht verrückt? In seiner zweiwertigen Form O_2 ist Sauerstoff pure Lebensenergie – in seiner dreiwertigen Form O_3 (Ozon) ist Sauerstoff ein tödliches Gift. Die Deutsche Forschungsgemeinschaft (DFG) hat Ozon in die Rubrik »begründet krebsverdächtig« eingestuft. Paradox ist: Gerade beim Herumtoben im Freien, das eigentlich das Element Metall Ihres Kindes stärkt, ist es im Sommer besonders dem bodennahen Ozon ausgesetzt – was das Element Metall schwächt. Bitte nehmen Sie die hohen Ozonwerte an sonnigen Tagen nicht auf die leichte Schulter, insbesondere in dicht besiedelten Gebieten mit viel Autoverkehr: Holen Sie Ihr (immungeschwächtes) Kind ins Haus und lassen Sie es lieber abends oder an anderen Tagen zum Ausgleich länger toben.
Während Zeiten hoher Ozonkonzentrationen ist es besonders wichtig, dass im Organismus Ihres Kindes ausreichend Vitamine und andere »Radikalfänger« kursieren, denn eine erhöhte Ozonkonzentration in der Atemluft bedeutet, dass auch mehr Ozon im Blut gelöst ist, und Ozon lässt verstärkt sogenannte »freie Radikale« auf die Körperzellen los. Das setzt den Organismus unter Stress. Mehr zu diesem Thema finden Sie im Kapitel »Erde«.

Gifte in der Atemluft

Wenn wir schon dabei sind: Wie ist es mit den anderen Auswirkungen der Verbrennung fossiler Energien in Automotoren und Ölheizungen? Dieselruß bzw. Feinstaub, Kohlenmonoxid, Schwefelverbindungen, Schwermetalle ... Im winzigen Deutschland sind rund zehn Prozent sämtlicher Autos der Welt zugelassen. In kaum einem anderen Land ist die Verkehrsdichte derart hoch. Die Jahresgrenzwerte z.B. für Feinstaub werden in immer mehr Städten bereits in den ersten Monaten des Jahres überschritten. Und die Autoabgase bestehen aus einigen hundert schädlichen Substanzen, von denen einige krebserregend sind und sich im Laufe des Lebens im Körper ansammeln können.
Eine gesunde Umgebung ist das nicht. Aber machen wir uns nicht verrückt. Wenn das Element Metall (und das Element Erde) bei

Ihrem Kind gut ausgebildet ist und gepflegt wird, dann hat sein Körper keinerlei Probleme damit, das Gesunde vom Ungesunden zu unterscheiden, die Gifte abzuwehren bzw. schnell wieder nach draußen zu befördern. In meiner Praxis zeigt sich, dass die Schadstoffbelastung der Außenluft im Vergleich mit anderen Belastungen eher von geringer Bedeutung ist. Ein gesundes Kind trotzt dem Dreck aus den Auspuffrohren.

Viel größer sind die Probleme zu Hause: In unseren Wohnungen und Häusern lassen sich locker über tausend verschiedene Schadstoffe nachweisen: PcP, Asbest, Benzole, Aldehyde, Isocyanate, Styrole, Dioxine, Furane etc. – in Putzmitteln, Baustoffen, Möbeln, Farben, Klebstoffen usw. Die Schadstoffbelastung in Innenräumen ist laut Bundesbauministerium im Durchschnitt sechs- bis achtmal höher als in der Außenluft.

Aus meiner Praxis:

THOMAS WOHNT BESSER OHNE GIFT

Der sechsjährige Thomas kam mit Infektanfälligkeit in meine Praxis. Meine üblichen Maßnahmen, um das Element Metall zu stärken (siehe auch am Ende des Kapitels), brachten immer nur kurzzeitige Verbesserungen. Eine genauere bioenergetische Diagnose brachte es dann an den Tag: eine starke Formaldehydbelastung. Die Suche nach der Quelle ergab eindeutig eine starke Ausdünstung aus einer Lederpolster-Möbelgarnitur im Wohnzimmer. Der Junge wurde schnell wieder gesund: Das Möbel flog aus der Wohnung und das Formaldehyd in seinem Körper wurde anschließend gezielt ausgeleitet.

Solche Schadstoffbelastungen wirken dauerhaft zerstörerisch und belasten unseren Körper: Müdigkeit, Übelkeit, Schwindel, Atemwegsreizungen, Allergien, Stimmungsschwankungen, Konzentrationsstörungen und Infektanfälligkeit sind noch die harmloseren Symptome – das Element Metall kommt hier durch die Dauerbelastung stark unter Druck. Was können Sie tun, um Ihr Kind vor Wohn- und Umweltgiften zu schützen?

SCHUTZ VOR UMWELTGIFTEN IN DER ATEMLUFT

So können Sie sich vor den wichtigsten Giftquellen in Ihrer unmittelbaren Umgebung schützen:

- **Beseitigen Sie die Quellen: Formaldehyd ist beispielsweise vor allem in Pressspanplatten und Sperrholz enthalten. Allerdings ist ein Nachweis nicht einfach. Der beste Schutz: Von vorneherein im Innenraum nur unbedenkliche und als unschädlich ausgezeichnete Baustoffe und Farben verwenden – auch wenn das teurer ist.**
- **Holzschutzlasuren mit Wirkstoffen gegen Schimmel-, Pilz- und Insektenbefall sind in Innenräumen schlicht nicht notwendig.**
- **Lüften Sie mehrmals täglich kurz per Durchzug, was auch gleichzeitig die Luftfeuchtigkeit reguliert und vor Schimmelpilzbefall im Wohnraum schützt. Schimmelpilze und erst recht die Pilzbekämpfungsmittel, die dann fällig werden, belasten das Element Metall aller Familienmitglieder, aber insbesondere der Kinder.**
- **Verwenden Sie in Ihrem Haushalt Bioreiniger oder putzen Sie mit Putzlappen aus Mikrofasern, mit denen in den meisten Fällen reines Wasser zum Putzen ausreicht.**
- **Seien Sie sparsam mit chemischen Lösungsmitteln im Haushalt: Farben, Lacke, Klebstoffe, Reinigungsmittel, Abbeize, Imprägniermittel, Fleckenwasser, Pinselreiniger etc.**

Qualmen bis der Arzt kommt

Die am weitesten verbreitete Belastung der Atemluft von Kindern wird jedoch nach wie vor von rauchenden Eltern verursacht. In der Chinesischen Medizin hat Tabakrauch die Qualitäten von ventus (Wind) und von pituita (Schleim). Trifft ständig Ventus auf die Grenzflächen des Körpers, führt das irgendwann zu Irritationen in den Abwehrmechanismen. Überschießende Reaktionen können die Folge sein, mit anderen Worten: Allergien.

Rauchende Eltern fördern die Allergieneigung ihrer Kinder.

Und mehr noch: Dadurch, dass der Tabakrauch die Energien im Lungen-Meridian blockiert, kommt es zu einem Stau der Säfte, Schleim entsteht. Haben Sie im Ohr, wie ein typischer Raucherhusten klingt? Eklig, nicht wahr? In der Terminologie der Chinesischen Medizin ist das, was da brodelt, heißer Schleim. Ein wunderbares Milieu für Viren und Bakterien. Durch das Passivrauchen wird ein Kind zwar keinen Raucherhusten entwickeln, aber auf jeden Fall ständig heißen Schleim in den Atemwegen produzieren. Die Infektanfälligkeit des Kindes ist vorprogrammiert.
Tabakrauch ist ein Cocktail aus ca. 4000 Schadstoffen! Angesichts

der Tatsache, dass auch Nichtraucher durch das erzwungene Passivrauchen geschädigt werden, ist es für mich völlig unverständlich, wie schwer sich unsere Politiker damit tun, den Schutz für Nichtraucher in der Öffentlichkeit durchzusetzen. In anderen Ländern wie Italien oder Großbritannien geht das offenbar leichter.
Ich darf hier nicht so weit gehen zu sagen: Rauchende Eltern begehen Körperverletzung an ihrem Kind. Aber einen Fötus im Mutterleib, Säuglinge und Kleinkinder den Folgen des Zigarettenrauches auszusetzen ist zumindest hochgradig unvernünftig und unverantwortlich. Unsere Kinder müssen heutzutage ohnedies vom ersten Atemzug an mit einer Vielzahl von Schadstoffen zurechtkommen. Die beste Voraussetzung, um trotzdem gesund zu bleiben, ist ein stabiles Element Metall von Anfang an. Aber ein Kind, das neun Monate lang von einer Mutter ausgetragen wurde, die rauchenderweise heißen Schleim produziert, wird nicht nur durch die Minderdurchblutung als Folge des Nervengifts Nikotin durchschnittlich kleiner und weniger entwickelt sein, es wird zudem sein Element Metall nach der Geburt nicht entfalten können. Allergien und Infektanfälligkeit sind vorprogrammiert. Kein guter Start ins Leben.
Also: Sollten Sie rauchen und ein Kind erwarten, hören Sie und Ihr Lebenspartner bitte sofort auf mit dem Rauchen. Das oft gehörte Argument, der Nikotinentzug sei für das Kind schädlicher als das Nikotin selbst, sticht bei mir nicht. Das Bewusstsein, dass jede einzelne Zigarette Ihr Kind buchstäblich vergiftet, hilft Ihnen beim sofortigen Aufhören, deshalb sage ich das hier so deutlich. Außerdem kann Ihnen beispielsweise Ohrakupunktur dabei helfen, die Sucht in Schach zu halten und einen Nikotinentzug erfolgreich durchzustehen. Fragen Sie Ihren Arzt nach geeigneter Unterstützung. Den Willen, mit dem Rauchen aufzuhören, müssen Sie allerdings selbst entwickeln, das kann Ihnen kein Arzt abnehmen.
Übrigens: Das gesparte Geld können Sie regelmäßig für Ihr Kind auf die Bank tragen.

Sicherheit im Leben durch gleichmäßige Rhythmen

Unser Sohn kam in der Zeit zur Welt, als meine Frau und ich noch studierten – völlig ungeplant (zwei Medizinstudenten wussten offenbar ganz genau, wie das mit dem Verhüten funktioniert ...). Als er noch keine zwei Jahre alt war, waren wir gezwungen, ihn in eine Kinderkrippe zu geben, damit wir unser Pensum schaffen konnten. Schon morgens um 7:00 Uhr mussten wir den kleinen Mann abgeben, er musste also sehr früh aufstehen. Das war aber keineswegs der Zeitpunkt, an dem der Kleine von selbst aufgewacht wäre, wir mussten ihn also jeden Morgen aus dem Schlaf reißen. Erst Jahre später, als wir ein bisschen mehr über gesunde Lebensführung gelernt hatten, wurde uns klar, dass wir ihm damit ungewollt einen kleinen gesundheitlichen Knacks im Element Metall verpasst hatten: Ich bin heute hundertprozentig davon überzeugt, dass seine leichten Schleimhautprobleme in der Nase, die er über lange Zeit gehabt hatte, nicht da gewesen wären, hätten wir ihm damals seinen eigenen Schlaf-/Wachrhythmus gelassen.

Klar ist: Wir leben nicht in einer idealen Welt. Man kann nicht alles richtig machen, und genauso wie wir damals, so unterliegen auch Sie tagtäglich Sachzwängen. Schuldgefühle helfen da nicht weiter, und ich will Ihnen kein schlechtes Gewissen einreden. Wir müssen uns aber der Folgen unserer Lebensführung für die Gesundheit jederzeit bewusst sein, denn nur dann können wir hier und da Schritt für Schritt etwas ändern. Die Verantwortung für unsere Gesundheit und die unserer Kinder können wir letztendlich nicht den äußeren Umständen zuschieben. Es hilft nichts, das Schicksal anzuklagen, wenn ein Kind krank wird – viel hilft es zu überlegen, was das Kind krank gemacht haben könnte, auch wenn das den Eltern bisweilen unangenehm sein mag. Gesundheitsvorsorge ist einfach, wenn wir zugeben, dass unser Tun negative Folgen haben kann, aber unmöglich, wenn wir so tun, als hätten unsere Handlungen keine Auswirkungen.

Was tut uns gut, was schadet uns? Beim Thema Gesundheit ist es oft hilfreich, sich zu überlegen, wie die natürliche Lebensweise unserer Spezies war, bevor die moderne Zivilisation alles verändert hat. Wie die Menschen in den letzten paar hunderttausend Jahren gelebt haben, welche Faktoren unser Leben in der Menschheitsgeschichte schon immer bestimmt haben. Klingt das abstrus? Dabei ist es nur gesunder Menschenverstand: Unser Körper mit all seinen Funktionen, Mechanismen und Regelkreisen ist das Ergebnis von vielen Millionen Jahren Evolution. Den Homo Sapiens gibt es in seiner heutigen Gestalt bereits seit ein paar hunderttausend Jahren. Unser genetisches Material entwickelt sich zwar permanent weiter, aber die letzten zwei- bis dreitausend Jahre Zivilisation fallen da kaum ins Gewicht. Und die letzten Jährchen seit der Industriellen Revolution schon gar nicht. Von unseren körperlichen Voraussetzungen her sind wir also nach wie vor mehr oder weniger Urmenschen. Wir wissen dank Archäologie und Ethnologie durchaus einiges darüber, wie wir Menschen ursprünglich gelebt haben. Wenn wir wissen wollen, was uns gut tut, lohnt es sich, da genauer hinzuschauen.

Menschen wollen natürlich getaktet leben

So wie die wenigen übrig gebliebenen Naturvölker auch heute noch, so haben wir ursprünglich nicht nur unser ganzes Leben an der frischen Luft und in Bewegung verbracht (worum es im vorigen Abschnitt ging). Wir haben außerdem schon immer streng nach den Rhythmen der Natur gelebt: Tagesrhythmus, Mondzyklus und Jahreszeiten gaben vor, was wir wann taten. Die Verrichtungen des Tages und die täglichen und jährlichen Rituale liefen immer gleich ab. Unser Körper und unsere Seele sind regelrecht abhängig von den natürlichen Rhythmen, sie dienen der Orientierung, dem Sicherheitsgefühl, der Selbstregulation der Körperfunktionen: Schlaf, Leistungsfähigkeit, Ruhepausen, Nahrungsaufnahme, Fruchtbarkeit und Menstruation, alles im gleichförmigen Rhythmus. So fühlen sich Menschen wohl.

Und heute? Das elektrische Licht, das Fernsehen und die moderne Arbeitswelt haben den Tagesverlauf von der Lichteinstrahlung abgekoppelt. Auch die Biorhythmen mit ihren Leistungshochs und Ruhephasen spielen in Schule und Arbeitswelt keine Rolle mehr.

Oder haben Sie schon einmal von einer Gewerkschaft gehört, die für den Mittagsschlaf ihrer Mitglieder kämpft oder Tarifverträge aushandelt, die im Winter weniger Arbeitsstunden als im Sommer vorsehen? In Baden-Württemberg läuft derzeit eine Initiative, die Schule eine Stunde später anfangen zu lassen, weil dies dem natürlichen Leistungsrhythmus der Kinder besser entspricht. Ich wünsche der Initiative viel Erfolg und viele Nachahmer!
Fest steht: Ihr Kind braucht gleichförmige Rhythmen, damit sich sein Element Metall voll entfalten kann. Und dafür können Sie als Eltern einiges tun!

IMMER ZUR GLEICHEN ZEIT

Gleichförmige Rhythmen stärken das Element Metall Ihres Kindes. Das klappt insbesondere gut bei folgenden Tätigkeiten:

- **Stillen bzw. Füttern bzw. gemeinsam essen.**
- **Wickeln bzw. Stuhlgang.**
- **Spazierengehen, egal bei welchem Wetter.**
- **Ruhe- und Schlafzeiten tagsüber, Mittagsschlaf.**
- **Ins Bett bringen.**

Wessen Rhythmus?

Es geht nie darum, Ihrem Kind einen äußeren Rhythmus überzustülpen, sondern darum, dass sein eigener Rhythmus zur Entfaltung kommen darf. Sie müssen Ihr Kind nur gut beobachten, es teilt seine Bedürfnisse jederzeit mit.
Wenn sich Ihr Säugling nach ausgiebiger Essens- und Spielzeit die Äuglein reibt, schauen Sie kurz zur Uhr und merken Sie sich die Zeit. Wenn sich Ihr Kind in seinen Bedürfnissen frei entfalten kann, wird diese Zeit auch morgen und übermorgen die Zeit sein, zu der es müde wird und schlafen möchte.
Und wenn Sie lachen müssen, weil Ihr Kind einen abwesenden Blick bekommt, die Luft anhält und ganz feste presst, um die Windel angemessen zu füllen, dann denken Sie daran, einen kurzen Blick auf die Uhr zu werfen. Sie werden sehen, die Tageszeit bleibt konstant.
Wenn Ihr Kind beim Schlafen, Essen und Ausscheiden aus dem Rhythmus kommt, dann hat das einen Grund. Das liegt meistens

am Verschieben der natürlichen Rhythmen durch äußere Zwänge: Aufwecken, Einschläfern, lange vor Hunger brüllen lassen, Essen ohne Hunger hineinstopfen, lange Autofahrten, Zeitverschiebungen durch Flugreisen – damit überschreiten Sie die empfindlichen Grenzen Ihres Kindes: Ihr Kind kommt aus dem Takt, die festen Zeiten verwischen, das Element Metall bekommt Kratzer, was sich schon bald an den Schleimhäuten in Form von Rotznase & Co. manifestiert. Besonders wichtig erscheint mir der Respekt vor der natürlichen Länge des Schlafes eines Kindes:

Lassen Sie Ihr Kind bitte ausschlafen!

Wenn Sie Rhythmus so verstehen, dass Sie Ihren Säugling wecken, damit er seine Mahlzeit nicht verschläft, dann sprechen Sie von Ihrem eigenen Rhythmus, nicht von dem Ihres Kindes. Den aber meine ich. Unsere Großmütter mögen den starren Vier-Stunden-Rhythmus beim Stillen praktiziert haben, was natürlich abzulehnen ist. Und vielleicht hören Sie auch heute noch mehr oder weniger gut gemeinte Tipps in Ihrem Umfeld, den Rhythmus betreffend. Vielleicht können Sie ja deshalb das Wort »Rhythmus« schon gar nicht mehr hören. Versuchen Sie dann einfach einmal, das Wort »Bedürfnisse« zu verwenden: Wenn Sie auf die Bedürfnisse Ihres Kindes achten, machen Sie alles richtig. Und vielleicht stellt sich dann beim Stillen von ganz alleine ein Rhythmus von vier Stunden ein. Das würde mich nicht wundern.
Natürlich ist es nicht einfach, einen Haushalt zu organisieren, und die Geschwister sind auch noch da. Am Anfang muss sich alles einspielen. Aber Sie werden staunend sehen, dass die Lebensrhythmen Ihres Säuglings sich schon nach kurzer Zeit wunderbar in die Rhythmen der anderen Familienmitglieder einfügen.

Rituale helfen Gleichmaß zu halten

Wenn Ihr Kind schon größer ist, helfen Sie ihm, im Takt zu bleiben, wenn auch Sie selbst gleichförmige Tages- und Wochenstrukturen praktizieren, z.B. regelmäßig und immer zur gleichen Zeit Ausdauersport betreiben.

Eine weitere Hilfe, die unseren Kindern Orientierung und Halt gibt, sind feste Rituale. Dazu gehört z.B. die immer gleiche Gestaltung der Mittagsruhe nach dem Essen. Vielleicht läuft das in Ihrer Familie so ab, dass alle Kinder immer zur gleichen Tageszeit in ihre Zimmer begleitet werden, einen Kuss bekommen und dann »Leisezeit« ist, also nicht mehr gesprochen wird. Ganz egal, wichtig ist nur, dass Sie es immer gleich machen und Ihre Kinder damit von Anfang an aufwachsen.

Mindestens bis zum Schulbeginn würde ich Ihnen ans Herz legen, Ihr Kind jeden Tag einen Mittagsschlaf machen zu lassen, immer um die gleiche Zeit. Viele Menschen behalten den Mittagsschlaf ihr ganzes Leben bei, was ihnen hilft, gesund und produktiv zu bleiben. Ich bin sicher, eine Statistik, die die Häufigkeit von Erkältungskrankheiten zwischen Leuten vergleicht, die regelmäßig Mittagsschlaf halten und solchen, die das nicht tun, würde erstaunliche Ergebnisse zeigen.

Auch abends: Bei vielen Familien entwickeln sich von ganz alleine Einschlafrituale. Eines der schönsten und verbreitetsten ist das Vorlesen oder Geschichtenerzählen. Hier haben besonders Väter eine riesige Chance, die emotionale Verbundenheit mit ihrem Kind zu stärken, wenn sie schon sonst nicht viel Zeit mit ihrem Kind verbringen können.

Mein Sohn ist schon bald erwachsen, aber er genießt es immer noch, dass ich mich jeden Abend zu ihm auf die Bettkante setze. Wir lassen dann den Tag Revue passieren, motivieren uns gegenseitig für die nächste Zeit und für unsere Ziele und erleben gemeinsam in unserer Fantasie den totalen sportlichen Erfolg bis hin zum Olympiasieg in all seinen Einzelheiten. Und wir genießen das beide sehr und sind uns stets sehr nah.

Ein anderes bedeutendes Ritual, speziell für Säuglinge, ist der tägliche Spaziergang im Kinderwagen oder im Tragetuch. Vier Stunden täglich im Freien, egal bei welchem Wetter, immer zur gleichen Zeit, das wäre für Ihr Kind optimal. Das klingt viel, ich weiß, aber es tut Ihrem Kind unendlich gut.

Da meine Frau und ich wie gesagt gleichzeitig Studenten und junge Eltern waren, mussten wir einen Weg finden, genügend Zeit zum Lernen zu haben. Dafür war es von Vorteil, wenn unser Sohn tags-

über möglichst lange schlief. Darum ging ich jeden Tag um die gleiche Zeit eine Runde mit dem Kinderwagen raus. Eine Runde, das waren vier Stunden. Unser Sohn profitierte enorm davon: Er war auffallend ruhig und ausgeglichen, schien sehr zufrieden, gedieh prächtig und strotzte vor Gesundheit, während die Kinder unserer Freunde ständig krank waren. Und für mich war es im wahrsten Wortsinne ein Spaziergang, die 361 Akupunkturpunkte auswendig zu lernen.
Übrigens staunen wir auch heute noch im Rückblick, wie schnell unser Sohn seinen Trink-, Schlaf- und Stuhlgang-Rhythmus gefunden hatte, wie schnell er durchgeschlafen hatte und wie problemlos er später auswärts, in fremden Betten, in fremder Umgebung schlafen konnte. Und wie überaus immunstabil er von Anfang an war. Durch meine Erfahrungen mit vielen kleinen kranken Patienten und durch mein Studium der Chinesischen Medizin weiß ich heute, dass das kein Zufall war, sondern mit ein Ergebnis des täglichen Spaziergangs. Mindestens das haben wir goldrichtig gemacht. Machen Sie es uns nach!

Hautpflege und Hygiene

Wie oft sollten Sie Ihr Kind baden? Wenn der Sprössling müffelt, wird es Zeit, davor ist es nicht nötig. Im Ernst, Kinder und insbesondere Säuglinge werden viel zu oft gebadet. Der natürliche Säureschutzmantel der Haut hilft Ihrem Kind, seine Außengrenze vor Krankheitserregern zu schützen – da haben wir wieder das Grundmotiv des Elements Metall.

Schauen wir genauer hin: Gesunde Haut ist nicht keimfrei – im Gegenteil! Gesunde Haut ist dicht besiedelt mit Pilzen und Bakterien, die die natürliche Hautflora bilden. Sie stören überhaupt nicht, sie scheiden sogar bestimmte Stoffwechselprodukte aus, die der Haut gut tun. Jeder Mensch hat seine eigene, individuelle Zusammensetzung der Hautflora, die unter anderem über den pH-Wert des Schweißes gesteuert wird. Auch der für jeden Menschen typische, unverwechselbare Körpergeruch wird von dem jeweils ganz eigenen freundlichen Bakterienzoo produziert.

So freundlich diese Mikroorganismen nun zu uns sind, so aggressiv verteidigen sie ihr Terrain, wenn fremde Eindringlinge kommen. Krankheitserreger müssen sich also erst mal dem Kampf mit unserer Hautflora stellen, und nur wenn sie unsere Wächterarmeen besiegen, können sie tiefer in die Haut eindringen und Krankheiten auslösen.

So, und nun gehen Sie hin und waschen diese Wächterarmeen mit sehr warmem Wasser und womöglich noch Seife täglich von Ihrem Kind herunter? Das ist keine Hilfe im täglichen Kampf Ihres Kindes um die Sicherung seiner Grenzen. Die Haut braucht mindestens ein bis zwei Stunden, bis sie den Säureschutzmantel wieder erneuert hat, und der freundliche Bakterienzoo braucht noch länger, bis er sich wieder regeneriert hat. In dieser Zeit sind die Grenzen offen ...

BADEN, WASCHEN, SÄUBERN – WENIGER IST MEHR

Hygiene ist die Voraussetzung für Gesundheit – so haben wir es gelernt. Man kann es aber auch übertreiben. Und gerade bei Kindern meinen es viele Eltern besonders gut – und tun zu viel des Guten in puncto Sauberkeit. Was sollten Sie bei der Körperhygiene Ihres Kindes beachten?

- **Baden Sie Ihr Kind so selten wie Sie es aushalten, auf keinen Fall öfter als ein- bis zweimal pro Woche.**
- **Verwenden Sie pH-neutrale, seifenfreie Waschlotionen (z.B. Sebamed) oder einfach nur Wasser.**
- **Baden Sie Ihren Säugling nur ganz kurz.**
- **Machen Sie das Wasser nicht zu heiß, handwarm ist bestens. Geben Sie einen Schuss Vitamin-Nähröl auf Vitamin-E-Basis (aus dem Naturkostladen) dazu.**
- **Nehmen Sie keine Haar-Shampoos vor dem ersten Geburtstag. Die Haare mit einer weichen Säuglingsbürste ausbürsten reicht vollkommen, die Haare eines gesunden Säuglings glänzen und duften von selbst.**
- **Für größere Kinder ist duschen besser als baden. Aber baden macht mehr Spaß. Lassen Sie Ihre Kinder zunächst in reinem Wasser spielen, ohne jeden Badezusatz, lediglich mit wenig Vitamin-Nähröl. Erst zum Schluss – wenn überhaupt – mit seifenfreier Waschlotion den Körper abwaschen.**

Hautpflege mit Hautpflegeprodukten?

Nach dem Baden ist es ein wunderschönes Ritual, das Kind einzucremen oder einzuölen und es dabei sanft zu streicheln oder zu massieren. Ihr Kind wird das genauso genießen wie Sie. Es besteht dabei nur eine Gefahr: dass Sie die falsche Creme verwenden.

Dass die Begleiterscheinungen der Erdölindustrie dem Element Metall Probleme bereiten können, hatten wir schon beim Thema Atemluft und Schadstoffe. Ein weiteres Abfallprodukt der Erdölverarbeitung sind die Paraffine, auch bekannt unter den Namen Paraffinwachs, Paraffinöl, Vaseline, Microcrystalline Wax, Petrolatum, Mineral Oil oder Ceresin. Diese Paraffine sind nicht nur billig (solange wir so viel Benzin und Heizöl verbrauchen, gibt es Unmengen davon), sie haben auch eine tolle Eigenschaft: Sie reagieren kaum mit anderen Stoffen und rufen deshalb durch direkten Kontakt auch kaum allergische Reaktionen auf der Haut hervor. Das macht sie bei der Kosmetikindustrie so beliebt.

Lesen Sie sich bitte einmal die Inhaltszusammensetzung der Pflegeprodukte durch, die Sie ihrem Kind auf die Haut auftragen. Fällt dort eines der genannten Wörter? Dann passiert beim Eincremen Ihres Kindes Folgendes: Das Paraffin bildet auf der Haut eine geschlossene, luftdichte Fettschicht. Das ist ein ähnlicher Effekt, wie wenn Sie eine Plastiktüte über die Haut spannen. Nur: So hermetisch dicht wie beim Eincremen schaffen Sie das auch mit viel Plastik und viel handwerklichem Geschick nicht. Der Effekt ist klar: Die

Haut kann nicht mehr atmen, die Hautflora leidet und die Haut kann ihrer Ausscheidungsfunktion nicht mehr in vollem Umfang gerecht werden. Luft bleibt über der Schicht, Schweiß bleibt unter der Schicht und mit ihm auch die Giftstoffe und Schlacken, die Ihr Kind eigentlich loswerden muss. Sie stauen sich im Unterhautfettgewebe und führen zu Schwellungen, Entzündungen und Lymphstauungen. Durch diesen unnatürlichen Stau wird die Haut mitunter in ihrem natürlichen Bemühen, die Giftstoffe auszuleiten, zu Überreaktionen getrieben. Das nennt man dann Allergie oder Ekzem. Obwohl diese Stoffe also nicht unmittelbar durch den direkten Kontakt mit der Haut Allergien auslösen, können durch ihre dauerhafte Anwendung eben doch mittelbar Allergien begünstigt werden. Damit noch nicht genug: Auch die Talgdrüsen kommen durcheinander, sie produzieren weniger Fett als normal, denn die Haut ist durch das Paraffin ja bereits fettgetränkt. Wenn sich die Talgdrüsen daran gewöhnen, bleibt die Haut zu trocken, was zu vermehrter Anwendung von Cremes führt, was zu trockenerer Haut führt ... und schon haben wir einen Teufelskreis.

CREMES UND ÖLE FÜR DIE KINDERHAUT

Die meisten Hautpflegeprodukte enthalten Paraffine und sind deshalb nicht zu empfehlen. Wie kann da die Massage- und Streicheleinheit nach dem Bad trotzdem noch Freude machen? Kein Problem, es gibt genügend Cremes und Öle, die unbedenklich sind, Sie müssen nur die Inhaltsstoffe studieren.

- **Nach dem Bad am besten: natürliche, pflanzliche Öle, z.B. natürliches Körperöl der Firma Salzhäus'l, oder Calendula-Öl aus der Apotheke.**
- **Die gute alte blaue Nivea-Creme hat sich in unserer Praxis sehr bewährt, vor allem für das Gesicht und die Hände, auch wenn sie leider ein wenig Paraffin enthält.**
- **Neigt Ihr Kind zu trockener Haut, vor allem im Winter, so können Sie folgende bewährte Rezeptur von Ihrem Apotheker mischen lassen: »Unguentum emulsificans aquosum«, im Winter mit 5 Prozent Harnstoffzusatz (enthält nur ganz wenig Paraffin). Vor allem Gesicht und Hände sollten eingecremt werden.**
- **Bei einer Neigung zur Windeldermatitis liegt eine Fehlbesiedelung des Darmes vor: Der Candida-Pilz hat überhand genommen. Für die akuten Hautreizungen können Sie eine Zinkcreme verwenden. Auf Dauer hilft nur eine Darmsanierung durch einen kundigen Arzt. Mehr zu diesem Thema lesen Sie im Kapitel »Erde«.**

Eine Frage der Dosis: Sonnenbad und Sonnenschutz

Nicht nur Pflanzen brauchen Sonnenlicht zum Leben. Auch wir Menschen werden krank, an Körper und Gemüt, wenn wir uns vor der Sonne verbergen. Aber würden Sie einen Neugeborenen in die pralle Sonne legen? Der berühmte Arzt Theophrast von Hohenheim, der sich selbst Paracelsus nannte, sagte im 16. Jahrhundert: »Alle Ding' sind Gift und nichts ohn' Gift; allein die Dosis macht, dass ein Ding kein Gift ist.« Auch für das Sonnenlicht trifft das zu.

Was ist Sonnenbrand?

Was genau passiert beim Sonnenbrand und warum ist das so schlimm? Ein bisschen versengt waren wir doch alle schon mal – und wir leben noch. Nun, ich bin beim Thema Sonnenbrand tatsächlich ziemlich streng, denn die Folgen sind weit reichender als wir glauben, sie werden nur meistens gar nicht mit dem Sonnenbrand in Verbindung gebracht.
Aus chinesischer Sicht stellt ein Sonnenbrand einen schweren Schaden im Element Metall dar. Die Sonne hat es geschafft, die äußerste Grenze des Körpers zu überwinden und in der darunter liegenden Schicht Verheerungen anzurichten. Die UV-Strahlen haben dann eine Vielzahl von Zellen regelrecht »zerschossen«. Das, was wir als Rötung und Erhitzung der Haut meist erst Stunden später wahrnehmen können, sind bereits die Reparaturarbeiten und wahre Abwehrschlachten des Körpers, nämlich ganz einfach großflächige Entzündungsreaktionen: Der Körper wehrt sich gegen die Eindringlinge, gegen die die kaputte Haut keinen Grenzwall mehr bietet und die jetzt in Massen in den Körper einfallen.
Auch der Säureschutzmantel, die Hautflora, ist verbrannt und kann keinen Schutz mehr bieten. Zudem müssen die defekten Zellen repariert oder die Überreste abtransportiert werden. Das ist Schwerstarbeit. Der Körper zieht seine Energiereserven zusammen und versorgt zuerst das Krisengebiet. Dabei nimmt er in Kauf, dass andere Regionen erst einmal vernachlässigt werden. Insgesamt ist

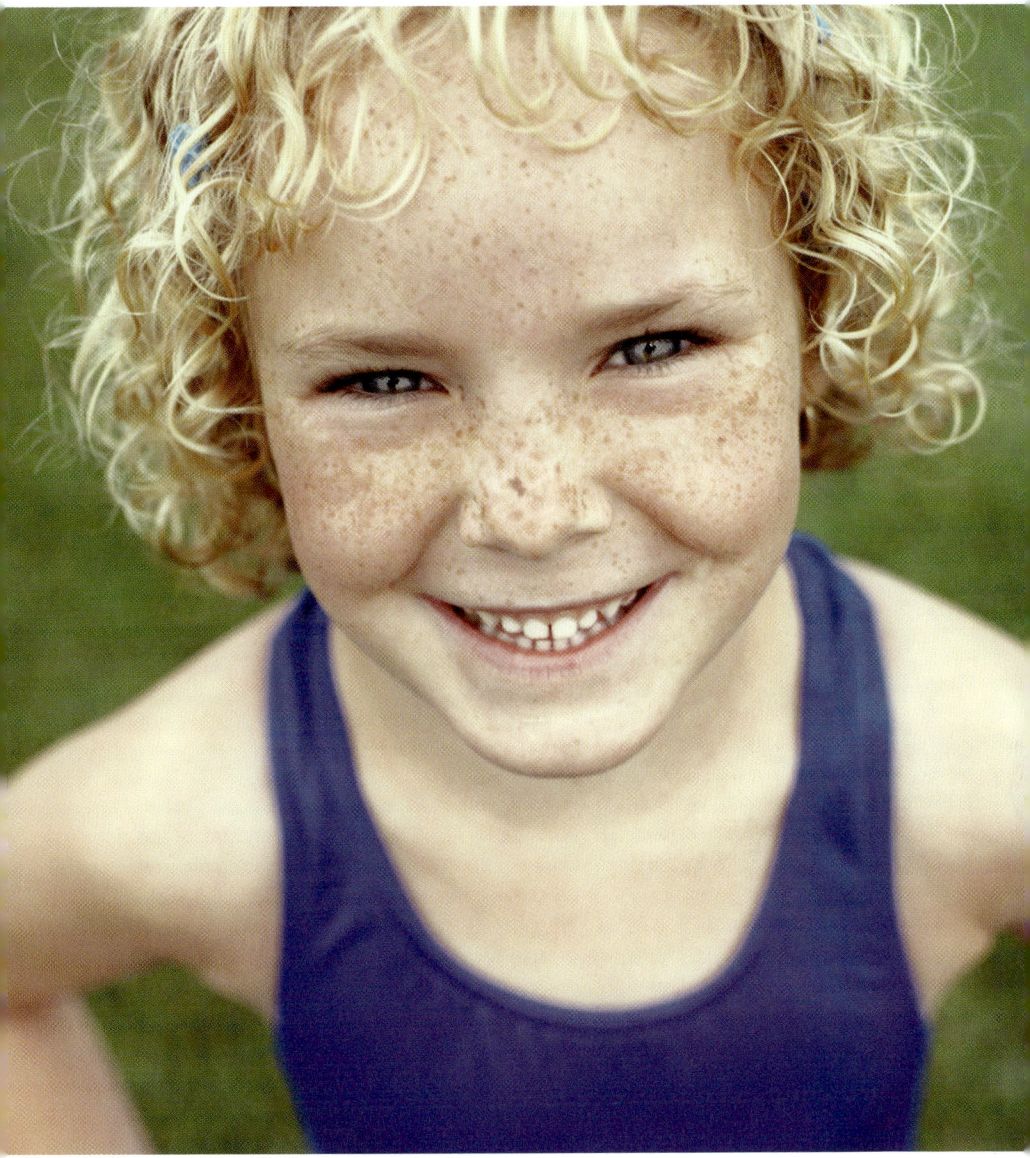

Kinder sollten so viel wie möglich an die frische Luft:
Doch der richtige Umgang mit der Sonneneinstrahlung will gelernt sein.
Menschen haben nun mal kein Fell oder Gefieder, das zuverlässig
vor Sonnenbrand schützt. Sonnenbrand ist ein hohes Gesundheitsrisiko.

der Körper in dieser Zeit geschwächt und anfälliger für jede Form von Krankheit.

Der Sonnenbrand, also die Rötung und Erhitzung des betroffenen Hautareals, ist also keineswegs die eigentliche Verletzung (die nämlich können wir nur unter dem Mikroskop in den kaputten Zellen sehen), sondern ein Zeichen der Selbstheilung des Körpers. Es handelt sich sozusagen um ein lokales Fieber. Damit wird klar, dass man diese Reaktion nicht unterdrücken darf. Alle Maßnahmen »gegen« einen bereits passierten Sonnenbrand sind also der falsche Ansatz!

WAS HILFT BEI AKUTEM SONNENBRAND?

Sonnenbrand ist eine natürliche Abwehr- und Reparaturaktion des Körpers nach einer großflächigen Hautverletzung durch Strahlung. Genauso wie beim »richtigen« Fieber, wo Kühlung die Arbeit des Immunsystems behindert, sollten Sie beim Sonnenbrand, der nichts anderes ist als ein »lokales Fieber«, die betroffenen Stellen nicht mit Eiswürfeln oder kaltem Wasser kühlen. Auch kühlende Salben sind zwar vielleicht momentan angenehm, stören aber eher die Aufräumarbeiten des Körpers.

Hilfreich dagegen sind alle Maßnahmen der Schonung des Organismus, damit er seine Kräfte auf den heilenden Sonnenbrand konzentrieren kann: Schlafen, Ruhe, viel reines Wasser trinken, wenig essen, nur leichte Kost mit Bevorzugung der Lebensmittel aus dem Element Metall (siehe ganz am Ende des Kapitels, Seite 83).

Homöopathisch können Sie die Heilung mit der sofortigen Doppelgabe von drei Globuli Platinum metallicum C30 unterstützen (zweimal drei Globuli im Abstand von zehn Minuten). Beobachten Sie dann den weiteren Verlauf. Angezeigt können danach außerdem sein: Belladonna (pulsierender Schmerz, hochrote Haut), Cantharis (bei Bläschen), Rhus toxicodendron (bei Blasenbildung mit Brennen und Juckreiz, bei Ruhe und nachts erheblich verschlimmert) oder Arsenicum album (bei starker Rötung und heftigem Brennen, geplatzten Blasen, die deutlich nässen, zudem meist große Angst und großer Durst). Auch hier würde ich im akuten Fall eine Doppelgabe von drei C30-Globuli empfehlen. Noch besser: Sie geben drei Globuli einzeln im Abstand von je zehn Minuten, dann nach einer Stunde dasselbe noch mal.

Übrigens: Das beste Mittel bei Sonnenallergie ist Natrium muriaticum.

Verabreichen Sie außerdem auch immer natürliche Vitamine als Radikalfänger: Vitamin C zweimal am Tag 0,5 bis 1g, Vitamin A zweimal 4000 Einheiten, Betacarotin einmal 25.000 Einheiten, Vitamin E zweimal 400 Einheiten, Mangan einmal 50 mg, Kuper einmal 4 mg und zur Dämpfung des überreizten Systems Kalzium zweimal 150 bis 300 mg. (Zu den Vitaminen siehe Kapitel »Erde«). Diese Vitalstoffe empfehlen wir in unserer Praxis auch all denjenigen, die sich mehr als vier Stunden am Tag in der Sonne aufhalten.

Wird eine Hautregion immer und immer wieder durch UV-Strahlung malträtiert, dann leidet nicht nur kurzfristig, sondern dauerhaft die Fähigkeit der Haut, den Körper vor Viren und Pilzen zu schützen. Eine erhöhte Infektanfälligkeit Ihres Kindes im Winter kann durchaus seinen Ursprung in einem sonnenverbrannten Sommerurlaub haben. Doch kaum einer würde das miteinander in Beziehung setzen.

Hautkrebs

Muttermale und Leberflecken haben wir alle. Wir kommen aber nicht mit ihnen auf die Welt, nur ganz wenige Babys haben von Geburt an Muttermale. Woher kommen sie dann, wenn sie nicht angeboren sind? Muttermale sind gutartige Wucherungen von pigmenthaltigen Hautzellen, sie sind immer das Ergebnis von Virusinfektionen der Haut. Die Viren können aber nur dann die Zellen angreifen und verändern, wenn die Haut geschwächt ist und die Verteidigungslinien unserer Außengrenze Lücken aufweist. Und am meisten wird unsere Haut geschwächt durch starke UV-Strahlung.
Die gesunden Zellen, die unmittelbar an die wuchernden Hautzellen angrenzen, halten diese in Schach und sorgen dafür, dass sie nicht tiefer in die Haut eindringen können. Deshalb können wir viele Leberflecken auf dem ganzen Körper haben, ohne dass uns das weiter stört. Die Leberflecken wachsen dann so vor sich hin, verändern im Laufe der Jahre ihre Farbe und ihr Aussehen und verschwinden manchmal auch wieder.
Aber wehe, wenn ein Mensch eine erbliche Schwäche der Haut mit ins Leben gebracht hat und außerdem sein Element Metall durch seine Lebensweise insgesamt schwächt: Dadurch kann die Haut unter Umständen besonders aggressive, wuchernde Hautareale nicht mehr unter Kontrolle halten. Dann kann ein neu infiziertes und dadurch genetisch verändertes Zellgebiet oder ein schon lange bestehendes Muttermal sich plötzlich auf der Haut und in die Haut hinein ausbreiten und früher oder später Tochterzellen (Metastasen) absetzen, die sich über Blut und Lymphe im ganzen Körper ausbreiten können. Dann hat man es mit Hautkrebs zu tun, und dann wird es lebensgefährlich.

Eine gesunde Haut wird mit wuchernden Stellen leicht fertig. Das macht sie tagtäglich, ohne dass wir es ahnen. Es gibt drei Hauptfaktoren, die, wenn sie zusammenkommen, die Haut so schwächen können, dass Hautkrebs entstehen kann. Und entsprechend gibt es drei Dinge, die Sie tun können, um diese wichtige Aufgabe der Haut Ihres Kindes zu unterstützen und damit aktive Krebsvorsorge zu betreiben: Lassen Sie erstens Ihr Kind eine konstitutionelle homöopathische Therapie machen, mit der etwaige ererbte Schwachstellen im Element Metall beseitigt werden können. Lassen Sie zweitens den Schlafplatz des Kindes austesten, damit es nicht auf einer Wasserader liegt und damit permanent geopathisch belastet wird. Und lassen Sie drittens nicht zu, dass Ihr Kind zu viel UV-Strahlung oder gar einen Sonnenbrand bekommt.

STRENGES REGLEMENT: KEIN SONNENBRAND BEI KINDERN!

Sonnenlicht ist gesund, aber zu viel direkte UV-Strahlung kann kurzfristig leichte und langfristig schwerwiegende gesundheitliche Probleme verursachen. Was können Sie tun, um Ihr Kind vor zu viel UV-Strahlung zu schützen?

- **Pure Sonneneinstrahlung ist für Säuglinge, Kleinkinder und Kindergartenkinder bis zum Schulalter völlig ungesund und auf Dauer gefährlich. Deshalb sollten Sie direkte Sonneneinstrahlung im Sommer bis zum ersten Schultag komplett vermeiden: Die Kinder spielen besser im Schatten, mindestens im Halbschatten. Dort werden sie genauso braun wie in der prallen Sonne, aber das ohne Sonnenbrand. Und braun sollen sie ja werden, denn das bietet einen effektiven, natürlichen Hautschutz.**
- **Die UV-Einstrahlung ist um die Mittagszeit mit Abstand am höchsten. Gehen Sie im Hochsommer mit den Kindern zwischen 11 und 15 Uhr ins Haus.**
- **Lassen Sie Ihr Kind im Sommer durchgehend eine Schirmmütze oder einen Sonnenhut tragen. Im Hochsommer besser Halbarm-T-Shirts anziehen, keine ärmellosen Hemdchen oder Träger-Shirts, sodass die Schultern bedeckt sind.**
- **Lässt es sich nicht vermeiden, dass Ihr Kind der direkten Sonneneinstrahlung ausgesetzt ist, so verwenden Sie unbedingt ein Sonnenschutzmittel mit hohem Lichtschutzfaktor (mindestens 25-30)!**
- **Vermeiden Sie direkte Sonneneinstrahlung, auch im Urlaub. Davon ausgenommen ist natürlich das Plantschen im Pool oder Meer. Verwenden Sie dann aber ein wasserfestes Sonnenschutzmittel mit hohem Lichtschutzfaktor.**

Für hellhäutige, blonde, blauäugige Kinder, die eher einem nordeuropäischen Typ entsprechen, gelten diese Regeln noch strenger. Hautkrebs ist in Nordeuropa deutlich häufiger als im Mittelmeerraum, obwohl die Sonneneinstrahlung im Süden viel stärker ist. Das deutet darauf hin, dass vor allem die erbliche Konstitution eine große Rolle spielt.

Finden Sie mich in diesem Punkt ein wenig zu streng? Hautkrebs ist recht häufig, einer von 1000 Menschen erkrankt in Mitteleuropa jedes Jahr an einem malignen Melanom, was eine der aggressivsten Krebsarten überhaupt ist, und es werden immer mehr: Seit den 1970ern hat sich die Rate verdoppelt und es sind zunehmend jüngere Menschen betroffen.
Ich muss bei diesem Thema sofort an den besten Freund meines Sohnes denken, ein 18-jähriger Spitzensportler. Aus kosmetischen Gründen ließ er sich ein relativ unverdächtiges Muttermal am Rücken entfernen. Das Gewebe wurde routinemäßig untersucht und es folgte ein Schock: Es war ein bösartiger Hautkrebs! Und dieser war schon in die Tiefe gewachsen und hatte bereits Metastasen abgesetzt. Die Entfernung von Lymphknoten und die Ausräumung der gesamten Achsellymphknoten und Lymphbahnen war die Therapie der Wahl. Aber es besteht immer noch die Gefahr, dass dieser Tumor bereits Mikro-Metastasen im ganzen Körper gestreut hat. Jederzeit kann die Zeitbombe hochgehen!
Funktionelle naturheilkundliche Tests haben bei ihm eine erbtoxische Belastung im Element Metall (homöopathisch: luetische Belastung) ergeben. Erst dadurch gab es die Möglichkeit des Angriffes von Adenoviren in der Haut (alle Muttermale werden durch Viren verursacht). Normalerweise kann der Körper diese Viren in Schach halten. Es findet sich jedoch bei ihm eine deutliche geopathische Strahlungsbelastung (Erdstrahlen) durch einen falsch gewählten Schlafplatz. Das blockiert den Blasenmeridian zum Rücken, wo sich das Muttermal befindet. Die normalen Abwehrmechanismen können dadurch vom Organismus nicht mehr koordiniert werden und so gelingt es den Viren, die Wirtszellen umzuprogrammieren. Ein ungestümes Teilen der Zellen tritt ein. Ein Tumor ist entstanden.
Da ein bösartiges Melanom die Tendenz hat, schnell ins Gewebe, in die umliegenden Lymphbahnen und Gefäße einzudringen und Tochterzellen zu streuen, treten bei diesem Tumor sehr schnell Metastasen auf. Und die Prognose ist schlecht.

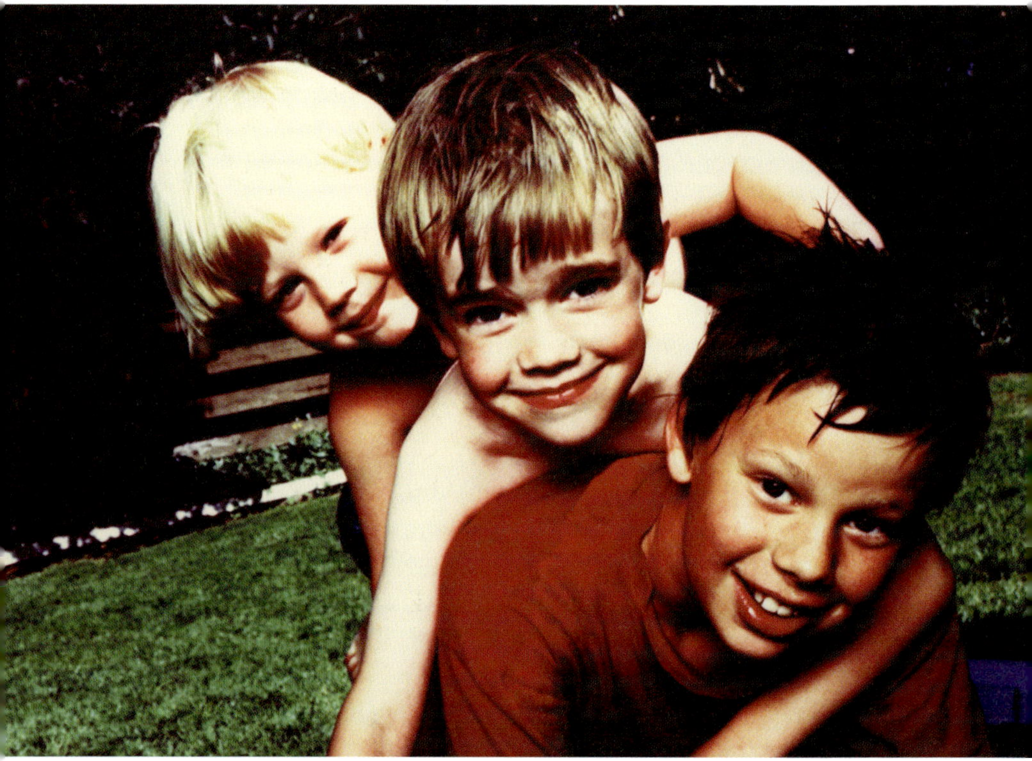

Kleine ebenso wie große Menschen brauchen Berührung: Wir erleben dabei Nähe und Verbundenheit. Für Kinder ganz wichtig ist die Erfahrung ihrer Körpergrenzen: Wo höre ich auf, wo fängst du an?

ABCDE-TEST: VERDACHTSMOMENTE AUF HAUTKREBS

Wenn ein Pigmentfleck mehrere der folgenden Eigenschaften aufweist, sollten Sie ihn umgehend vom Arzt kontrollieren lassen:

- **A**symmetrie: **Der Fleck ist nicht rund oder oval.**
- **B**egrenzung: **Der Rand ist unregelmäßig oder unscharf, z.B. mit kleinen, zungenförmigen Ausläufern.**
- **C**olor (Farbe): **Die Pigmentierung ist unterschiedlich stark oder mehrfarbig, z.B. schwarze, rötliche oder graue Anteile.**
- **D**urchmesser: **Das Muttermal ist größer als ein halber Zentimeter.**
- **E**rhabenheit: **Der Pigmentfleck bildet einen Buckel auf sonst flachem Grund.**

Gesundschmusen: Hautkontakt und Streicheln für Körper und Seele

Die Haut ist die körperliche Manifestation des Elements Metall schlechthin. Sie ist die sichtbare Grenze des Körpers. Und sie ist nicht nur Kontaktfläche zur Umwelt, sondern auch Signalfläche: Auf ihr spiegelt sich der innere Zustand des Menschen. Die Haut ist der Spiegel der Seele.

Zudem ist die Haut auch das größte und schwerste Organ des Menschen. Bei einem Erwachsenen wiegt die Haut ca. 10 kg. Die Aufgaben der Haut sind vielfältig, es ist das vielfältigste Organ, das wir besitzen: Abgrenzung, Schutz vor Strahlung, Hitze, Kälte, Trockenheit und Nässe, Bakterien und Viren, Ausscheidung und Entgiftung, Wärmeregulation, Tastsinn und noch viele Funktionen mehr.

Eine Besonderheit dieses Organs ist, dass Sie es direkt berühren können. Das können Sie mit dem Gehirn z.B. nicht. Sie können die Haut streicheln und massieren und direkten Kontakt mit dem Menschen auf einer sehr emotionalen Ebene aufnehmen. Das zeigt schon unsere Sprache: Wenn Sie sagen, etwas habe Sie berührt, dann kann das sowohl körperlich als auch seelisch-emotional gemeint sein. Streicheln ist eine sehr intime Handlung. Das macht man nur mit Menschen, die man liebt. Dementsprechend ist Streicheln ein Ausdruck von Liebe und Zuneigung. Es vermittelt Verbundenheit: Wir beiden gehören zusammen. Es vermittelt auch das Signal: Ich kümmere mich um dich, du bist mir wertvoll.

Auch ganz funktionell-wissenschaftlich lässt sich die Wirkung des Streichelns betrachten: Es wurde in Studien nachgewiesen, dass Streicheln bestimmte Hirnareale im entwicklungsgeschichtlich ältesten Teil des Gehirns, nämlich dem limbischen System, aktiviert und stärkt und einen großen Einfluss auf den Hormonhaushalt hat. Es wurde auch nachgewiesen, dass sich Gehirn und Hormonhaushalt anders entwickeln, je nachdem, ob Säugetiere im Kindesalter viel Zärtlichkeit und Hautkontakt erfahren haben oder nicht. Beispielsweise sind Säugetiere, die in jungen Jahren viele Streicheleinheiten bekommen haben, in schwierigen Situationen durchschnittlich stressresistenter und gelassener, sie zeigen weniger Unruhe und

Angst. Diese Erkenntnisse lassen sich auf den Menschen übertragen, der ja ebenfalls ein Säugetier ist. In Kinderkliniken wird bestätigt: Säuglinge haben eine ruhigere Atmung und einen langsameren Puls, wenn sie intensiven Hautkontakt mit Vater oder Mutter haben.

Ohne Zärtlichkeit können Kinder nicht gedeihen.

Ihr Kind soll sich stets wohl in seiner Haut fühlen. Dazu muss es ein eigenes Körpergefühl entwickeln, es muss quasi lernen, sich zu spüren. Sie können diesen Sinn schon von Anfang an schärfen, pflegen und unterstützen. Berühren Sie Ihr Baby so oft wie möglich. Der natürliche Platz des Babys ist auf dem Arm. Es fühlt sich zu Beginn mit 24 Stunden Körperkontakt am wohlsten. Das geht natürlich nicht, Sie müssen ja auch mal schlafen, und das gemeinsame Schlafen mit am Körper gehaltenem Baby haben wir wohl verlernt, man sieht es jedoch noch bei den Naturvölkern. Wenn es nach dem Kuscheltrieb der Babys geht, dürfte es gerne auch bei uns weiterhin so sein.

Genießen Sie es einfach, so oft es geht, mit Ihrem Baby zu kuscheln, am besten mit nackter Haut auf nackter Haut. Lassen Sie es nach dem Stillen noch eine Weile nackt auf Ihrem Körper liegen. Streicheln Sie es oft. Zuviel kann es eigentlich nie geben, vor allem nicht im ersten Lebensjahr.

Im späteren Entwicklungsabschnitt, ab dem zweiten Lebensjahr, werden die Hautkontakte ganz automatisch und natürlicherweise weniger. Das sollten Sie zur Kenntnis nehmen und die Abnabelung des Kindes unterstützen. Aber kehren Sie immer wieder zurück zu Schmuseeinheiten.

Metall und die Kinderseele: Ihr Kind muss Ihnen vertrauen können

Wenn Eltern ihre Kinder streicheln, dann signalisieren sie: Ich habe dich lieb, du bist mir teuer. Ich kümmere mich um dich. Du kannst mir vertrauen. Umgekehrt lässt man sich nur von einem Menschen streicheln, dem man vertraut. Sobald Kinder sich wehren können, akzeptieren sie es z.B. nicht mehr, sich von jedermann die Wange streicheln zu lassen, wie es viele Menschen ohne Hemmungen auch bei fremden Babys machen: »Och, bist du aber süüüüß!« Würden Sie das als Eltern zulassen, wenn eine wildfremde ältere Dame im Kaufhausaufzug plötzlich Ihrem Kind ins Gesicht langt? Das ist eine klare Grenzüberschreitung, Ihr Baby kann sich nur noch nicht selbst wehren.

Grenzen akzeptieren

Grenzen, das ist auch das Thema der seelischen Seite des Elements Metall. Kinder müssen im Leben schon sehr früh lernen, wo ihre Grenzen sind, in jeder Hinsicht. Relativ bald entwickeln sie z.B. ein Gespür dafür, wer zur Familie gehört und wer nicht, und wer innerhalb der Familie zum engen Kreis gehört und wer eher nicht. Das wird dann sehr fein abgestuft. Wenn abends Gäste da sind, gibt man denen dann einen Gutenachtkuss, so wie Mami und Papi? Wem erzählt man was, und wem gegenüber hält man sich lieber bedeckt? Wen darf man unbefangen berühren und wen nicht? Welchen Abstand hält man zu fremden Leuten, z.B. im Restaurant oder im Supermarkt?

Kinder lernen das automatisch, wenn ihre Eltern sich in diesen Dingen selbst klar und eindeutig verhalten. Sollte Ihr Kind allerdings dadurch auffallen, dass es gesellschaftliche Grenzen achtlos überschreitet oder Grenzverletzungen anderer einfach akzeptiert, ohne sich zu wehren, dann könnte das Element Metall einen Kratzer haben. Natürlich müssen wir uns immer fragen: Was ist altersgerecht? Und so genau lassen sich keine Regeln ausgeben, weil sich die Kinder in unterschiedlichen Geschwindigkeiten entwickeln. Aber es ist

z.B. auf jeden Fall nicht in Ordnung, wenn ein Sechsjähriger zu entfernten Bekannten der Eltern, die mal zu Gast sind, auf den Schoß krabbelt. Wenn Kinder solche Grenzen nicht spüren, sind sie auch potenziell gefährdet, ausgenutzt zu werden.
Ich will das Thema hier gar nicht weiter vertiefen. Nur so viel sei gesagt: Die schlimmste Grenzverletzung, die Erwachsene Kindern antun können, ist direkt nach dem Mord der sexuelle Missbrauch. Kinder, denen so etwas passiert, können meistens ihr Leben lang im Element Metall nicht mehr völlig heil werden. Es ist deshalb ganz typisch, dass solche Kinder auch in späteren Jahren immer wieder Probleme mit dem Thema Grenzen bekommen, z.B. einfach insofern, dass sie es möglicherweise schlicht nicht schaffen, nein zu sagen. (Wohlgemerkt: Damit ist keinesfalls gesagt, dass alle Menschen, die nicht nein sagen können, einen Missbrauch erlitten haben.)

Sich selbst vertrauen

Grenzen anderer akzeptieren, selbst Grenzen setzen können: Das gelingt typischerweise den Menschen ganz hervorragend, die ein starkes Selbstvertrauen entwickelt haben. Menschen mit starkem Selbstvertrauen sind auch in der Lage, anderen Menschen Vertrauen zu schenken. Anderen vertrauen zu können hängt unmittelbar damit zusammen, Vertrauen in sich selbst zu besitzen, sich selbst etwas wert zu sein, Selbstwertgefühl zu besitzen.
Wenn Sie möchten, dass Ihr Kind einmal selbstbewusst durchs Leben schreitet, dann gibt es einen Königsweg:

Zeigen Sie ihm von klein auf, dass es für Sie neben Ihrem Partner und den anderen Geschwistern das Wertvollste auf der Welt ist. Sagen Sie es ihm und zeigen Sie es ihm so oft Sie können.

SEELISCHE SYMPTOME FÜR EIN ANGEKRATZTES ELEMENT METALL

Woran können Sie erkennen, dass das Element Metall Ihres Kindes geschwächt ist? Die folgenden Symptome sind Hinweise, allerdings jedes für sich kein hinreichender Hinweis. Kommen mehrere Tendenzen zusammen, gilt es, das Element Metall Ihres Kindes aufzubauen.

- **Tendenz, emotionale Distanz zu anderen aufrechtzuerhalten**
- **Probleme mit Konflikten und Unordnung**
- **Verfechter strenger Disziplin**
- **Unfähigkeit, sich an Veränderungen anzupassen**
- **Starke Hervorhebung der Bedeutung von Ordnung**
- **Sauberkeitsfanatiker**
- **Ritualisierte Verhaltensweisen**
- **Auffällige Sammlerleidenschaft**
- **Unfähigkeit, neue oder dauerhafte Beziehungen zu knüpfen**
- **Besitzergreifendes Verhältnis zu Menschen und materiellen Gütern**
- **Unfähigkeit, Grenzen anderer zu erkennen und zu wahren**
- **Unfähigkeit, nein zu sagen**
- **Chronische Angst**
- **Geringes Selbstvertrauen und geringe Selbstachtung**
- **Überempfindlichkeit gegen Kritik**

»Ich bin immer für dich da.« – Wirklich?

Die ersten Lebensjahre sind die Zeit, wo das Urvertrauen, das das Kind als Baby mit auf die Welt bringt, gestärkt oder geschwächt wird. Vertrauenswürdig ist man als Eltern am Anfang völlig unkompliziert: Seien Sie schlicht und einfach immer für Ihr Kind da. Das ist genau das, was es von Ihnen erwartet.

Dabei brauchen die Kinder Gleichförmigkeit: gleiche Zeiten, gleiche Umgebung, gleiche Menschen. Gerade in den ersten beiden Lebensjahren ist es für Ihr Kind enorm wichtig, immer die gleichen Bezugspersonen zu haben. Ich bin aus eigener Erfahrung mit meiner Familie, aber auch durch meine Erfahrungen aus der Praxis mit vielen, vielen Kindern der Überzeugung, dass durch ein zu frühes Abnabeln (die Krabbelgruppe, die Kinderkrippe, die Tagesmutter) vor dem zweiten Geburtstag dem Kind ein Stein in den Weg gelegt wird: Das Element Metall nimmt Schaden. Auf der seelischen Ebene bekommt das Urvertrauen einen Dämpfer und auf der körperlichen Ebene kann man dann die typischen Probleme des Elements Metall beobachten: Infektanfälligkeit, Rotznase & Co., Hautprobleme.

Auch alle Scheidungskinder, wirklich alle, die ich kennengelernt habe, und das sind nicht wenige, haben im Element Metall, wo das Grundvertrauen seinen Sitz hat (und in den Elementen Erde und Wasser, wo die erworbene bzw. die ererbte Grundfestigkeit ihren Sitz

hat), massive Schäden davongetragen, die sich körperlich und seelisch manifestieren.
Damit möchte ich Eltern, die sich scheiden lassen, nicht verurteilen. Ich möchte nur darauf hinweisen, dass die Kinder den Preis einer Scheidung fast immer mitbezahlen müssen, und der Preis ist hoch. Wer das weiß und sich dessen auch noch während des Rosenkriegs bewusst ist, kann sich entsprechend um das Kind kümmern.

Gerechtigkeit und Grenzen setzen

Je nach Veranlagung sind Kinder bisweilen sehr empfindlich, was das Thema Gerechtigkeit angeht. Kinder, die nicht mit einem starken Element Metall gesegnet sind, können Ungerechtigkeiten überhaupt nicht gut vertragen. Ungerechtigkeiten z.B. in der Schule, die bei großen Klassen und schwachen Lehrern immer wieder vorkommen, können Kinder in eine Krise stürzen, die sich auch körperlich manifestieren kann, z.B. mit Hautekzemen oder Husten. Das hängt unmittelbar mit dem Thema Vertrauen zusammen. Eine Ungerechtigkeit ist nichts anderes als enttäuschtes Vertrauen.
Doch wenn Sie vor lauter Angst davor, ungerechte Härte zu zeigen, Ihrem Kind alles durchgehen lassen, dann schütten Sie das Kind mit dem Bade aus. Ihr Kind will wissen, was noch in Ordnung ist und was nicht mehr in Ordnung ist. Es gewinnt Sicherheit im Leben, wenn es ganz genau weiß, nach welchen Regeln gespielt wird und was passiert, wenn die Regeln übertreten werden.
Kinder testen permanent ihre Grenzen aus. Je vitaler sie sind, desto mehr. Das ist manchmal furchtbar anstrengend. Aber es führt kein Weg daran vorbei: Sie sind diejenige oder derjenige, der das Sagen hat, und Sie sagen konsequent nein, wenn sich Ihr Sohnemann zwischen den Mahlzeiten etwas Süßes holen will, wenn Ihre Tochter sich an Ihrem Schmuck vergreift oder wenn Ihr Baby die Pflanzenerde in den Töpfen ausräumt. Ich bin in meiner Praxis immer wieder verblüfft, wie unmöglich sich manche Kinder aufführen dürfen, ohne dass die Eltern einschreiten.
Auch wenn Ihr Kind gegen Ihre Gerichtsbarkeit aufmuckt: Genau das ist es, was Kinder brauchen, nämlich klare Regeln, die konsequent angewendet werden.

BALSAM FÜR DIE KINDERSEELE: SO STÄRKEN SIE DAS ELEMENT METALL IHRES KINDES

Dafür, dass Ihr Kind sich in seiner Haut wohlfühlt, können Sie viel tun. Überlegen Sie einfach mal, welche Punkte der folgenden Liste bei Ihnen in der Familie optimal, gut oder weniger gut verwirklicht sind. Niemand verlangt von Ihnen, die Superfamilie zu managen. Das gibt es gar nicht, und eine perfekte Familie ist davon abgesehen die reinste Hölle. Schrauben Sie also nicht Ihren Anspruch an sich selbst und alle anderen Familienmitglieder nach oben, sondern holen Sie sich aus der Liste einfach Anregungen oder Denkanstöße.

- Kuscheln Sie viel – altersgerecht, aber Zärtlichkeit gehört auch mit älteren Kindern noch dazu. Pflegen Sie auch zärtlichen Umgang und vertrauten Körperkontakt mit Ihrem Partner im Alltag. Die Kinder sehen, wie Sie miteinander umgehen und lernen so, was normal und angemessen ist.
- Sagen und zeigen Sie Ihrem Kind so oft wie möglich, dass Sie es lieb haben, dass Sie es wertschätzen – und zwar unabhängig von Leistung.
- Seien Sie für Ihr Kind da, schlicht körperlich und geistig anwesend, vor allem in den ersten beiden Lebensjahren.
- Geben Sie sich Mühe, gerechte Entscheidungen zu treffen. Strenge und harte Entscheidungen sind in Ordnung – wenn sie gerecht sind.
- Halten Sie selbst Regeln konsequent ein und verlangen Sie das auch von Ihrem Kind. Sagen und zeigen Sie, welche Regeln Ihnen wichtig sind. Aber übertreiben Sie es nicht.
- Setzen Sie Ihrem Kind konsequent Grenzen und ahnden Sie in angemessener Weise Grenzübertritte.
- Schützen Sie Ihre eigenen Grenzen. Ihr Kind soll erleben, dass Sie nein sagen, wenn sie etwas partout nicht wollen.

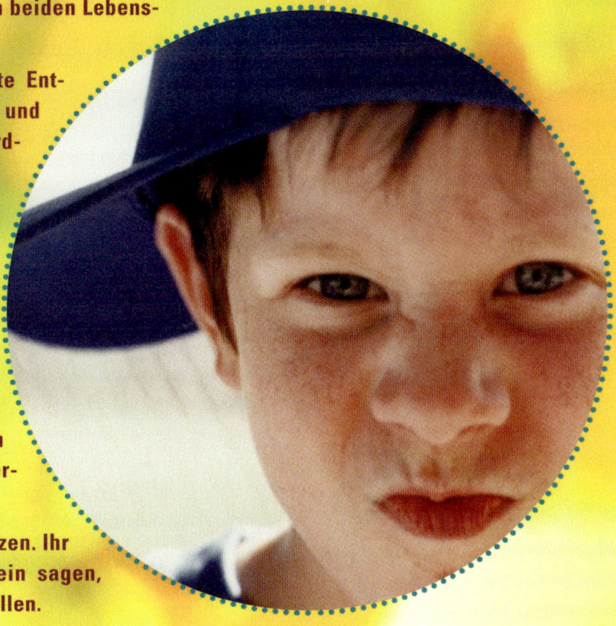

- Halten Sie zu Hause eine angemessene Ordnung und Sauberkeit, finden Sie eine gesunde Mitte zwischen Schludern und Ordnungswahn.
- Führen Sie mit Ihrem Partner eine dauerhafte und stabile Beziehung, die auf gegenseitigem Vertrauen gründet. Ihr Kind lernt durch Vorbild, wie gute Beziehungen funktionieren.

Typische Gesundheitsprobleme im Element Metall ... und was Sie dagegen tun können

Die häufigsten Krankheiten unserer Kinder überhaupt sind im Element Metall zu verorten: die Infekte der Atemwege, das, was wir im Volksmund unter dem Stichwort »Erkältung« zusammenfassen. Also Husten, Schnupfen, Heiserkeit, Bronchitis, Nebenhöhlen-Infekte, bis hin zu Mittelohr- und Mandelentzündungen.

Die häufigsten Erscheinungsformen von Erkältungen

- Eine *Grippe* beginnt mit einem allgemeinen Krankheitsgefühl wie Unwohlsein, frieren, Abgeschlagenheit, Gliederschmerzen, Kopfschmerz und Appetitlosigkeit. Bei den Kleinkindern ist das erste Symptom das »Lästigsein«.
- Der *Schnupfen* kann oft einziges Symptom einer Erkältungskrankheit sein, aber auch der Vorbote und Wegbereiter einer schweren fieberhaften Erkrankung. Deshalb muss jeder Schnupfen ohne Zeitverzug ausgeheilt werden.
- *Husten* wird meistens durch eine Entzündung der Bronchien in der Lunge hervorgerufen (Bronchitis), wenn Viren im Mund-Nasen-Rachenraum nicht abgefangen werden können, sondern über die Luftröhre in die Lunge wandern. Auch hier wieder schützt sich der Körper durch vermehrte Schleimbildung, der abgehustet und damit ausgeworfen wird. Die Temperaturregulation im Körper kommt bei den Kindern dann ziemlich durcheinander, sie geraten leicht ins Schwitzen, um kurz darauf wieder zu frieren. Warme, trockene Luft ist unangenehm, die Kinder haben ein starkes Bedürfnis nach frischer Luft.
- Eine *Nebenhöhlenentzündung* (Sinusitis) ist meistens die Folge eines sehr starken oder nicht ausgeheilten Schnupfens. Sie tritt häufig dann auf, wenn der Lymphabfluss chronisch blockiert ist oder wenn die Schleimhäute ständig verschwollen sind. Es kommt so zum Schleimstau, der ein idealer Nährboden für Bakterien und

Viren ist. Anfänglich wechselt der Schnupfen seine Farbe von hell auf gelb oder gelbgrün. Oft hat das Kind ein deutliches Krankheitsgefühl und häufig hat es tatsächlich auch Fieber, oft begleitet von Kopfschmerzen.

- Die *Ohrenentzündung* (Otitis) ist häufig eine Folge des Schnupfens. Die verschwollenen Schleimhäute sowie die oftmals angeschwollenen Mandeln und Lymphknoten führen zu einer schlechten Belüftung des Mittelohrs. Das Mittelohr ist nämlich mit dem oberen Rachenraum durch eine schmale Röhre (Tuba auditiva Eustachii), die auch Ohrtrompete genannt wird, verbunden. Ist diese Verbindung zugeschwollen, können sich die Schleimhäute im Mittelohr entzünden. Oft haben die Kinder heftige, stechende Schmerzen in einem oder beiden Ohren.
- *Heiserkeit* und *Kehlkopfentzündungen* (Laryngitis) werden oft durch Viren verursacht. Die Kinder haben dann eine belegte Stimme, Kratzen im Hals, Halsschmerzen, gelegentlich auch leichtes Fieber. Eine mögliche Komplikation ist das Entstehen eines Pseudokrupp-Hustens, der mit Atemnot, einem trockenen, bellenden Husten und pfeifender Atmung einhergeht. Der Pseudokrupp tritt meist unerwartet nachts auf. Der nebelige, feuchtkalte Herbst fördert solche Attacken.

Manche Kinder kommen aus den Infekten gar nicht mehr heraus. Permanent läuft die Nase oder ist dick verstopft, ständig treten Mandelentzündungen auf, Mittelohrentzündungen am laufenden Band, immer wieder kehrt der Husten zurück. Die Lymphknoten am Kieferwinkel und im Nacken sind ständig geschwollen, die Atmung schnorchelt, schnarcht und rasselt, das Gesicht ist über den Nebenhöhlen permanent leicht geschwollen. Diese Kinder halten typischerweise den Mund immer leicht geöffnet, damit sie überhaupt Luft bekommen.

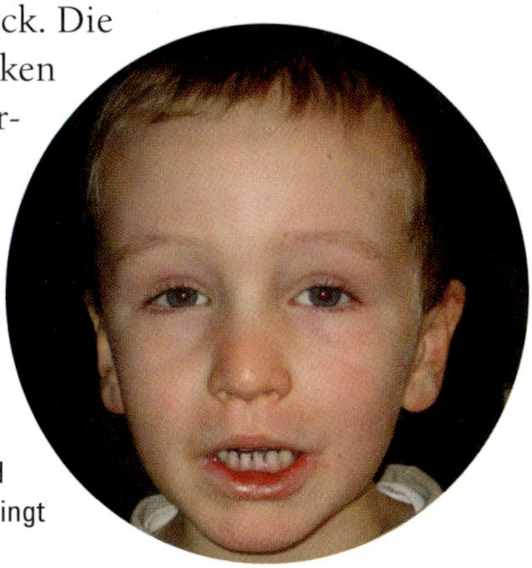

Mit einem Kind, das – wie dieser Junge – ständig den Mund leicht geöffnet hat, um Luft zu bekommen, sollten Sie unbedingt bei einem ganzheitlichen Arzt vorstellig werden.

Auffällig bei diesen Kindern ist auch eine verwaschene, undeutliche, nuschelnde Sprache. Sie sind es nicht gewöhnt, den kompletten Hals-Nasen-Rachenraum beim Sprechen einzusetzen, weil der die meiste Zeit verschleimt oder entzündet ist. Die Infektanfälligkeit kann üble Züge annehmen. Wir sehen nicht selten Kinder, die bis zu 15 oder 20 Infekte pro Jahr einfangen, vor allem in der kalten Jahreszeit. Immer wiederkehrende Infektionen sind besonders beim Säugling und Kleinkind häufig.

Manche Eltern glauben, es sei völlig normal, wenn ihr Kind »immer mal wieder« erkältet ist. In der Schulmedizin werden zwischen sieben und acht Infektionen pro Jahr im Kleinkind- und Vorschulalter in der Tat noch als normal gewertet. Und weit verbreitet, sogar unter Medizinern, ist die Vorstellung, dass das Immunsystem ständig trainiert werden müsse, um leistungsfähiger zu werden. Nach dieser Vorstellung müsse es die wichtigsten Krankheitserreger nach und nach »durchmachen«.

Bei einer solchen Auffassung von Krankheit und Gesundheit stellen sich mir die Nackenhaare auf. In der Naturheilkunde haben wir eine ganz andere Vorstellung: Tiefer gehende und wiederholte Infekte haben in der kindlichen Entwicklung nichts zu suchen. Sie helfen nicht, sondern sie blockieren und verzögern die Entwicklung des Kindes. Ein gesundes Kind ist von Anfang an in der Lage, sämtliche Bakterien, Viren, Pilze und andere Eindringlinge in der ersten Verteidigungslinie des Körpers abzufangen.

Ein Kind mit einer guten Gesundheit, sowohl hinsichtlich der ererbten Konstitution als auch hinsichtlich der Lebensweise, erkältet sich nicht. Ist die Schleimhaut und der erste Verteidigungsring mit den Mandeln und dem Lymphsystem stabil, so haben die Krankheitserreger keine Chance, weiter durchzudringen und dem Körper Schaden zuzufügen.

Bei den Kindern, die wir ganzheitlich behandeln dürfen, also nicht erst bei akuten Krankheiten, sondern bereits direkt nach der Geburt vorbeugend und konstitutionell, beobachten wir in den ersten drei bis vier Lebensjahren lediglich vereinzelt und selten einen leichten Schnupfen oder Husten oder das sogenannte Dreitagefieber. Das ist schon alles!

NATURHEILKUNDE BEI DEN HÄUFIGSTEN ERKÄLTUNGSKRANKHEITEN

Die besten Rezepte aus unserer Naturheilkundepraxis bei den häufigsten Erkältungskrankheiten, von jedermann leicht durchzuführen:

Schnupfen: **Nasenbalsam von Weleda, Babix Inhalat, Kamillendampfbäder, Emser-Salz-Nasenspülungen, homöopathische Komplexmittel wie Naso-Heel (Fa. Heel), Luffanest, Euphorbium compositum, Pflanzenpräparate wie Sinupret.**

Nasennebenhöhleninfekte: **Dampfbäder, Symbioflor I mehrmals täglich in die Nase ziehen, Nasenspülungen mit Emser Salz, Komplexmittel wie Sinfrontal, Sinuselect, Cinnabaris DHU oder Sinusitis Hevert. Dazu Pflanzenpräparate wie Sinupret und Gelomyrtol.**

Husten, Bronchitis: **Quark- oder Kartoffelwickel, Dampfbäder mit Isla Moos und Thymian. Einreibungen mit Transpulmin-Balsam. Komplexmittel wie Husteel Mischung, Bronchiselect, Drosera Oligoplex oder Homaccord. Wärmende Pflanzen wie Phytohustil Sirup (Eibisch), Prospan oder Bronchoforton (Efeu), Bronchipret oder Melrosum (Primelwurzel) oder auch Hustagil, Makatussin (Thymiankraut). Pflanzliche Hustentees mit Thymian, Huflattich, Isla Moos und Fenchel. Zum Schleimlösen: ACC, Mucosolvan oder Ambroxol.**

Mittelohrentzündung, Otitis: **Zwiebelwickel, Cantharidenpflaster hinter das Ohr kleben, Oleum aconiti Wala Ohrentropfen, Otovowen-Tropfen. Oft passt Ferrum phoshoricum D12.**

Mandelentzündung, Tonsillitis, Heiserkeit: **Halswickel, Salbeitee, Gurgeln mit Emser Salz oder Meersalz. Oft passt Belladonna C12 oder Mercurius solubilis C12 oder ein Komplexmittel: Tonsillopas, Tonsiotren, Angin-Heel. Pflanzenpräparate wie Tonsilgon, Angocin Anti-Infekt.**

Jeder Infekt muss ausgeheilt werden!

Nicht ausgeheilte Infekte – und damit ist jede einzelne Erkältung gemeint – schlummern weiter im Körper und schwächen sukzessive den Organismus immer mehr. Sie sind die Wegbereiter für sämtliche chronischen Krankheiten, die im Laufe des Lebens noch auftreten können. Aus naturheilkundlicher Sicht ist deshalb jeder Schnupfen ernst zu nehmen und sorgsam zu behandeln. Noch wichtiger ist es, dafür zu sorgen, dass die Kinder erst gar nicht krank werden, darum geht es ja in diesem Buch. Um die richtigen Maßnahmen zu ergreifen muss man aber erst einmal verstehen, was bei diesen Infektionen eigentlich genau geschieht.

Wie das Immunsystem systematisch geschwächt wird

Was also ist der Grund, warum viele Kinder so oft unter Rotznase & Co. leiden? Meistens treten mehrere Faktoren auf, die allesamt das Element Metall des Kindes schwächen: erstens eine Schwermetallbelastung durch die Amalgamfüllungen der Mutter. Zweitens frühe Impfungen, die das Immunsystem überfordern und belasten. Drittens frühe Antibiotika-Behandlungen durch den Kinderarzt. Viertens symptomunterdrückende Medikamente, z.B. abschwellende und fiebersenkende Mittel. Schauen wir uns einmal einen typischen Lebenslauf eines chronisch kranken Kindes an:

Noch vor der Geburt ist das Element Metall bereits stark angekratzt durch eine Schwermetallvergiftung. Viele Mütter haben während der Schwangerschaft eine Menge Amalgam im Mund, die Säuglinge werden über das Fruchtwasser stark mit Quecksilber und anderen Amalgambestandteilen belastet. Dies führt zu einer Schwächung der Schleimhautabwehr von Anfang an und damit zur späteren Verstopfung der Lymphwege, vor allem mit Pilzen.

Die ersten schweren Erkältungen beginnen normalerweise unmittelbar nach den ersten Impfungen. Beherzt greift der Kinderarzt nach Schema F zu einem Antibiotikum. Das Antibiotikum tötet wahllos Kleinstorganismen im Körper und zerstört damit die natürliche Zusammensetzung der Besiedelung der Schleimhäute. Pilze und »unfreundliche« Bakterien breiten sich aus, die Mandeln werden erstmals irritiert und in ihrer Funktion aus dem Takt gebracht.

Und gerade die Schleimhäute sind es, die die erste Abwehrreihe des Organismus bilden: Jeder Gegenstand wird vom Säugling in den Mund gesteckt, mit den Schleimhäuten und der Haut erfühlt, kennengelernt, bewertet, verarbeitet und so integriert oder abgewehrt. Gesunde Haut und Schleimhäute sind für die Etablierung einer stabilen Immunabwehr entscheidend.

Normalerweise stimulieren die gesunden, physiologischen Bakterien, also unsere natürliche Flora auf Haut und Schleimhäuten beim Eintreten von Krankheitserregern sofort die Becherzellen, die für die Schleimproduktion zuständig sind. Der Schleim verhindert das weitere Vordringen und wäscht die Eindringlinge einfach wieder heraus. Durch das Verdrängen der normalen Flora nach der ersten Antibiotika-Gabe geht diese physiologische Reaktion verloren. Die

Folge: Überall in den Schleimhäuten nisten Pilze und Bakterien, das Lymphsystem wird überfordert, eine gesunde Drainage ist nicht mehr möglich. Durch den gestörten Lymphabfluss können aber die Krankheitserreger weiter anwachsen, weil sie sich schneller vermehren, als sie »entsorgt« werden können. Das Immunsystem ist sozusagen in der Defensive.

Der Körper reagiert dann mit starken Schleimabsonderungen: Das ist der Schnupfen, das sind die schleimverstopften Nasennebenhöhlen und das ist der rasselnde Schleim in Lunge und Luftröhre bei der Bronchitis. Der Körper reagiert außerdem mit weiteren, ziemlich cleveren Maßnahmen: Husten und Niesen. Dabei werden die im Schleim »gefangenen« Krankheitserreger einfach per Luftdruck aus dem Körper geschleudert.

Beim ersten Auftreten von Schnupfen oder rasselnder Atmung werden vom Kinderarzt dann aber umgehend abschwellende Nasentropfen gegeben. Diese Medikamente bewirken eine Gefäßverengung in der Schleimhaut. Der kleine Patient bekommt zwar mehr Luft, dafür hört die Schleimabsonderung auf und die Eindringlinge haben bessere Chancen im Körper zu verbleiben und weiter vorzudringen, sie können auch nicht mehr herausgeniest werden. Jeder einsetzende Husten wird mit wohlschmeckenden Tropfen und Säftchen – den Hustenstillern – unterbunden. Es wird so getan, als sei der Husten die Krankheit. Dabei ist er die natürliche und gesunde Reaktion des Körpers auf eingedrungene Krankheitserreger. Husten und Schnupfen zu unterbinden grenzt an Sabotage!

Sind nun eine Vielzahl von Erregern bereits in den Schleimhäuten im Kopfbereich vorhanden, weil sie die geschwächte erste Abwehrreihe des Immunsystems überwunden haben, dann tritt die zweite Stufe der Abwehr in Gang: Die Killer- und Fresszellen in den Mandeln werden aktiv und versuchen, den Eindringling zu zerstören. Durch das Einwandern dieser Abwehrzellen schwellen die Mandeln an. Geschwollene Mandeln sind also ebenfalls eine gesunde Reaktion des Körpers. Das ist auch ein Grund, warum man sie nie operativ entfernen darf. Die Mandeln sind nie »schuld« an Krankheiten, sondern sie helfen immer dabei, die Krankheiten zu überwinden. Eine Tonsillektomie, also das Herausschneiden der Mandeln, ist eine Maßnahme, die zu 100 Prozent erfolgreich ist: logisch, denn ohne Mandeln gibt es auch keine Mandelentzündung mehr. So einfach ist das. Das ist gleichzusetzen mit einem Autofahrer, in dessen Wagen ständig das Öllämpchen aufleuchtet und Gefahr signalisiert. Genervt geht er hin und reißt das Lämpchen heraus. Ohne diesen Störenfried kann er nun seine Fahrt in Ruhe fortsetzen ... Glücklicherweise werden die Mandeln heute nicht mehr so häufig und leichtfertig bereits bei kleinen Kindern entfernt wie noch in den 1970er und 1980ern. Viele Ärzte haben mittlerweile gelernt, dass die Mandeln nicht aus Jux und Dollerei im Gaumen sitzen, sondern eine Aufgabe bei der Immunantwort haben. (Leider hat sich das in Bezug auf die »Polypen« noch nicht so weit herumgesprochen ...)

Werden aber nun auch die Mandeln von den Viren und Bakterien überwunden, dann dringen die Erreger über die Lymphbahnen und durch die Schleimhäute ins Blut. Darauf reagiert der Körper mit einer Eskalation: Er erzeugt Fieber.

Viele Eltern sorgen sich wegen des Fiebers. Doch Fieber ist nie eine Bedrohung, sondern immer Schutz vor einer Bedrohung. Denn das Fieber wird vom Körper absichtlich »gemacht«, um den Kampf gegen die Eindringlinge zu gewinnen. Durch die generalisierte Temperaturerhöhung werden die Erreger sehr beeinträchtigt und teilweise zerstört. Das Fieber hat aber auch eine Signalwirkung auf nachgeschaltete Mechanismen des Immunsystems: Viele Abwehrzellen werden aktiviert und machen sich für einen Kampf bereit.

Der Körper wird ansonsten »stillgelegt«. Man fühlt sich bei Fieber so schlecht, dass man sich hinlegen muss. Auch der Appetit ist weg, man mag nichts mehr essen. Damit gibt der Organismus der Abwehrschlacht für kurze Zeit die höchste Priorität – sämtliche Kräfte werden jetzt für das heilsame Fieber gebraucht. Die Mattigkeit und Schwäche, die Kopfschmerzen, die Appetitlosigkeit, das alles ist sinnvoll, damit keinerlei Energie für andere Dinge als die Immunantwort verschwendet wird. Der Organismus »weiß« durch Millionen Jahre der Evolution, dass es für das weitere Gedeihen unumgänglich ist, dass der Infekt komplett ausgeheilt wird und sämtliche Eindringlinge zerstört und ausgeschieden werden. In der Regel dauert es so zwei bis drei Tage, bis die Erreger überwältigt sind, wenn das Fieber ungestört ablaufen kann.

Dazu kommt es aber meistens nicht, denn bevor das Fieber die Erkrankung ausheilen kann, greift der Kinderarzt ein: Fieber senken ist angezeigt! Leider wird von den schulmedizinischen Kollegen dann routinemäßig ein Antibiotikum gegeben. Das ist mir völlig unerklärlich! In über 95 Prozent der Fälle handelt es sich bei den Infektionen um Virusinfektionen. Bekanntermaßen aber lassen sich Viren nicht durch ein Antibiotikum zerstören, denn diese Medikamente wirken nur gegen die Bakterien – dafür allerdings wahllos gegen die »guten« und die »schlechten« gleichzeitig. Was passiert? Die Schleimhautbakterien der ersten Verteidigungslinie gehen zugrunde. Dadurch gibt es keine heilsamen Rückmeldungen zu den Becherzellen mehr. Die Schleimsekretion hört auf, der Husten geht zurück. Durch die qualitative Kälte des Medikaments (Antibiotika sind gemäß der TCM sehr »kalte« Medikamente) wird so die gesamte Immunabwehr blockiert.

Natürlich geht es dem Patienten nach Einnahme des Antibiotikums schnell besser. Sämtliche Erkältungszeichen hören auf. Welch ein Wundermittel! Doch das Ganze scheint nur so ... Das, was aufhört, also der Schnupfen, der Husten, die Schleimproduktion, das Fieber, das wären ja gerade die gesunden Abwehrmaßnahmen des Körpers gewesen. Die eingedrungenen Viren, die vom Antibiotikum völlig unbehelligt gelassen werden, stehen plötzlich vor geöffneten Toren: Die gesamte Abwehr liegt plötzlich darnieder. Jetzt endlich können sie den Körper ganz erobern und in tiefere Gewebsschichten eindringen und sich dort in den Zellen einnisten. Die ersten Schritte für eine chronische Infektion sind getan.

Bleiben die Viren nun im Lymphsystem liegen, so bieten sie bei jeder erneuten Infektion einen wunderbaren Resonanzboden. Man könnte auch sagen, sie wirken wie ein Türöffner für die nächste Welle der Angreifer. Mit jedem weiteren Infekt und mit jeder weiteren Antibiotika-Gabe (wie oft hört man, dass Kinder in einem Jahr fünf bis zehn Antibiotika-Gaben erhalten haben!) wird die Belastung des Immunsystems schwerwiegender: Die Lymphbahnen verstopfen immer mehr. Eine Blockade der Informationen in den Meridianen, die durch die betroffenen Gebiete ziehen, wird früher oder später eintreten. Die Folge ist: eine Funktionsstörung in einem der Funktionskreise des Körpers: Der Beginn einer chronischen Krankheit.

WAS TUN BEI FIEBRIGEN INFEKTEN?

Wenn Ihr Kind einen Infekt hat, haben Sie drei volle Tage Zeit, seine Immunabwehr gezielt zu unterstützen. Vor allem sollten Sie in diesen drei Tagen alles unterlassen, was die Immunabwehr blockieren oder schwächen würde. Erst wenn auch am vierten Tag weiterhin ein schlechter Allgemeinzustand, hohes Fieber und schlechtes Befinden vorliegt, sollten Sie mit Ihrem Kind den Arzt aufsuchen: Eine bakterielle Infektion, die der Körper alleine nicht bewältigen kann, ist dann sehr wahrscheinlich.

Was also sollten Sie nicht tun?

- Keine Medikamente, die Husten, Schnupfen, Schleimbildung und Fieber unterdrücken, also keine Hustenblocker (z.B. mit Codein, Noscapin, Clobutinol u.a.), keine abschwellenden Nasentropfen, keine »Fieberzäpfchen«. Eine Ausnahme möchte ich machen: Kleinen Säuglingen, die beim Schlafen durch eine verstopfte Nase keine Luft bekommen, können Sie Nasentropfen einträufeln. Das ist nicht gut, aber in der Abwägung ist das freie Atmen in diesem Fall wichtiger, damit das Kind schlafen kann.
- Keine Antibiotikabehandlungen
- Kein Fernsehen
- Nicht zum Essen zwingen oder überreden
- Keine Milch oder Milchprodukte

Und was können Sie tun?

- Viel unaufgeregte Zuwendung und Aufmerksamkeit
- Rückzugsmöglichkeit, möglichst Bettruhe
- Ruhe. Damit ist akustische Ruhe gemeint, aber auch Hektik oder Betriebsamkeit im Zimmer des Kindes sind zu vermeiden.
- Ausgeglichene Zimmertemperatur: nicht zu warm, ca. 18 bis 20 Grad, mehrmals pro Stunde lüften.
- Kurzzeitiges Einstellen der Ernährung (Fasten, Nahrungskarenz). Geben Sie dem Kind nur etwas zu essen, wenn es Hunger verspürt. Ein, zwei Tage ohne Essen sind normal und problemlos, spätestens am dritten Tag kehrt der Appetit zurück. Falls nicht, ist der Infekt nicht ausgeheilt. In dem Fall sollten Sie mit Ihrem Kind zur Abklärung zum Arzt gehen. Bei Säuglingen: Lässt Ihr Baby mehr als zwei Mahlzeiten aus, sollten Sie zum Kinderarzt gehen.
- Falls Ihr Kind Appetit verspürt: leichte, vollwertige Kost (siehe auch Kapitel »Erde«) in kleinen Mengen, bevorzugt Lebensmittel aus dem Element Metall (siehe Ende dieses Kapitels). Reis tut besonders gut.
- Beim Säugling: Sorgen Sie für optimale Muttermilch nach den fünf Elementen. Erde: Ernähren Sie sich streng vollwertig. Metall: Gehen Sie selbst viel an die frische Luft und bewegen Sie sich. Holz: Minimieren Sie Ihre Strahlungsbelastung (Handy!) und Ihren Stress (Zeitdruck, Termine). Feuer: Schlafen Sie selbst möglichst lange und machen Sie einen Mittagsschlaf (wenn Ihr Baby auch schläft). Wasser: Trinken Sie viel reines Wasser.

- Krankengemäße Beschäftigung: Malen, Vorlesen, Basteln
- Viel Schlaf, auch tagsüber
- Ausreichender Ausgleich des Flüssigkeitshaushaltes, vor allem bei Durchfall: Wasser auf Zimmertemperatur und warme Tees
- Bei Kälteempfinden (»Mami, mir ist so kalt«): ein ansteigendes Fußbad und warme Tees
- Geben Sie ein Echinacinpräparat (Sonnenhut) zur Stimulierung des Immunsystems, entweder Präparate mit dem reinen Pflanzenextrakt (z.B. Esberitox, Pascatox, Lymphozil, Echinacin Stada Lutschtabletten) oder als Urtinktur bzw. in homöopathischen Komplexmitteln (z.b. Contramutan, Toxi-loges).
  Präparate wie Engystol, Echtrosept oder Umkaloabo regen ebenfalls das Abwehrsystem an.
- Geben Sie Ihrem Kind zusätzliches natürliches Vitamin C, Eisen, Jod, Zink, B-Vitamine und ein Multivitamin-Präparat (siehe Kapitel Erde).
- Stimulieren Sie die Schleimhautabwehr mit oralen Symbionten (natürlichen Darmbakterien): täglich dreimal bis stündlich 20 Tropfen Symbioflor I.
- Führen Sie Einläufe durch, wenn die Körpertemperatur höher ist als 38,7 Grad.
- Halten Sie mit einem Homöopathen Rücksprache. Homöopathische Arzneien können den Krankheitsverlauf unterstützen und beschleunigen.

WAS TUN, WENN EIN ANTIBIOTIKUM UNUMGÄNGLICH WAR?

In ganz seltenen Fällen ist eine Antibiotikabehandlung unumgänglich. In meiner Praxis habe ich in den letzten zehn Jahren selbst nur dreimal zu einem Antibiotikum gegriffen – unter sorgfältiger Abwägung der Vor- und Nachteile. Selbstverständlich muss ein Antibiotikum bei einer bakteriellen Infektion verabreicht werden, die nach zwei Tagen naturheilkundlicher Behandlung immer noch nicht beherrschbar ist, weil sich die Erreger über die Blutbahn derartig explosiv im Körper ausbreiten können, dass ein bereits angeschlagenes Immunsystem in die Knie geht. In dem Falle bleibt nichts anderes übrig.

Sollte einmal bei Ihrem Kind ein Antibiotikum gegeben worden sein, dann sollten Sie anschließend mit Ihrem Kind eine Darmsanierung bei einem Naturheilkundler durchführen, um die Darmflora möglichst schnell wieder in ihren natürlichen Zustand zurückzuversetzen und eine Pilzinfektion des Darms zu vermeiden. Zumindest sollten Sie Ihrem Kind – bitte schon während der Antiobiotikatherapie und danach für vier Wochen – das Darmfloramittel Symbioflor I (täglich zweimal 20 Tropfen zur Mahlzeit) geben.

Noch ein Wort zum Fieber: Nur dann, wenn durch hohes Fieber seelische Unruhe und geistige Verwirrtheit ausgelöst werden, sollten Sie Gegenmaßnahmen ergreifen. Das ist ein Anzeichen dafür, dass der natürliche Ablauf der Infektion gestört ist, weil das Element Metall bereits geschädigt ist. Mittel der Wahl sind dann Homöopathika wie Belladonna (siehe unten), Wadenwickel und Einläufe.

Bei Wadenwickeln ist zu beachten, dass Sie bei Fieber niemals kalte Wickel, sondern warme Wickel anwenden sollten, mit etwa 30 bis 35 Grad warmem Wasser und relativ straff gebunden, damit keine Luftpolster zwischen Tuch und Haut entstehen. Umhüllen Sie das nasse Tuch mit einem trockenen Handtuch. Noch bevor der Wickel ganz trocken ist, aber spätestens nach einer Viertelstunde sollten Sie ihn wieder abnehmen. Wenden Sie den Wickel nur maximal zweimal hintereinander an. Sie können damit das Fieber kurzfristig um bis zu ein Grad senken. Ihr Kind sollte dann wieder völlig normal ansprechbar sein und reagieren.

Noch besser funktioniert ein Einlauf mit zimmerwarmem Wasser. Das Wasser sollte aber auf gar keinen Fall kälter sein.

Erst bei extrem hohem Fieber und schlechtem Allgemeinzustand sollten Sie fiebersenkende Medikamente geben, z.B. Paracetamol. Versuchen Sie aber immer zuerst ein homöopathisches Mittel.

EINLÄUFE

So wird's gemacht: Gummiklistier mit zimmerwarmem Wasser oder Kamillentee füllen, für Säuglinge bis 100 ml, für Kleinkinder bis 250 ml und für größere Kinder bis zu einem halben Liter. Spitze des Irrigators einfetten und in Seitenlage mit Druck hoch in den Darm einspritzen. Bis zu viermal am Tag möglich.

Beim ersten Mal finden das die Kinder durchaus unangenehm (wie bei einem Zäpfchen oder Fieberthermometer auch) oder sind ein wenig ängstlich, aber sie merken sehr bald, wie gut ihnen der Einlauf tut und was für ein angenehmes Gefühl das hinterher ist. Beim zweiten Mal lassen sie sich darum meistens gerne darauf ein. Einige Minuten nach dem Einlauf empfindet das Kind den Drang, aufs Klo zu gehen und kann sich dort erleichtern. Das Fieber sinkt dabei.

Homöopathie bei fieberhaften Infekten

Fieber ist heilsam. Erst wenn es Ihrem Kind bei sehr hohem Fieber (über 40 Grad) sehr schlecht geht, sollten Sie das Fieber senken. Das richtige homöopathische Mittel lässt in der Regel das Fieber erst gar nicht weiter ansteigen. Allerdings gibt es sehr viele Mittel, die infrage kommen, nicht nur die unten aufgeführten, die jedoch die häufigsten sind. Wenn Sie mit Ihrem Homöopathen Rücksprache halten können, und sei es telefonisch, dann sollten Sie das tun. Beschreiben Sie ihm, wie Ihr Kind aussieht und wie es sich verhält. Einige charakteristische Leitsymptome (nachfolgend aufgeführt) können Sie bei der Wahl des richtigen Mittels auf die Spur bringen. Die folgenden Mittel sind nach ihrer Häufigkeit angeordnet. Die wahlanzeigenden Charakteristika sind kursiv gesetzt:

- *Aconitum:* Fieber kommt *plötzlich*, besonders nach Exposition von kaltem Wind, *kein Schweiß*, *viel Durst* auf kaltes Wasser, große Unruhe, wirft sich hin und her, große *Angst*. Oft trockener und harter Husten beim Ausatmen.
- *Belladonna:* Fieber kommt *plötzlich*, roter und heißer Kopf, *Röte* und *Hitze* des ganzen Körpers, ganze Haut heiß, feucht und *dampfend*, Arme und Beine sind kalt, das Kind ist träge und benommen, kann aber nicht schlafen, zuckt zusammen und stöhnt, bohrt den Kopf ins Kissen, sieht im Fieber Geister und Gespenster. Fieber oft nachmittags plötzlich sehr stark, Brennen im Hals, trockener Husten, Zähneknirschen, erweiterte Pupillen, *wenig Durst*.
- *Gelsemium:* Beginn mit Frieren, *Fieber steigt langsam* und schleichend, dann wechselhaftes Fieber mit Benommenheit und bleierner Mattigkeit, Kind will nur liegen und schlafen, sonst nichts; Schüttelfrost, Zähneklappern, *Gelenkschmerzen*, Schmerzen im Kopf und in den Augen. *Kein Durst*, am Nachmittag schlimmer. Oft passend bei Sommergrippe.
- *Ferrum phosphoricum:* Oft für *blasse* Kinder. *Fieber nicht sehr hoch*, Kind ist immer *gut aufgelegt* und freundlich trotz Kopfschmerzen, keine Krankheitsreaktionen. Möchte am liebsten aufstehen. Oft auch (milde) *Ohrenschmerzen*. Öfters trockener, schmerzhafter Husten, der sich bei Bewegung verschlimmert.

- *Pulsatilla:* Kind ist kläglich und *weinerlich*, *ängstlich*, kann nicht nein sagen, hängt an der Mama wie eine Klette, trockener Mund, aber *kein Durst*, will kühle und *frische Luft*, milde, oft *rahmige und grünliche Absonderungen*, Husten nachts im Bett, von dem das Kind aufwacht, pulsierende Ohrenschmerzen, die das Kind ebenfalls aufwecken.
- *Chamomilla:* Wechsel von Frieren und Hitze, Haut feucht und heiß, absolut *gereizt*, für die Umgebung unerträglich, unruhiger Schlaf mit Schreien. *Besserung durch Herumtragen*.
- *Mercurius solubilis Hahnemanni:* Oft nach starken Temperaturextremen. Nächtlicher *übelriechender Schweiß, Mundgeruch*, Zunge dick belegt, *Drüsenschwellungen, Halsschmerzen*, Otitis. Viel Durst. Verschlimmerung nachts.
- *Natrium chloratum/muriaticum:* Schwitzen verbessert das Befinden, *Bläschen an den Lippen*, Angstträume, Durst, Verlangen nach *salzigen Speisen*, trockene Lippen, Riss in der Oberlippe.
- *Eupatorium perfoliatum:* Fieber morgens höher als abends, Gefühl der *Zerschlagenheit*. Sehr *schmerzempfindlich* (Augen). Schnupfen und Husten treten gleichzeitig auf. Durst auf kalte Getränke.
- *Rhus toxicodendron:* Auslösung durch Kälte, Nässe und Anstrengung. Starke *Schmerzen in Ruhe, Bewegung bessert*. Keine Angst. Oft *Fieberbläschen* an der Lippe. Zunge trocken, mit dreieckigem rotem Fleck auf der Spitze, Verlangen nach Milch.

Geben Sie das Mittel, das am besten auf den gegenwärtigen Zustand Ihres Kindes passt, in der Potenz C12 oder C30; dreimal drei Globuli im Abstand von fünf bis zehn Minuten unter die Zunge legen, dann eventuell alle ein bis zwei Stunden wiederholen. Wenn das Mittel passt, wird sich das Befinden Ihres Kindes oft rasant bessern! Wer große Schwierigkeiten mit der Unterscheidung der Mittel hat, dem seien folgende Komplexmittel, die oft, wenn auch nicht so gut und so prompt helfen, empfohlen: Ferrum compositum Weleda, Gelsemium compositum Wala, Metavirulent Fackler, Nisylen DHU oder Gripp-Heel.

Fieberkrämpfe

Ein Fieberkrampf wirkt auf die Eltern meistens sehr bedrohlich. Dabei ist er viel harmloser, als er aussieht. Die Kinder werden am ganzen Körper steif und haben Muskelkrämpfe, dabei können sie sogar kurzzeitig das Bewusstsein verlieren. Darüber kann man leicht erschrecken, die allgemein verbreitete Angst davor ist meiner Ansicht nach aber übertrieben. Meist ist der Fieberkampf nach wenigen Minuten vorbei und zwar ganz ohne Folgen. Aber natürlich ist so ein Krampf unangenehm. Neigt Ihr Kind zu Fieberkrämpfen, dann sollten Sie deshalb bereits bei mittelhohem Fieber (ab 38,5 Grad) die effektivsten natürlichen Maßnahmen wie Wadenwickel, Einläufe und Homöopathie ergreifen, und erst wenn das nichts hilft, zu Fieberzäpfchen greifen. Bei einem solchen Kind steht dringend eine ganzheitliche Konstitutionstherapie an. Die Krämpfe zeigen nämlich deutlich an, dass die Probleme tiefer liegen: neurologische Strukturen und Hirnhäute sind geschwächt.
Kinder mit Fieberkrämpfen dürfen niemals geimpft werden!

DRINGEND ZUM ARZT!

In den folgenden Fällen ist es mit der Behandlung zu Hause nicht mehr getan und Sie sollten mit Ihrem Kind lieber sofort zum Arzt gehen:

- **Wenn bei einem grippalen Infekt am dritten Tag keine wesentliche Besserung eintritt oder sich der Zustand sogar verschlechtert.**
- **Wenn Ihr kleiner Säugling bei einem Infekt mehr als zwei Mahlzeiten auslässt.**
- **Wenn bei einer Nebenhöhlenentzündung (Sinusitis) starke Kopfschmerzen und hohes Fieber auftreten.**
- **Wenn bei einer Mittelohrentzündung (Otitis) die starken Ohrenschmerzen nach drei Tagen nicht abklingen oder wenn aus dem Ohr ein eitriges Sekret herausläuft oder der Knochen hinter dem Ohr sehr druckempfindlich ist und schmerzt (beginnende Mastoiditis).**
- **Wenn Heiserkeit nachts plötzlich in einen Pseudokrupp übergeht, der bei feuchter Luft (mit dem Kind ins Badezimmer gehen und heißes Wasser aufdrehen!) und nach der mehrmaligen Gabe von Spongia C12 oder C30 nicht besser wird, sondern sich verschlimmert und Atemnot eintritt, bitte sofort den Notarzt rufen. Im Extremfall dürfen Sie auch vor der Verabreichung eines Cortisonzäpfchens (Rectodelt) nicht zurückschrecken.**

Weitere Erkrankungen im schnellen Überblick

Weitere typische und häufig vorkommende Gesundheitsprobleme bei Kindern, die mit einem geschwächten Element Metall zusammenhängen, sind:

- Allergien, Neurodermitis, Heuschnupfen und Asthma
- Weitere Hauterkrankungen wie Hautausschläge, Warzen und Herpes
- Atemnot und Krankheiten der Lunge
- Infektions- und Kinderkrankheiten
- Zwänge und Zwangskrankheiten

Bei den Allergien ist immer sowohl das Element Metall als auch das Element Holz betroffen. Nähere Informationen dazu finden Sie im Kapitel »Holz«. Der krankmachende Faktor Nummer eins bei den Kindern mit Allergien aller Art ist die Amalgambelastung. Dazu lesen Sie bitte auch im Kapitel »Erde«.

Die »Metall-Krankheiten« korrespondieren mit einem geschwächten Immunsystem. Wenn Ihr Kind unter folgenden Krankheiten leidet, ist das ein Hinweis auf ein schwaches Immunsystem:

- Häufige Erkältungen
- Chronische Lymphknotenschwellungen, Lymphatismus
- Hartnäckiger Pilzbefall
- Immer wiederkehrende Lippenbläschen (Herpes labialis)
- Häufige Blasenentzündungen
- Allergien und Hautprobleme
- Chronische Müdigkeit
- Verlängerte Rekonvaleszenz und Erschöpfungsgefühl nach Krankheiten

Das Immunsystem Ihres Kindes können Sie gezielt aufbauen, wenn Sie das Element Metall Ihres Kindes stärken. Dazu dienen sämtliche Tipps dieses Kapitels.

Geschwächtes Element Metall bei Ihrem Kind:
Was Sie vermeiden sollten

- Keine Kuhmilch und Kuhmilch-Produkte
- Wenig Süßes, keine isolierten Zucker in den Nahrungsmitteln (siehe auch Kapitel Erde)
- Bei Neurodermitis vorübergehend auch kein Weizenmehl
- Kein Sonnenbrand, keine direkte Sonneneinstrahlung bis zur Einschulung
- Keine Amalgamfüllungen beim Zahnarzt akzeptieren
- Keine Antibiotikabehandlungen
- Einschränkung oder gänzlicher Verzicht auf Impfungen
- Kein Tabakrauch in der Atemluft
- Kein Spielen im Freien bei hohen Ozonkonzentrationen
- Keine Beziehungsabbrüche und keine Vertrauensbrüche in der Kernfamilie

Was Sie tun können, wenn Ihr Kind unter »Metall-Erkrankungen« leidet

- Viel Hautkontakt, Schmusen, Zuneigung ausdrücken
- Gleichförmige Ruhe, Ordnung und Rhythmus im Leben
- Viel Schlaf, wenn möglich immer ausschlafen lassen
- Mittagsschlaf machen lassen
- Viel Bewegung an der frischen Luft
- Alle Infekte, auch einfache Schnupfen, vollständig ausheilen lassen
- Viel mineralarmes Wasser trinken, beispielsweise Volvic, Vittel oder Adelholzner
- Paraffinfreie Hautpflege
- Vernünftige Körperhygiene (nicht zu viel des Guten!)
- Sauberkeitserziehung ohne Druck
- Konsequentes, aber gerechtes Setzen von Grenzen, Regeln und Sanktionen in der Familie
- Bachblüten für die Kinderseele
- Wärmen des Elements Metall mit chinesischen Pflanzenauszügen, vor allem Zimt (Cinnamomi) oder Ingwer (Zingiberis), zu beziehen über eine TCM-ausgerichtete Apotheke (tgl. 2 x 1TL)

- Symbioflor I zur Regulierung der Darmflora über mindestens drei Monate (tgl. 2 x 20 Tropfen nach der Mahlzeit)
- Nahrungsergänzung mit natürlichen Vitaminen (siehe Kapitel »Erde«)
- Vollwertige Ernährung (siehe Kapitel »Erde«) mit Betonung der Lebensmittel für ein starkes Element Metall (s.u.)

Selbstverständlich helfen alle diese Tipps auch zur Vorbeugung von Problemen und zur prophylaktischen Harmonisierung des Elements Metall.

Was Ihr Arzt tun kann, wenn Ihr Kind unter einem schwachen Immunsystem leidet

- Stimulierung der Entgiftungsorgane Leber, Galle, Nieren, Darm, Lymphsystem, Haut mit verschiedensten Maßnahmen.
- Ausgleich von Mineralstoffmängeln durch Vitamine, Spurenelemente und Mineralstoffe als Nahrungsergänzung nach ausführlicher Laboranalyse des Blutes auf oxidativen Stress, Vitalstoffstatus, Entgiftungsleistung etc.
- Durchgreifende homöopathische Ausleitung von Toxinen, vor allem Schwermetallen aus den Schleimhöhlen, aus den Nebenhöhlen, aus den Mandeln, dem Seitenstrang und dem gesamten Lymphgewebe, aus dem Darmlymphaticum, der Leber und aus den Nieren.
- Ausgleich der ererbten Schwachstellen durch eine homöopathische Konstitutionsbehandlung und Schüßler-Salz-Therapie.
- Amalgamsanierung beim Kind und bei Ihnen, am besten schon vor einer weiteren Schwangerschaft (aber niemals während einer Schwangerschaft!).
- Darmsanierung, insbesondere Behandlung der Candida-Infektion.

Ernährungstipps für starkes Metall

Sie können das Element Metall Ihres Kindes stützen und stärken, wenn Sie folgende Lebensmittel bevorzugt verwenden:

- *Getreide:* Reis, Naturreis, Hafer
- *Gemüse:* Bohnen, Broccoli, Erbsen, Feldsalat, Fenchel, Grünkohl, Karotten, Kartoffeln mit Schale, Knoblauch, Linsen, Mais, Oliven, Soja, Spinat, Tomaten, Zucchini, Kresse, Radieschen, Rettich, Lauch, Frühlingszwiebeln, Meerrettich, Zwiebeln (roh)
- *Obst:* Äpfel, Orangen, Zitronen, Grapefruits, Ananas, Papaya, Kiwi, Johannisbeeren, Stachelbeeren, Heidelbeeren, Brombeeren, Avocados
- *Fleisch:* Wildfleisch (Hase, Kaninchen, Wildschwein, Hirsch, Rebhuhn, Fasan, Reh, Gans, Pute, Wachtel)

Metall liebt außerdem starke *Gewürze und Kräuter*: Pfeffer, Curry, Ingwer, Basilikum, Dill, Estragon, Kümmel, Liebstöckel, Lorbeer, Majoran, Muskat, Nelken, Oregano, Rosmarin, Schnittlauch, Senf, Thymian, Salbei. Durch den Genuss von scharfen Speisen kommt es zu einem leichten Schwitzen: Die »Wehrenergie« wird aktiviert und wirft eingedrungene (leichte) Infekte somit postwendend wieder hinaus.

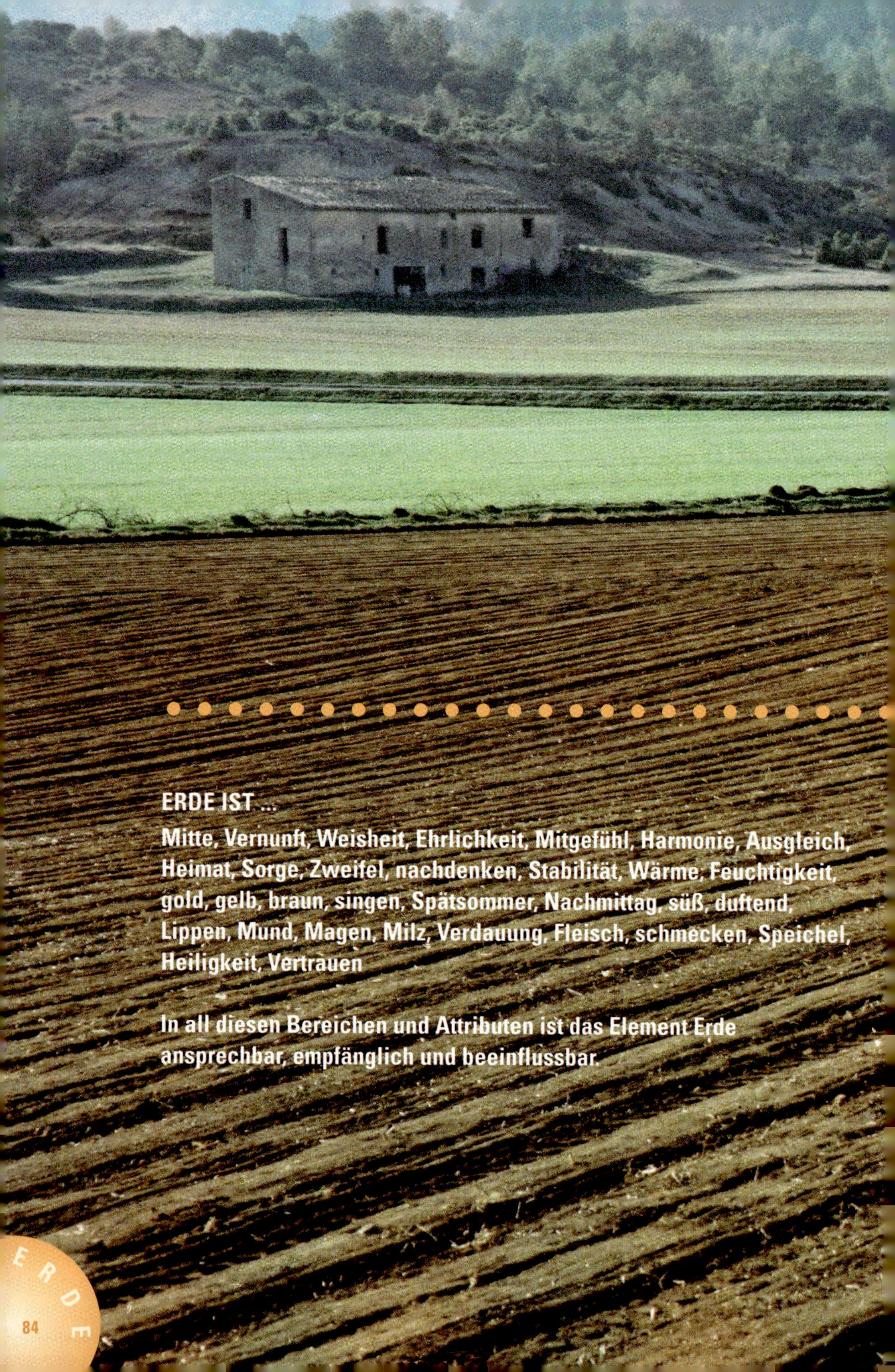

ERDE IST ...

Mitte, Vernunft, Weisheit, Ehrlichkeit, Mitgefühl, Harmonie, Ausgleich, Heimat, Sorge, Zweifel, nachdenken, Stabilität, Wärme, Feuchtigkeit, gold, gelb, braun, singen, Spätsommer, Nachmittag, süß, duftend, Lippen, Mund, Magen, Milz, Verdauung, Fleisch, schmecken, Speichel, Heiligkeit, Vertrauen

In all diesen Bereichen und Attributen ist das Element Erde ansprechbar, empfänglich und beeinflussbar.

Erde

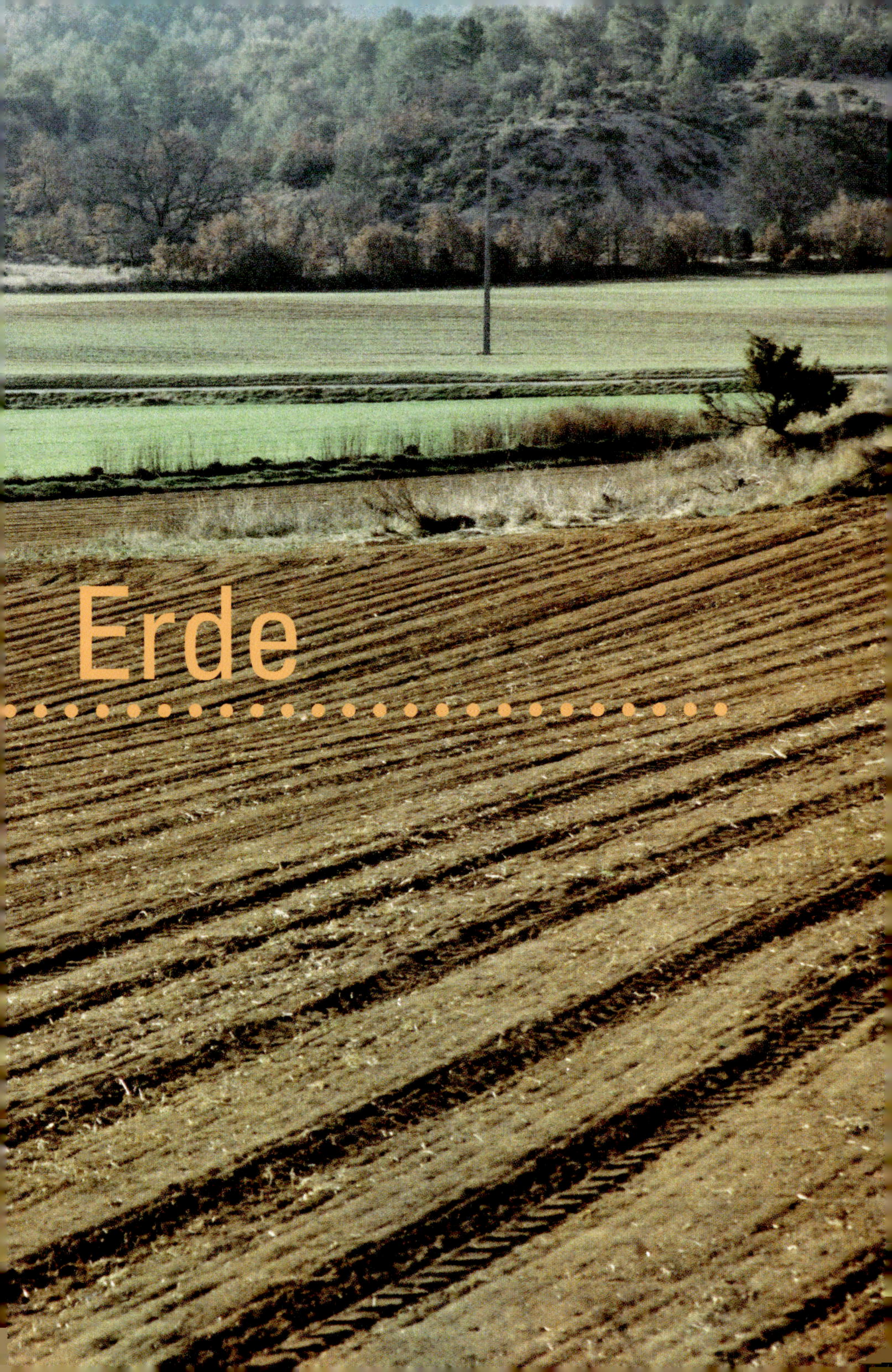

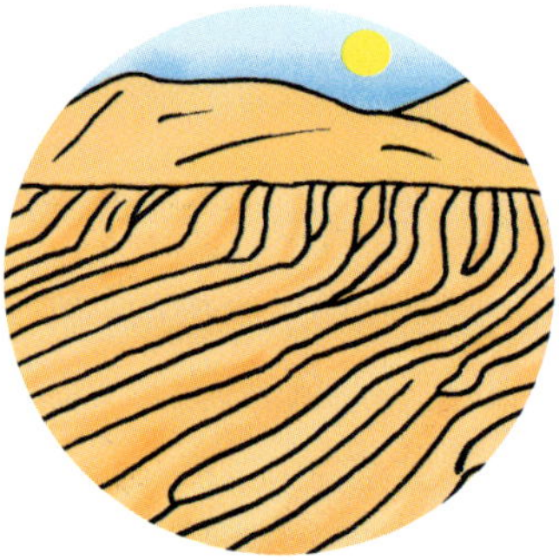

DIE WICHTIGSTEN GESUNDHEITSPROBLEME IM ELEMENT ERDE BEI KINDERN

- **Bauchschmerzen**
- **Übelkeit und Erbrechen**
- **Dreimonatskoliken**
- **Gedeihstörungen beim Säugling**
- **Nabel- und Leistenbruch**
- **Hodenhochstand**
- **Durchfall, Verstopfung**
- **Gewichtsprobleme**
- **Diabetes mellitus**
- **Anpassungsstörungen**
- **Konzentrationsstörungen, Müdigkeit**
- **Autismus**

Ein stabiles Zuhause: Element Erde

Wenn die Einflüsse von außen – Geistiges wie Stoffliches – unsere Grenzpforten passiert haben, so wie im vorigen Kapitel über das Element Metall beschrieben, dann gelangen sie ins Zentrum von Körper und Geist und müssen dort erst einmal verdaut werden. Das gilt für die binomischen Formeln in der Schule, die Bundesligaergebnisse am Wochenende, die schlechte Laune der Mama wegen des unaufgeräumten Zimmers, die Freude über das fertig gemalte Bild, all die schönen und unschönen Eindrücke des Tages, und das gilt auch für das Schnitzel, die Apfelschorle und den Nachtisch, alles, was über Mund und Speiseröhre in die Körpermitte hineingelangt.

Das chinesische Element Erde steht für »die Mitte«, aus der heraus wir Stabilität gewinnen und Kraft schöpfen. Die gesundheitliche Verfassung, also die »Kerngesundheit«, die Widerstandskraft gegen Krankmachendes, wird sowohl durch ererbte Faktoren bestimmt als auch durch die tägliche Lebensweise. Das Erste heißt in der ganzheitlichen Medizin »ererbte Konstitution«, das Zweite »erworbene Konstitution«. Wenn von Vorfahren geerbte Schwächen Ihre Gesundheit oder die Ihres Kindes beeinträchtigen, dann können Sie selbst nichts dagegen tun – außer zu einem Homöopathen zu gehen, denn da hilft nur eine durchgreifende homöopathische Konstitutionstherapie – die mächtigste medizinische Maßnahme, die ich kenne. Für die erworbene Konstitution allerdings sind wir alle selbst verantwortlich. An dieser Stelle haben Sie die Möglichkeit, eine Menge für sich und insbesondere für die Gesundheit Ihres Kindes zu tun. Primär geht es darum, die Funktionskreise »Magen« und »Milz« zu stärken, die in der chinesischen Medizin unter dem Element Erde zusammengefasst werden.

Fremdes zu eigen machen

Beim Element Metall ging es immer um Grenzen, um körperliche, seelische, geistige Grenzen. Beim Element Erde geht es immer um Integration. Ein gesunder Körper kann klar und sauber entscheiden, welche der aufgenommenen Substanzen und Informationen gut für ihn sind und welche nicht. Die Nahrung wird im Verdauungsapparat chemisch aufgeschlossen und dann wird sortiert: Was davon kann gut gebraucht werden? Das wird im Darm aufgenommen, mit dem Blut abtransportiert, dann z.B. in der Leber umgebaut und an seinem Bestimmungsort auf Ebene der Körperzellen eingebaut, eben integriert: Es wird Teil von uns.

Der Mensch ist, was er isst.

Das, was der Körper nicht verwerten kann, das wird ebenso zweifelsfrei erkannt und konsequent ausgeschieden. Eine klare Sache – so kann sich kein Müll im Körper ansammeln, wir bleiben schlank und rank und fit und vital.

Genauso auf der geistigen Ebene: In jeder Sekunde trifft unser Gehirn tausende Entscheidungen, ob wir diese oder jene Information abspeichern, in unseren Erfahrungsschatz und unsere Gesamtpersönlichkeit integrieren wollen, oder ob wir sie besser vergessen oder an uns vorbeirauschen lassen. Ein gesunder Geist hat damit keine Probleme, er kann sich konzentrieren und fokussieren, jederzeit eine klare Entscheidung treffen. Ein messerscharfer Verstand unterscheidet mühelos richtig und falsch, gut und schlecht und durchdringt intellektuelle Probleme bis in die Tiefe.

Ist das Element Erde allerdings geschwächt, dann klappt das mit dem Entscheiden zwischen Töpfchen und Kröpfchen nicht mehr so gut. Die Trennschärfe geht verloren. Unbrauchbarer Ballast wird eingelagert und eigentlich brauchbare Bestandteile schwimmen ungenutzt herum oder werden sinnlos ausgeschieden. Die Trennung zwischen »Klarem« und »Trübem« funktioniert nicht mehr richtig, wie die Chinesen sagen.

Solche Menschen werden krank. Denn Gesundheit ist – flapsig gesprochen – die Fähigkeit, »seinen Laden sauber zu halten«, wie ich nicht müde werde, zu betonen. Dass diese Menschen krank sind,

kann man auch leicht sehen, denn die äußere Form des Körpers sagt eine Menge über den Zustand des Elements Erde. Ist es sehr geschwächt, wird der Körper dick und unförmig, in späteren Stadien fett, aufgeschwemmt, aufgedunsen und schlaff. Auch das Bindegewebe ist dann schwach, die Haut wabbelig, Krampfadern bilden sich ganz leicht, weil alles aus der Form gerät, nicht mehr gehalten werden kann oder nicht mehr fest an seinem Platz sitzt. Außerdem werden die Menschen träge, lustlos, grüblerisch, trübselig und unentschlossen. Aber auch der gegenteilige Fall kann bei geschwächter Erde eintreten: Der Körper ist mager, knochig und steif, in schlimmen Fällen ausgezehrt, auf der geistigen Ebene können diese Menschen entsprechend hart und unnachgiebig sein.
Ich weiß, man kann diese extremen Körperformen charmanter beschreiben, beispielsweise zurückhaltend von Übergewicht oder Untergewicht sprechen, aber das ist in diesem Zusammenhang nicht hilfreich. Mir geht es weniger um einen leicht akzeptierbaren Namen für diese gesundheitlichen Probleme, sondern mehr um deren Charakter: wie sie aussehen und sich anfühlen. Nur dann wird klar, wie der Zusammenhang zwischen der körperlichen, der geistigen und der seelischen Ebene funktioniert, warum man beispielsweise bei Übergewicht gegen Schwäche und Trägheit und bei Untergewicht gegen Verhärtungen ankämpfen muss, egal ob auf der körperlichen oder auf der geistigen oder auf der seelischen Ebene. Klar, dass demnach Essstörungen jeder Art sehr viel mit einer schwachen »Mitte« zu tun haben, die bei diesen Menschen sowohl körperlich als auch seelisch unbedingt gestärkt werden muss – einfach mehr essen bei Untergewicht oder weniger essen bei Übergewicht hilft nun einmal herzlich wenig. Oft liegt in der Sprache, mit der man ein Problem beschreibt, schon dessen Lösung – aber nur in ehrlicher, klarer und manchmal drastischer Sprache.

Krank durch Überflutung

Gehen wir einen Schritt weiter: Wie kommt es überhaupt zu einer Schwächung des Elements Erde schon bei den Kindern? Nun, wir leben bekanntlich sowohl in einer Konsum- als auch in einer Informationsgesellschaft. Es regiert der Überfluss. Der Effekt für Körper und Geist der meisten Kinder ist, dass sie ihren Körper tagtäglich mit Nahrungsmüll und mit Informationsmüll überfüllen: schlechte, sogar vergiftete Nahrung aus dem Supermarkt und schlechte, vergiftete Nachrichten und Informationen aus Glotze, Playstation & Co., buchstäblich bis zum Erbrechen. Die Unterscheidungsfunktionen in Körper und Geist werden permanent überfrachtet mit wertlosem Zeug, bis sie schließlich kapitulieren, sie geben förmlich den Geist auf.

Man kann sehr gut beobachten, wie bei vielen Menschen das Element Erde in Kindheit und Jugend noch einigermaßen tapfer durchhält, aber irgendwann geht jeder Bauchspeicheldrüse die Puste aus, wenn sie derart strapaziert wird, wie es in unseren Breiten üblich geworden ist. Ab Mitte dreißig setzen diese Menschen dann Speckringe an, und über vierzig hat kaum einer mehr Normalgewicht. Die »Mitte« wird immer schwächer.

All die Ablagerungen im Körper, die nicht mehr zuverlässig entsorgt und ausgeschieden werden, machen den Menschen dann immer mehr zu schaffen, Herz-Kreislaufkrankheiten und viele andere chronische Krankheiten, insbesondere Diabetes, sind dann unausweichlich und nur eine Frage der Zeit.

Wenn Sie wie ich aus beruflichen Gründen einen genauen Blick für Krankheit und Gesundheit entwickelt haben, fällt der sommerliche Besuch eines Freibads wirklich schwer. Vor allem sehe ich immer mehr übergewichtige Kinder. Neuere Studien sprechen von bis zu einem Fünftel aller Kinder, die krankhaft übergewichtig sind.

DIE ERSTEN ANZEICHEN FÜR EINE SCHWÄCHUNG DES ELEMENTS ERDE BEI IHREM KIND SIND:

- **Verstärkte Schleimbildung**
- **Wasseransammlungen, Ödeme und Schwellungen**
- **Müdigkeit und Schweregefühl, Mangel an Ausdauer**
- **Hämorrhoiden (Krampfadern am oder im After)**
- **Übermäßiger Appetit**
- **Übergewicht**
- **Darmbeschwerden, Völlegefühl, Durchfall**
- **Sodbrennen, häufige Bauch- und Magenschmerzen**
- **Gedeihstörungen beim Säugling (Untergewicht)**

Fast alle Säuglinge und Kleinkinder, die ich jemals kennengelernt habe, haben vor allem Probleme im Element Metall und im Element Erde. Da lauern die größten Problemfelder unserer Kinder. Oft hat auch ein überschießendes Element Holz noch einen negativen Einfluss auf das Element Erde, es schnürt quasi die Mitte ab und drosselt die Lebenskraft herunter. Das Stichwort hier: Stress. Mehr dazu im folgenden Kapitel über das Element Holz.

Wie aber können Sie das Element Erde Ihres Kindes vorbeugend stärken? Durch eine ausgewogene, gesunde Ernährung, durch eine ausreichende Versorgung mit natürlichen Vitaminen, Mineralstoffen und Spurenelementen sowie durch regelmäßige Entgiftung und Entschlackung.

Vollwertig wertvoll: Gesunde Ernährung mit einfachen Mitteln

Sich vollwertig zu ernähren ist eigentlich ganz einfach – aber es ist nicht leicht. Es ist sogar durchaus anstrengend, vor allem zu Beginn, wenn Kinder auf lieb gewonnene Leckereien verzichten sollen und sich der oftmals bereits verdorbene Geschmackssinn noch nicht wieder auf »echte« Lebensmittel eingestellt hat.
Es ist tatsächlich auch billiger, sich schlecht zu ernähren. Aber der Preis, den Sie auf Dauer für eine ungesunde Lebensweise bezahlen müssen, ist viel höher. Wenn Sie die Verantwortung für Ihre eigene Gesundheit und die Ihrer Kinder übernehmen wollen – und das wollen Sie ja schließlich, denn Sie haben dieses Buch erworben – dann gibt es zu einer gesunden Ernährung keine vernünftige Alternative. »Vernünftig«: Das ist das Stichwort. Ein gesundes Element Erde zeichnet sich durch vernünftiges Denken und Handeln aus, und umgekehrt verhilft eine vernünftige Ernährung zu einem starken Element Erde und damit zu einer starken Basis für die gesamte Konstitution Ihres Kindes.

Was ist vernünftig?

Beinahe jeden Tag gibt es neue Vorschläge, was denn nun in Bezug auf Ernährung gesund und vernünftig sei. Die Meinungen gehen da auseinander wie bei kaum einem anderen Thema. Die einen verdammen das Fleisch und tierisches Eiweiß, die anderen schwören dagegen geradezu auf möglichst viel Eiweiß, die nächsten wollen vor allem Eiweiß und Kohlehydrate voneinander trennen. Dann gibt es die Verfechter fettarmer Ernährung und diejenigen, die auf fettreiche Ernährung pochen, Hauptsache, es sind die »richtigen« Fette. Viele sagen, Milch sei gesund, immer mehr sagen aber, Milch sei sehr ungesund. Für manche ist die Erzeugung der Lebensmittel entweder »bio« oder wertlos. Für andere müssen der Nahrung möglichst viele künstliche Zusatzstoffe hinzugefügt werden, damit sie gesund wird. Wiederum andere behaupten, was für den einen gesund sei, mache den anderen krank,

während weitere Experten Einheitsrichtlinien für gesunde Ernährung erlassen.
Ja, was denn nun? Beim Thema Ernährung kommt es mir so vor, als ob jeden Morgen eine neue Sau durchs Dorf getrieben wird. Daran will ich mich nicht beteiligen. Ich habe zum Thema Ernährung durchaus meine Meinung, würde mich aber nie einer »Schule« oder »Glaubensrichtung« zuordnen lassen. Deshalb plädiere ich für einige ganz einfache Regeln, die mehr dem gesunden Menschenverstand und meiner Erfahrung als ganzheitlich behandelndem Arzt entspringen als irgendwelchen wissenschaftlichen oder pseudowissenschaftlichen Untersuchungen, die sich am Ende ja doch alle gegenseitig widersprechen. Auch die wissenschaftliche Meinung ändert sich nämlich. Zuerst ist die Erde flach, dann rund, dann ist sie das Zentrum der Welt, dann ist die Sonne das Zentrum der Welt und am Ende stellt sich heraus, dass es gar kein Zentralgestirn gibt. Und in welchem Wissensstadium befinden wir uns derzeit bei den ernährungswissenschaftlichen Empfehlungen?

»Artgerechte Ernährung«

Folgen Sie mir doch bitte einmal auf folgendem Gedankengang: Wir gehören evolutionsbiologisch unbestreitbar zu den Primaten. Biologisch unterscheiden wir uns kaum von unseren Vorfahren, den Urmenschen oder Frühmenschen, also den erdgeschichtlichen Bindegliedern zwischen Affe und Mensch, die vor ein paar wenigen Millionen Jahren in Afrika gelebt und erst vor ein paar hunderttausend Jahren die anderen Kontinente bevölkert haben. Da in so kurzen Zeiträumen sich eine Spezies nicht völlig verändern kann, ist die natürliche Ernährungsweise unserer Vorfahren auch ziemlich genau die Ernährungsweise, die unseren heutigen körperlichen Bedürfnissen gerecht wird. Es geht also um artgerechte Ernährung. Eine Hunderasse können Sie tausende Generationen lang weiterzüchten, und es wird doch nie ein reiner Pflanzenfresser daraus werden. Und eine Kuh werden Sie auch mit den größten Anstrengungen und sehr viel Zeit nicht zum Jagen und Verspeisen von Antilopen bewegen können. (Abgesehen davon: Wozu sollte man das tun?)
Und was heißt das nun für uns? Gott sei Dank waren unsere Vor-

fahren in Bezug auf das Essen einigermaßen variabel. Sie lebten in der afrikanischen Savanne, und dort stand auf ihrem Speiseplan überwiegend pflanzliche Kost: Blätter, Früchte, Samen und Wurzeln. Außerdem gab es auch immer einen gewissen Anteil tierischer Kost: Insekten, Würmer, Maden, Eier, Küken, Mäusebabys und andere kleine Lebewesen. Erst als die Menschen Werkzeuge und Waffen herstellten, begannen sie zu jagen und erhöhten den Anteil tierischer Kost.

In dieser Zeit, der Zeit der »Sammler und Jäger«, stellte sich der Stoffwechsel der Menschen auf eine Ernährung von 70 bis 80 Prozent (naturbelassener) pflanzlicher Kost und etwa 20 bis 30 Prozent tierischer Kost ein, roh oder über dem Feuer gegart. Das entspricht auch genau der Ernährungsweise der wenigen übrig gebliebenen Naturvölker, die noch nicht mit Supermärkten und Fast-Food-Ketten konfrontiert sind und deshalb auch noch keine Zivilisationskrankheiten kennen.

Jetzt könnten Sie kontern, dass seit Beginn des Ackerbaus und der Haltung von Nutztieren unsere Ernährung viel mehr von den Landwirten und weniger von den Jägern und Sammlern abhänge. Doch Landwirtschaft betreibt der Mensch erst seit etwa 200, vielleicht 300 Generationen – ein viel zu kurzer Zeitraum, um sich genetisch komplett darauf einzustellen und den Stoffwechsel anzupassen. Kein Wunder, dass wir im Durchschnitt Weißmehl und Kuhmilch so schlecht vertragen und dass wir so leicht Allergien auf bestimmte Getreideproteine entwickeln: Getreide und Milch sind noch zu neu für uns, als dass wir sie zu unseren »natürlichen« Lebensmitteln zählen könnten.

Immerhin: Die paar hundert Generationen Landwirtschaft haben zumindest dazu geführt, dass wir in den westlichen Ländern nicht allesamt eine vollständige Unverträglichkeit von Kuhmilch aufweisen. Die einen vertragen sie besser, die anderen weniger gut. Im fernen Osten gibt es z.B. überhaupt keine Menschen, die Kuhmilch gut vertragen, dort fehlt sowohl die Milchwirtschaft in der Geschichte

Überwiegend pflanzliche Kost, ein geringer Teil tierische Kost: Das ist für den Mensch, der seit Jahrtausenden ein »Mischkostler« ist, die beste Ernährung.

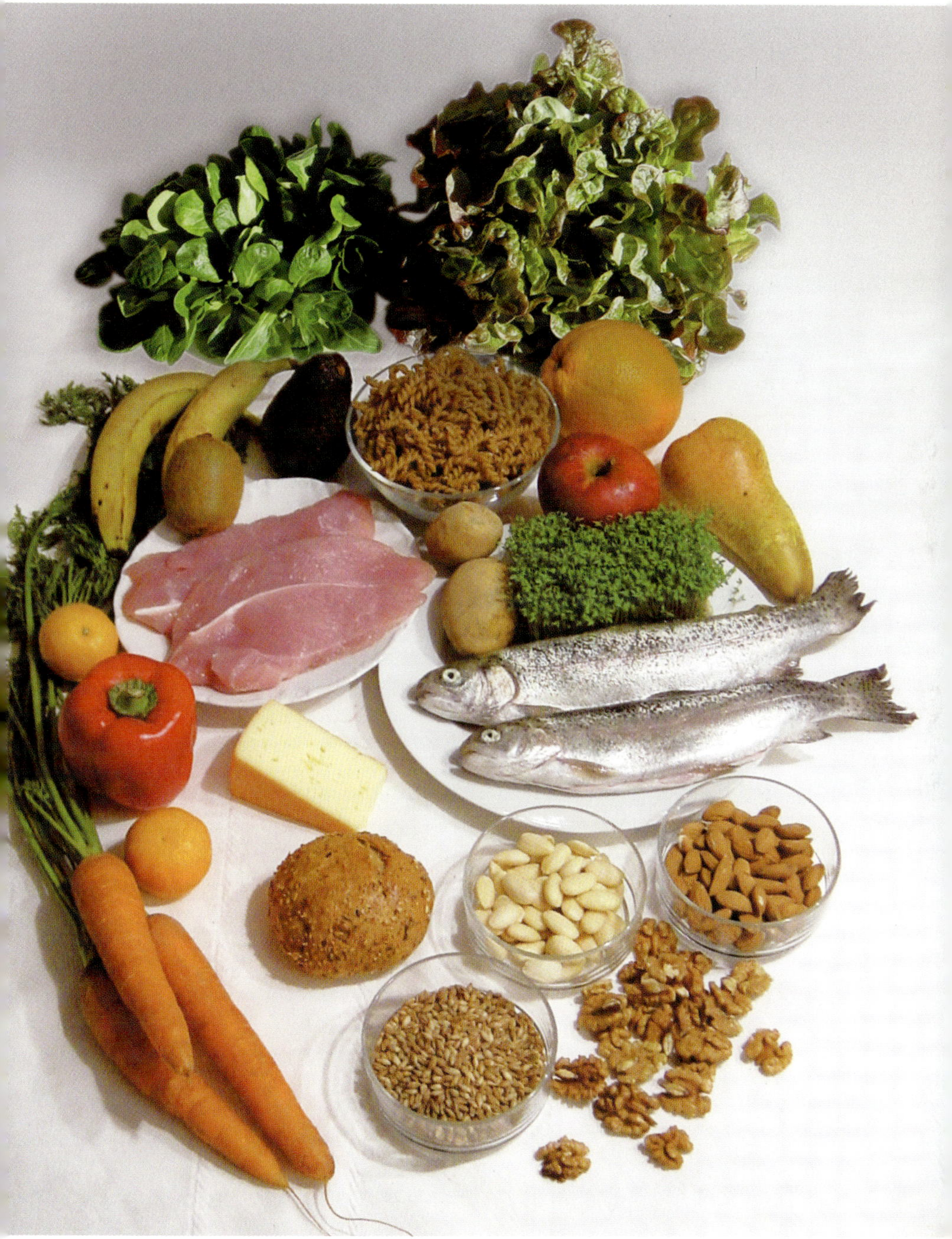

als auch das zur Verdauung von Kuhmilch notwendige Enzymsystem komplett.
Meiner Erfahrung nach vertragen in unseren Breiten weit weniger Menschen Kuhmilch völlig problemlos, als wir gemeinhin glauben. Oftmals fehlt einfach die Zuordnung von diversen allergischen Krankheiten zu dieser Unverträglichkeit, die schulmedizinisch schlicht nicht nachweisbar ist. Vor allem scheint sich die Fähigkeit, mit diesem Fremdeiweiß klarzukommen, wenn sie sich überhaupt herausbildet, erst in der Jugendzeit aufzubauen.

Bei fast allen Kindern finde ich eine teilweise oder vollständige Unverträglichkeit von Kuhmilch.

Die wichtigste Schlussfolgerung aus unserem Wissen über die Lebensweise unserer Vorfahren ist jedoch, dass der Mensch seit vielen Millionen Jahren ein »Allesfresser« oder, vornehmer ausgedrückt, ein »Mischkostler« ist, der sich überwiegend von pflanzlicher Kost ernährt, aber auch immer von einem geringeren Teil tierischer Kost. Wenn wir heute, da wir die Wahl haben, es ungefähr genauso halten, fahren wir gesundheitlich am besten. Nur: Die Wahl ist eine Qual, denn das, was wir heute im Einkaufswagen zur Kasse fahren, hat in den meisten Fällen so gut wie gar nichts mit einer artgerechten Ernährung zu tun.
Ich könnte über gesunde Ernährung locker ein ganzes Buch schreiben, aber im Rahmen dieses Buches hier macht eine so ausführliche Darstellung keinen Sinn. Der entscheidende Satz, auf den Punkt gebracht, ist: Über die Ernährung entscheidet im Wesentlichen das Einkaufen. Am meisten hilft Ihnen also nicht das Rezeptbuch zur Vollwerternährung, sondern ein kleiner »Lebensmittel-Einkaufsführer für Eltern« mit wenigen Grundregeln.

Kleiner Lebensmittel-Einkaufsführer für Eltern: Zehn Regeln und eine Zusatzregel

Regel Nr. 1: Keine Milch und nur wenig Milchprodukte einkaufen!

Wenn Sie keine Kuh sind und Ihr Kind kein Kalb ist, dann sollten Sie ihm generell keine Kuhmilch geben. Ja, das ist polemisch, aber Kuhmilch kann vom Stoffwechsel nur bei wenigen Menschen vernünftig und »rückstandsfrei« weiterverarbeitet werden, sie belastet den Körper mit Unmengen von Schleim. Ganz besonders vor dem zehnten Lebensjahr habe ich noch kein einziges Kind erlebt, das mit Kuhmilch gut zurechtkäme.

Kleinkinder, die noch nicht an Milch oder Milchprodukte gewöhnt wurden und deren Mütter auch während der Schwangerschaft keinerlei Milch zu sich genommen haben, lehnen dementsprechend Milch instinktiv vehement ab. Insbesondere für Kinder, die – homöopathisch gesprochen – eine tuberkulinische Erbbelastung mitbringen, ist Milch absolut unverträglich. Hier greift sofort ein überschießender Abwehrmechanismus des Körpers mit zum Teil heftigen Allergiereaktionen. Und das scheint mir im Prinzip eine ganz vernünftige Reaktion zu sein. Denn Tuberkulose war in früheren Zeiten eine sehr häufige Erkrankung, die gerade über Kuhmilch besonders häufig übertragen wurde. Das hat sich in den Organismus der entsprechend erblich vorbelasteten Menschen tief eingegraben: Vorsicht Kuhmilch! Gefahr der Tuberkulose!

Die tuberkulinische Erbbelastung ist bei unseren Kindern sehr häufig, denn gerade unsere Vorfahren aus Nord- und Zentraleuropa waren von der Erkrankung in besonderem Maße betroffen, weil sie durch das feucht-kalte Klima begünstigt wurde. Praktisch jedes Kind, das in meine Praxis kommt, hat eine tuberkulinische Belastung! Mal stärker, mal schwächer. Zwei typische Merkmale dieser Erbbelastung sind die ewige Rotznase und häufige Bauchschmerzen. Darum möchte ich ganz besonders betonen: Kuhmilch und Rotznase sowie Kuhmilch und Bauchschmerzen – das verträgt sich nicht! Und die meisten Allergien bei Kindern werden um-

gehend zumindest gelindert, sobald die Milch komplett weggelassen wird.
Deshalb ist es aus prophylaktischer Sicht sehr wichtig, Breie für Kleinkinder niemals mit Milch zuzubereiten. Eine praktikable Möglichkeit ist die Verwendung von Sojamilch. Viele Eltern, die bereits ein allergiekrankes Kind haben, verwenden auch relativ problemlos Ziegen- oder Schafsmilch. Das scheint den Organismus deutlich weniger zu belasten, wohl weil der Mensch im Laufe der Evolution sich diese Tiere schon deutlich früher nutzbar gemacht hat.
Ich weiß, uns wurde über Jahrzehnte weisgemacht, dass Milch so gesund sei: »Fitmilch«, Milchausschank in den Schulen, Kalzium aus der Milch für den Knochenaufbau und eine groß angelegte Öffentlichkeitsarbeit, das half in den 1960ern und 70ern, mit der Überproduktion der Milchwirtschaft fertig zu werden und der heimischen Landwirtschaft das Überleben zu sichern. Volkswirtschaftlich ist das ein Desaster, denn die Folgeerkrankungen, insbesondere die Allergien sind heute immens kostenträchtig und belasten das Gesundheitssystem mit Milliardenbeträgen.
Die Slogans sind wie kollektiv einprogrammiert. Wenn ich auf das Thema Milch zu sprechen komme, fragen mich viele Eltern ganz entgeistert: Woher kommt denn dann das Kalzium, das doch für die Entwicklung der Kinder so wichtig sei? Das ist einfach zu beantworten: Bei einer vollwertigen Ernährung ganz ohne Kuhmilch ist in den Lebensmitteln in mehr als ausreichenden Mengen Kalzium enthalten. In vielen Früchten, Nüssen, Samen und Gemüsesorten ist der Kalziumanteil pro 100 g deutlich höher als in Milchprodukten. Und frische Kräuter enthalten von allen Lebensmitteln das meiste Kalzium. Hätten Sie das gewusst?
Problematisch für den Kalziumhaushalt ist viel eher ein durch die Kuhmilch verursachter Säureüberschuss im Körper, der das Kalzium aus den Knochen und Zähnen herauslöst. Der Körper versucht dann nämlich, die gefährlichen Säuren durch das basische Kalzium aus dem Skelett zu neutralisieren – aus reiner Not, denn er hat dann schlichtweg zu wenige basische Substanzen aus der Nahrung zur Verfügung. Das muss wirklich nicht sein. Zum Säure-Basen-Gleichgewicht komme ich gleich noch im Abschnitt über Eiweiß.

Noch ein wichtiger Punkt zum Thema Kalzium: Voraussetzung dafür, dass der Körper das reichlich vorhandene Kalzium aus der Nahrung in ausreichenden Mengen aufnehmen kann, ist die Versorgung mit Vitamin D – davon war im vorigen Kapitel »Metall« schon die Rede.
Übrigens möchte ich Butter und Sahne (siehe Regel Nr. 3) und Käse hier von der strikten Regel ausnehmen. Vor allem Frischkäse, Hüttenkäse und Quark können Sie hin und wieder auch für Ihre Kinder einkaufen, genauso weißen Joghurt, allerdings nur solchen mit probiotischen Milchsäurebakterienkulturen. Das sind Bakterien, die säure- und gallensaftresistent sind und im Darm noch lebend ankommen. Dort helfen sie, die natürliche Darmflora zu pflegen und zu stabilisieren. Diese Bakterienkulturen, z.B. Lactobacillus acidophilus, gehören zur natürlichen Besiedelung des menschlichen Munds, des Magen-Darmtrakts und der Vagina. Im Darm sorgen sie für ein saures Klima, was das Wachstum von unerwünschten Bakterien und Hefepilzen verhindert, außerdem produzieren sie dort für den Menschen wichtige Stoffe, wie z.B. Niacin und Folsäure. Insgesamt stärken sie das Immunsystem, helfen also insbesondere dem Element Metall – ganz im Gegensatz zu »normaler« Milch, die im Darm für ein basisches Klima sorgt und damit Hefepilz-Überbesiedelungen ermöglicht, die die Darmflora aus dem Gleichgewicht bringen und das Immunsystem beeinträchtigen.

Regel Nr. 2: Kein Schweinefleisch einkaufen

Von allen Fleischsorten, die wir im Supermarkt oder beim Metzger kaufen können, ist Schweinefleisch von der Eiweißstruktur her dem Fleisch des Menschen am ähnlichsten. Kannibalismus ist nicht nur deshalb tabu, weil es biologisch keinen Sinn ergibt, die eigene Art zu vertilgen, das Fleisch der eigenen Spezies ist außerdem auch extrem schwer verdaulich, ja eigentlich unverträglich. Es stellt die Körpergrenze im Darm vor ein unlösbares Problem: Es wird vom Verdauungssystem kaum als Fremdeiweiß erkannt und kann somit viel zu leicht und ohne richtig verwertet zu werden durch die Darmwand ins Lymphsystem und ins Blut gelangen. Dort verwest und

verfault es und entwickelt Fäulnis- und Leichengifte. Bei Schweinefleisch kann das wegen der relativen Ähnlichkeit der Eiweißstrukturen zwischen Mensch und Schwein viel schneller und leichter passieren als bei allen anderen tierischen und pflanzlichen Eiweißsorten, die wir in unseren Kühlschränken haben. Übrigens macht sich die Medizin diesen Umstand bei der Produktion von Insulin für Diabetiker zunutze: Es wird wegen seiner Ähnlichkeit zum menschlichen Insulin von Schweinen gewonnen.
Schweinefleisch bringt durch seine Zusammensetzung noch weitere Nachteile und gesundheitliche Folgen mit sich: Es hat einen hohen Fettgehalt und einen hohen Cholesteringehalt, das belastet das Herz-Kreislauf-System (Element Feuer). Es enthält viele schwefelhaltige Verbindungen, was zu Wasseransammlungen im Bindegewebe, zu Fettpolstern und Cellulitis führt: der typische Schwabbelbauch von Kindern mit schwachem Element Erde. Es führt zudem zu einer Verschleimung des Körpers: Sehnen, Bänder und Knorpel des Bewegungsapparates werden mit Schleim belastet und verlieren ihre Festigkeit, können den Belastungen nicht mehr standhalten, überdehnen leichter oder degenerieren (Element Holz). Rheuma, Arthritis, Arthrosen, Bandscheibenschäden sind unter anderem die Folge. Das war früher ein Problem alter Menschen, heute häufen sich die Fälle von kindlichem Rheuma. Schweinefleisch bringt außerdem einen großen Säureüberschuss mit in den Organismus.

SÄURE-BASEN-GLEICHGEWICHT

Säure ist der Tod alles Lebendigen. Diesen Satz habe nicht ich erfunden: Er stammt aus der Ayurveda, der indischen Gesundheitslehre, die die Erfahrung von Gesundheitsexperten von tausenden von Jahren in sich vereinigt.
Je geringer sein pH-Wert, desto saurer ist eine Substanz. 0 wäre maximal sauer, 14 wäre maximal basisch. 7 ist neutral. Das menschliche Blut hat einen pH-Wert von 7,4, also ganz leicht basisch. Schon ein wenig mehr Säure, z.B. ein pH-Wert von 7,37 führt bereits zu deutlichen Schwierigkeiten im Körper. Sinkt der Wert weiter, wird es lebensbedrohlich, saure pH-Werte im Blut von 7,3 oder niedriger führen ganz schnell zum Tod. Froschlaich stirbt bei einem pH-Wert von 4,5, ebenso menschliche Spermien. Säure ist eine biologische Waffe: »Zitruskraft« in Reinigern tötet alle Keime ab, zumindest ein paar Minuten. Der Säureschutzmantel auf der Haut wirkt als natürliches Antibiotikum gegen unerwünschte Mikroorganismen und »clevere« Pflanzen schützen sich mit Kieselsäure gegen Schädlinge.

Es ist interessant, dass Säuglinge, die ausschließlich an der Mutterbrust gestillt werden, einen wunderbaren pH-Wert von 8 aufweisen. Sobald sie Fertignahrung oder gekochte Nahrung zu sich nehmen, wird der Urin saurer. Der pH-Wert im Körper hängt nicht nur, aber hauptsächlich von der Lebensweise, insbesondere von der Ernährung ab.
Wenn aber der Organismus immer saurer wird, speichert er seine Säureüberschüsse im Gewebe, besonders im Bindegewebe. Dort müssen die Stoffwechselsäuren durch basische Substanzen, meistens Mineralsalze, neutralisiert werden, damit ihre zerstörerische Wirkung abgewendet wird. Das Ergebnis ist sozusagen ein dichtes Gelee, saure Schlacken, die der Körper nie wieder loswird, und die bei älteren Menschen bis zu 50% des Körpergewichts ausmachen können.
Noch schlimmer wird es, wenn die zur Neutralisierung notwendigen basischen Substanzen fehlen, denn dann muss sie sich der Körper aus den eigenen Knochen und Zähnen holen. Übersäuerung ist deshalb mit ein Hauptgrund für Karies im Kindesalter und Knochenschwund im Alter. Weitere »Säurekrankheiten« sind: Rheuma, Diabetes, Hautekzeme, Allergien, Depressionen, Hyperkinetisches Syndrom (ADHS). Das alles gibt es immer häufiger auch bei Kindern.
Sie können Ihren pH-Wert oder den Ihrer Kinder ganz leicht selbst überprüfen: Besorgen Sie sich aus der Apotheke z.B. »pH-Neutralit«-Teststreifen und tauchen Sie ein Stäbchen in einen Becher mit frischem Urin. Die Farbe, die der Teststreifen annimmt, lässt sich mit der mitgelieferten Farbtabelle vergleichen, auf einer Skala lässt sich dann der pH-Wert ablesen. Stets, egal zu welcher Tages- oder Nachtzeit, sollte der Messwert größer als 6,5 sein. Sie werden sich wundern, wie selten Sie oder Ihre Kinder gute Werte erzielen, wenn Sie sich nicht vollwertig ernähren!

Schweinefleisch ist des Weiteren durch die Art und Weise der Schweinemast reich an künstlich zugeführten Wachstumshormonen, die im menschlichen Körper schlimme Folgen nach sich ziehen können, insbesondere unkontrolliertes Wachstum einzelner Gewebesorten bis hin zum Krebs. Schweinefleisch beinhaltet von allen Fleischsorten die höchste Histaminkonzentration. Histamin ist der stärkste Auslöser allergischer Reaktionen (Element Metall). Ein hoher Histamingehalt macht reizbar und senkt die Stressresistenz (Element Holz, Element Feuer). Durch die bei uns gängige Art und Weise der Schlachtung sind die Tiere zum Zeitpunkt ihres Todes total gestresst und randvoll mit Adrenalin, und das wird mitgegessen ...
Gut, ich höre ja schon auf. Ich will Ihnen nur deutlich machen: Es ist überhaupt nicht unvernünftig, dass bei den Juden und in den islamischen Ländern Schweinefleisch als trefe (also nicht koscher) bzw. haram (also nicht halal) gilt, mit anderen Worten: unrein und streng verboten. Schweinefleisch beeinträchtigt aus Sicht der Chine-

sischen Medizin beinahe sämtliche Funktionskreise des Körpers, also alle Elemente.

Das bedeutet aber auch, dass so leckere Dinge wie Leberwurst und Lyoner, Maultaschen und Spaghetti Bolognese, Wiener Würstchen und Schinken nicht zur täglichen Ernährung gehören sollten. Doch das ist nicht so schwer umzusetzen: Es gibt Putenschinken, Geflügelleberwurst, Gemüsemaultaschen, Rinderhackfleisch und viele andere Möglichkeiten, bestens ohne Schweinefleisch zurechtzukommen.

Und wenn Sie diese Schweinefleisch-Regel verinnerlicht haben, dann könnten Sie noch eins draufsetzen: Ersetzen Sie immer mehr Fleisch- und Wurstwaren durch Sojaprodukte. Sie glauben gar nicht, wie viele schmackhafte Sojagerichte es gibt, die geschmacklich Fleisch oder Wurst sogar übertreffen und dabei aber wesentlich besser vom Organismus verarbeitet werden können. (Meiner Erfahrung nach ist die Angst vor Genmanipulation bei Sojaprodukten unbegründet. Bei Testungen habe ich keine Belastung gefunden, die auch nur im Entferntesten an die negativen Auswirkungen heranreicht, die selbst Bio-Schweinefleisch auf den menschlichen Organismus hat.) Tierisches Eiweiß verursacht im Körper immer »humor« und »pituita« (Feuchtigkeit und Schleim) und belastet somit die »Mitte«. Außerdem ist ein weiteres Argument vieler Vegetarier nicht von der Hand zu weisen: Die meisten Tiere, deren Fleisch wir verzehren, sterben einen qualvollen Tod, dem eine Phase intensivster Todesangst vorausgeht – diese im Fleisch gespeicherte Information essen Sie sozusagen mit. Auch das damit verbundene ethische Problem ist ernst zu nehmen.

Regel Nr. 3: Keine gehärteten Fette und raffinierten Öle einkaufen

Fettränder an Fleisch und Wurst werden von Kindern mit gesunden Instinkten vehement abgelehnt. Die versteckten Fette, vor allem in Wurstwaren und Süßigkeiten, sind aber ein echtes Problem, denn sie werden unentdeckt mit Genuss verzehrt. Gerade sie sind überwiegend tierischen Ursprungs oder aber gehärtete Pflanzenfette. Und genau die belasten den Fettstoffwechsel des Körpers.

Diese Fette können nämlich nicht richtig zerlegt und verarbeitet werden, aber sie werden bei einem geschwächten Element Erde auch nicht restlos ausgeschieden. Stattdessen lagern sie sich im Bindegewebe ab oder schwimmen als trübe, zähe Suppe im Blut herum. Wenn ich in meinem Labor das Blutserum von Menschen mit gestörtem Fettstoffwechsel betrachte, dann wundere ich mich manchmal, wie solche Menschen tagtäglich überhaupt überleben können. Kinder sterben in der Regel noch nicht an Herzinfarkt, Gehirnsklerose oder Schlaganfall, aber ihr Element Erde geht in die Knie, mit allen Folgen, die in diesem Kapitel beschrieben werden.
Doch das bedeutet nicht, dass Fette generell schlecht sind. Sie sind ganz im Gegenteil sogar lebensnotwendig. Es gibt z.B. viele Vitamine und Spurenelemente, die ohne Fette gar nicht vom Körper aufgenommen werden können. Eine Salatsoße mit Olivenöl ist deshalb nicht nur schmackhaft, sondern auch besonders gesund.

FETT IST NICHT GLEICH FETT UND NICHT JEDES FETT MACHT GLEICH FETT

Eine gesunde Ernährung enthält unverzichtbar Fette und Öle. Es kommt überhaupt nicht auf eine fettarme Ernährung an, wie überall zu lesen ist, aber es kommt entscheidend auf die »richtigen« Fette an.

»Schlechte« Fette sind:

- **tierische Fette, die sich vor allem in Wurstwaren verstecken.**
- **Kokosfette, Palmine (Palmölfette), Margarinen und Nougatcremes aus gehärteten oder hitzebehandelten Fetten.**
- **Gehärtete Fette verstecken sich außerdem in Süßigkeiten (z.B. die berühmte kakaohaltige Fettglasur) sowie in Backwaren (z.B. durch die Verwendung von Margarine).**

Gehärtete Fette sind Öle, die durch eine chemische Behandlung (Hydrierung) mit Wasserstoff fest und damit z.B. streichfähig gemacht werden, wie in der Margarine. Dabei entstehen die sogenannten Transfette, die gesundheitsschädlich sind. In der gesetzlich vorgeschriebenen Auflistung der Zutaten von Lebensmitteln in Fertigpackungen steht es bei der Fettsorte dabei, wenn es sich um gehärtetes Fett handelt.

»Gute« Fette sind:

- **Butter**
- **Sahne**
- **Margarinen aus Pflanzenfett mit hohem Anteil an kaltgepresstem, naturbelassenem Öl (also z.B. keinesfalls Diätmargarine) und dadurch geringerem Anteil an Transfetten. Die Auflistung der Zutaten gibt Ihnen über die Mischung der Fette Aufschluss. Besser ist jedoch immer Butter.**
- **Naturbelassene, nicht raffinierte, sondern kaltgepresste Pflanzenöle aus Ölfrüchten, Keimen und Samen, also bestimmte Sorten von Olivenöl, Sonnenblumenöl, Leinöl, Rapsöl, Maiskeimöl, Sojaöl, Distelöl.**

Kaufen Sie nur Öl der Güteklasse I. Das ist die höchste von neun Kategorien, die von der Europäischen Union vergeben werden. Bei Olivenöl heißt das z.B. »Natives Olivenöl extra« (deutsch), »Extra Vergine« (italienisch), »Virgen extra« (spanisch) oder »Extra Virgem« (portugiesisch). Trotzdem gibt es auch in dieser höchsten Güteklasse immer wieder Öle, die eigentlich minderwertig oder chemisch verunreinigt sind. Die Stiftung Warentest hat Olivenöle im September 2005 und im Mai 2006 getestet. Ein Ergebnis dabei war, dass der Preis der Öle überhaupt nichts über ihre Qualität aussagt: Einige preiswerte Öle aus dem Supermarkt gehörten zu den Testsiegern, einige andere, teure Öle aus dem Reformhaus oder Bioladen waren verheerend verunreinigt. Das Internet hilft, sich über die neuesten Testergebnisse auf dem Laufenden zu halten, z.B. unter www.stiftung-warentest.de.

Regel Nr. 4: Keine Lebensmittel mit isolierten Kohlehydraten einkaufen

Kohlehydrate sind einfach verschiedene Sorten Zucker und ihre Verwandlungsformen. Dazu gehört Stärke, die erst dann süß wird, wenn sie verdaut wird, und dazu gehört auch Zellulose, die die Pflanzenfasernstoffe bildet und die im Körper als unverdauliche Ballaststoffe helfen, die Darmtätigkeit in Schwung zu halten.

Wenn diese Zucker-, Stärke- und Zelluloseformen mit der Nahrung auf natürliche Weise verbunden sind, also natürlicherweise in ihr vorkommen, dann sind sie gesund: also z.B. der Fruchtzucker im Obst, die Stärke in Gemüse und Getreide, die Faserstoffe in allen Gemüsesorten, Hülsenfrüchten, Vollkornsorten oder Naturreis.

Werden die Kohlehydrate in der industriellen Nahrungsmittelproduktion künstlich herausgezogen, um dann mit anderen Inhaltsstoffen wieder zusammengemixt zu werden, dann stellen sie unseren Stoffwechsel vor Probleme. Das ist z.B. der Fall bei Nahrungsmitteln, denen Traubenzucker (Dextrose), Fruchtzucker (Fruktose), Haushaltszucker (Saccharose, aus Zuckerrüben isoliert) oder Milchzucker (Laktose) zugesetzt werden. Genauso problematisch ist isolierte Stärke in Auszugsmehlen, z.B. in der allseits bekannten Weizenmehl-Type 405. Naturreis ist gesünder als geschälter Reis.

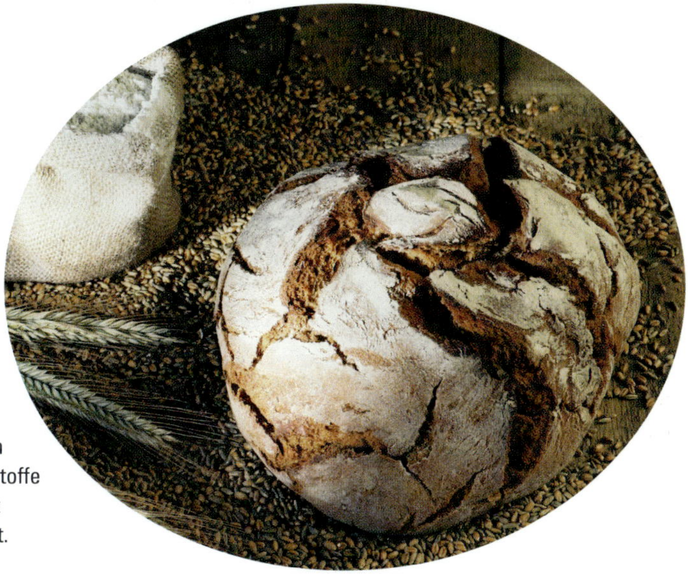

Für Brot und Brötchen gilt: Je dunkler und körniger, desto besser. Leider werden immer wieder einfach Farbstoffe beigemischt, damit das Brot gesünder aussieht, als es ist.

Studieren Sie die Inhaltsstoffe der Lebensmittel im Supermarkt: Sie werden staunen, wo überall künstlich Zucker beigefügt wird, oft auch nur aus Konservierungsgründen, meistens aber aus Geschmacksgründen.

Versuchen Sie, alles wieder ins Regal zurückzulegen, was isolierte Zuckersorten (Saccharose, Glukose, Fruktose, Laktose, Maltodextrin, Dextrose) oder Zuckerersatzstoffe (Aspartam, Cyclamat, Saccharin) enthält. Mit dieser Regel erübrigt sich wie von selbst das allermeiste Industriefood, das noch eine Menge anderer schädlicher Substanzen enthält, vor allem Konservierungsstoffe, Farbstoffe und Aromastoffe.

Wenn Sie diese Regel wirklich befolgen, werden Sie überraschenderweise eines feststellen: Sie werden nie mehr Produkte kaufen, die speziell für Kinder gemacht und entsprechend vermarktet werden. Die Nahrungsmittelindustrie setzt konsequent auf die Zielgruppe

Kinder und rührt alle Rezepte in den Labors mit einer Extraportion Industriezucker an. Steigen Sie da als Zielperson des Produktmarketings besser aus.

Regel Nr. 5: Wenn möglich lieber heimische Produkte einkaufen

Diese Regel birgt mehrere Vorteile. Zum einen hat unser Körper zu den verschiedenen Jahreszeiten verschiedene Bedürfnisse. Erdbeeren im Dezember? Bratkartoffeln oder Sauerkraut im Juli? Das, was zu jeder Jahreszeit in unseren Breiten wächst, vertragen wir auch am besten.

Außerdem sieht die Energiebilanz von eingeflogenen oder mit dem Schiff um die halbe Welt transportierten Lebensmitteln ausgesprochen schlecht aus. Unser Klima wird mit deutlich mehr Schadstoffen belastet, als im Preis in irgendeiner Form enthalten sein kann, wenn ein Apfel aus Südafrika oder Neuseeland seinen Weg in unseren Supermarkt gefunden hat. Am besten ist es, das Obst und Gemüse stammt sogar aus der unmittelbaren Region, in der Sie leben.

Nicht nur ökologische Argumente lassen sich ins Feld führen, wenn es um den Transportweg geht. Damit beispielsweise Erdbeeren aus Spanien (kurz bevor die Erdbeersaison bei uns sowieso beginnt) heil den Lkw-Transport überstehen, werden sie mit Fungiziden, also Pilzvernichtungsmitteln, eingesprüht. Die Rückstände davon landen unweigerlich im Organismus und belasten ihn.

Außerdem werden die meisten Obstsorten, die lange Reisen vor sich haben, noch vor der Reife – also eigentlich in ungenießbarem Zustand geerntet. Im Zielmarkt angekommen, geht es mit der Reifung dann ganz schnell – natürlich mit diversen physikalischen Tricks. Auch wenn die Früchte superlecker aussehen: An der Pflanze gereifte Früchte schmecken wirklich anders, sie haben eine andere chemische Zusammensetzung und enthalten vor allem viel mehr Vitamine. Wenn Sie einmal in tropischen Ländern eine reife Ananas oder Banane gegessen haben, dann wissen Sie, dass das, was man bei uns im Supermarkt kaufen kann, nur ein schwacher Abglanz vom Original ist.

Eine vernünftige Regel wäre, dass Sie immer dann, wenn Sie die Wahl haben, zum heimischen Lebensmittel greifen. Dass das bei Bananen oder Ananas nicht geht, ist klar. Noch nicht. Aber warten wir mal den Klimawandel noch ein wenig ab, dann wachsen auch bei uns noch Palmen ...

Regel Nr. 6: Frische, unbearbeitete Lebensmittel einkaufen

Je weniger Lebensmittel be- und verarbeitet werden, desto gesünder sind sie. Ein Apfel direkt vom Baum ist also gesünder als Apfelsaft. Naturtrüber Apfelsaft ist gesünder als geklärter Apfelsaft, und beide sind erheblich gesünder als Saft aus Konzentrat, womöglich noch mit Zuckerzusatz. Frische Zwetschgen sind gesünder als tiefgekühlte Zwetschgen für den Kuchen oder erhitzte Zwetschgen wie z.B. Pflaumenmus. Aber immer noch besser als Konserven, die ähnlich wie isoliertes und im Labor komponiertes Industriefood für das Element Erde ziemlich wertlos sind.

NAHRUNGSMITTEL, VON FRISCH BIS KAPUTT

Im Prinzip gibt es fünf Gruppen von Verarbeitungsstufen bei der Nahrung. Je mehr mit den Nahrungsmitteln passiert, desto schwerer tut sich unser Stoffwechsel damit und desto mehr muss das Element Erde leiden:

1. **Besonders gesund: Unverändert, frisch, lediglich mit Wasser gewaschen und leicht gekühlt.**
2. **Immer noch sehr gesund: Geschnitten, gehobelt, geraspelt, geschrotet, gemahlen, luftgetrocknet.**
3. **Relativ gesund: Erhitzt, tiefgefroren, gedünstet, gedämpft, gekocht (nicht zerkocht), gebacken, pasteurisiert, gepresst, hitzegetrocknet.**
4. **Nicht mehr gesund: Gefiltert, gesiebt, poliert, gebraten, geröstet, ultrahocherhitzt, sterilisiert, sprühgetrocknet, konserviert, gefärbt, gebleicht, geklärt, extrahiert, hydriert.**
5. **Definitiv ungesund: Isoliert, destilliert, kristallisiert, raffiniert, synthetisiert.**

Wenn Sie beim Einkaufen regelmäßig alle Nahrungsmittel weglassen, die zum Industriefood gehören, also die Stufen 4 und 5, und wenn Sie dann noch den Schwerpunkt auf die ersten beiden Verarbeitungsstufen legen, dann kaufen Sie so gut ein, dass das Element Erde Ihrer Kinder auf jeden Fall gestärkt wird.

Die Ernährung mit »ganzen« Nahrungsmitteln bringt noch einen ganz entscheidenden Gesundheitsfaktor mit sich: Unverarbeitete Lebensmittel sind immer im Säure-Basen-Gleichgewicht. Und damit helfen Sie Ihren Kindern, den in unserer Zivilisation üblich gewordenen Säureüberschuss im Körper zumindest zu reduzieren.

Regel Nr. 7: Öko-Lebensmittel bevorzugen

Dass Eier von Hühnern aus Freilandhaltung, die sich ihre Nahrung selbst pickend suchen dürfen, gesünder sind als Käfigeier, ist logisch und bedarf keiner Erläuterung. Ungespritztes Obst und Gemüse und Fleisch von Tieren, die artgerecht gehalten werden, sind natürlich viel gesünder. Und ja, sie sind auch teurer. Das ist in Ordnung, denn sie sind ja auch viel wertvoller.

Bioenergetische Testungen in unserem Institut haben bestätigt, dass die aus biologischer Landwirtschaft stammenden Lebensmittel qualitativ um Längen besser sind als herkömmliches Fleisch, Obst und Gemüse, bei denen man zig Schadstoffrückstände, Hormone und Spritzmittel nachweisen kann.

Sollte es Ihnen nicht oder nur selten möglich sein, Bioprodukte zu kaufen, so empfiehlt sich die Verwendung von Vitalisierungsplatten aus Stein (beispielsweise solche, wie wir sie in unserem Institut entwickelt haben – Infos im Anhang). Durch die Übertragung von hochreinen Naturenergien werden die belasteten Lebensmittel energetisch aufgewertet. Das ist keine Zauberei: Die Belastung verschwindet dadurch nicht. Aber so kann der Organismus die Schadstoffe viel leichter wieder ausscheiden.

Regel Nr. 8: Immer Obst kaufen

Gehen Sie nie im Supermarkt zur Kasse, ohne frisches Obst im Einkaufswagen zu haben. Mit dieser Regel brauchen Sie sich nie Gedanken darüber machen, ob Ihre Kinder genug Obst bekommen. Je frischer desto besser, deshalb lieber bei jedem Einkauf und dafür nicht in Vorratsmengen.

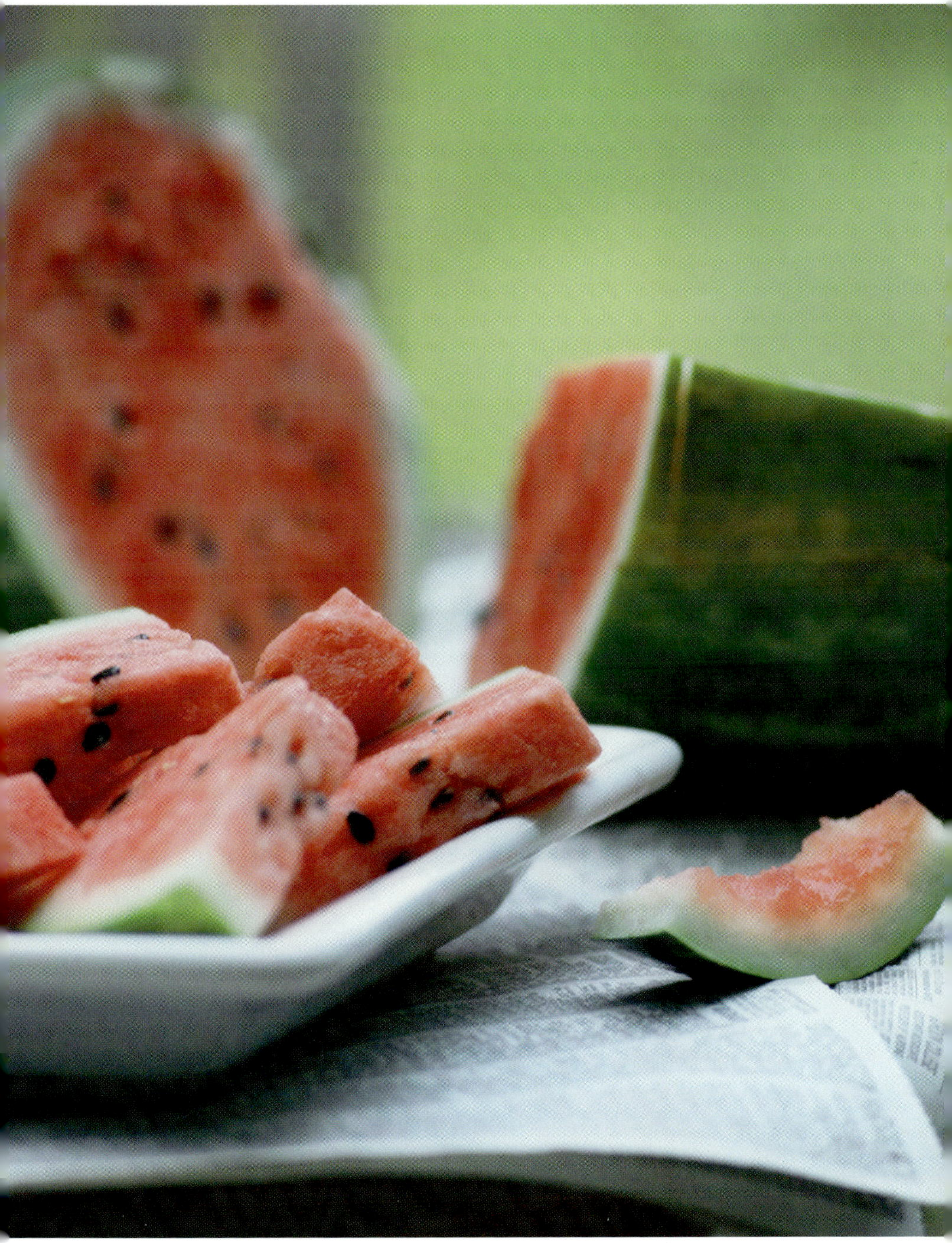

Regel Nr. 9: Immer Gemüse kaufen

Hier gilt das gleiche wie beim Obst. Ein Wort vielleicht zur Kartoffel. Ich bin ein Fan der Kartoffel, denn sie stärkt das Element Erde ungemein. Das Dialektwort »Erdapfel« sagt schon alles. Kartoffeln haben einen natürlichen Stärkegehalt und liefern sehr leicht verdauliche Kohlehydrate. Außerdem ist die Kartoffel ein hochwertiger Eiweißträger. Das Eiweiß aus der Kartoffel wird in seiner Wertigkeit nur noch vom Eiweiß aus dem Vollei übertroffen. Kartoffeln wirken auch stark säurereduzierend bzw. basisch.

Regel Nr. 10: Keine Getränke außer Wasser und Obstsaft kaufen

Milch ist kein Getränk, sondern bei sämtlichen Säugetierarten eine vollständige Mahlzeit. Und Regel Nr. 1 lässt hier sowieso keinen Spielraum: Die einzige gesunde Milch für Menschen ist Muttermilch – aber nur für Säuglinge im ersten Lebensjahr. Sämtliche sonstigen Getränke außer Wasser und reinem Obstsaft sind aus isolierten Bestandteilen zusammengemischte Industrieprodukte, die Unmengen von Zucker, Farb-, Aroma- und Konservierungsstoffen enthalten. Sie sind samt und sonders nicht empfehlenswert.

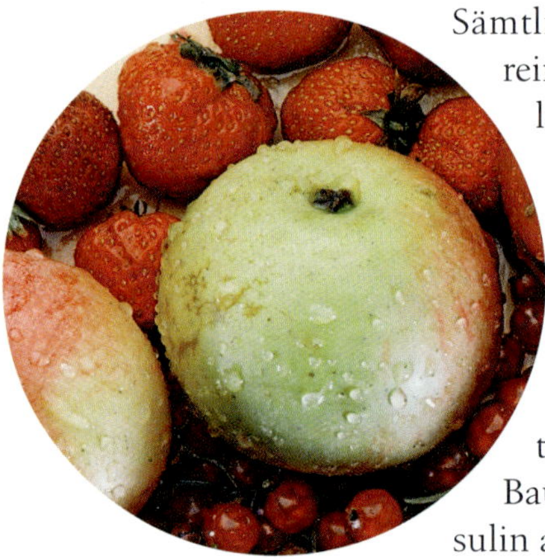

Vor allem die stetige Zuckerzufuhr durch das Trinken zwischen den Mahlzeiten belastet das Element Erde der Kinder enorm. Die Bauchspeicheldrüse ist genötigt, permanent Insulin auszuschütten, um den Blutzuckerspiegel im Zaum zu halten. Die ständige Anwesenheit von Insulin im Blut ist aber gar nicht gut. Sie führt auf Dauer zum einen zu zerstörerischen Prozessen an den Gefäßwänden: Die Adern verlieren ihre Elastizität und Geschmeidigkeit und werden spröde. Das bekommt man allerdings erst nach dem Kindesalter zu spüren. Die ständige Konfrontation der Körperzellen mit zu viel Insulin führt außerdem zu einer Gewöhnung, einer Art Taubheit, bis zur Resistenz. Die Zellen werden »insulinmüde«, reagieren kaum mehr in gewünschter Weise, und die Bauchspeicheldrüse muss immer mehr Insulin produzieren, um überhaupt noch regulierend wirken zu können. Irgendwann kollabieren die Inselzellen, die in der Bauchspeicheldrüse das Insulin produzieren, unter der Überbelastung. Das nennt man dann Diabetes Typ II oder Altersdiabetes. In meiner Praxis treten nur leider immer öfter bereits Jugendliche mit beginnendem Altersdiabetes ins Behandlungszimmer.

Das Trinken kommt noch einmal ausführlich im Kapitel über das Element Wasser vor. Hier nur so viel: Wenn Eltern tagsüber immer nur Wasser, Saftschorle und vielleicht Kräutertees trinken, dann wollen das ihre Kinder auch. Und wenn Sie Softdrinks, süßen Sprudel, Nektar usw. gar nicht erst einkaufen, dann gibt es auch keine fruchtlosen Diskussionen.

Das optimale Getränk für Kinder: zu den Mahlzeiten ungesüßte Saftschorle, zwischen den Mahlzeiten nur Wasser oder ungesüßten Tee.

Zusatzregel:
Immer auch etwas Süßes kaufen – ganz bewusst

Ganz zum Schluss kommt noch etwas Süßes in den Einkaufswagen. Mit dieser Ausnahme macht das Ganze schon wesentlich mehr Spaß. Süßes gehört eben auch einfach dazu. Sie können es Ihren Kindern nicht ganz verbieten. Außerdem muss das gar nicht sein.

Aus chinesischer Sicht stärkt Süßes das Element Erde. Das in Kakaobohnen, also auch in Schokolade, besonders stark enthaltene Tryptophan hilft das »shen« (den Geist) abzusenken, das Kind zu beruhigen und am Abend das Einschlafen zu fördern. Tryptophan ist eine Aminosäure, die nicht vom Körper selbst gebildet werden kann. Kinder sind ganz scharf darauf, weil es eine Vorstufe des »Glückshormons« Serotonin ist. Schokolade wirkt also beruhigend und stimmungsaufhellend und sogar gewichtsreduzierend. Allerdings nur, wenn sie nicht im Übermaß verfüttert wird, sondern ein »Betthupferl« unmittelbar nach der Abendmahlzeit bleibt.

Einige Grundregeln für die Nahrungszubereitung für Kinder

Wie gesagt, das Einkaufen ist die halbe Miete. Wenn Sie die zehn Regeln nicht alle auf einmal umsetzen können – das macht nichts. Beginnen Sie einfach mit der ersten und nehmen Sie dann jede Woche eine weitere Regel dazu. Es ist schwer, alte Gewohnheiten dauerhaft abzulegen. Leichter haben Sie es, wenn Sie am Anfang nicht gleich alles überstürzen, sondern sich auf Weniges konzentrieren.
Beim Zubereiten der Mahlzeiten sollten Sie lediglich noch auf ganz wenige Dinge achten:

1. Werfen Sie Ihre Mikrowelle raus!

Das meine ich ernst. Ich kenne kaum ein gesundheitsschädlicheres Haushaltsgerät. Zum einen ist die sogenannte »Leckstrahlung«, also die Strahlung, die vom Gehäuse des Geräts nicht abgeschirmt werden kann, trotz aller Beteuerungen der Hersteller durchaus gefährlich. Das gehört in das Kapitel »Holz« unter Strahlungsstress. Zum anderen sind mikrowellenbestrahlte Lebensmittel keine Lebensmittel mehr, sondern tote Magenfüllstoffe.
Gut, das ist sicherlich ein wenig überspitzt ausgedrückt. Zwei Argumente dazu: Mikrowellenstrahlung führt zur Freisetzung von freien Radikalen in der Nahrung. Freie Radikale wirken im Körper zerstörerisch. Und Mikrowellenstrahlung führt zu einer Änderung des Spins der Lebensmittel, von der Rechtsdrehung zur Linksdrehung. Linksdrehende Lebensmittel liefern für den Organismus nicht nur keine Vitalität, sondern sind für alle fünf Elemente schädlich.
Wenn ich mikrowellenbestrahlte Nahrung bioenergetisch teste, dann wirkt sie immer schwächend, nie stärkend. Das gilt sogar für ein nur kurz mikrowellenbestrahltes Glas Wasser.

2. Wenn es geht: Fünf Mahlzeiten am Tag

Zwischen den drei großen Mahlzeiten je noch eine vormittägliche und eine nachmittägliche leichte Zwischenmahlzeit oder eine Jause, das ist optimal. Das entspricht exakt dem natürlichen Hungergefühl der Kinder, und dann sind die Kinder auch bei den Hauptmahlzeiten nicht so hungrig, dass sie sich überfuttern, was nur ermüdend und belastend ist.

3. Mindestens einmal am Tag warme Küche, besser zweimal

Das hat aus chinesischer Sicht einen Grund: Warme Lebensmittel wärmen »die Mitte«, stärken also das Element Erde. Gesunde Kinder haben dafür übrigens einen ausgeprägten Instinkt. Wenn ihre »Mitte« ein warmes Essen fordert, dann können Sie ihnen Salate, Gurken, Tomaten, Melonen, Ananas, Joghurt anbieten, so viel Sie wollen: Auch wenn das Kind diese Lebensmittel normalerweise liebt, Sie werden es nicht dazu bringen, sie zu essen. Denn diese Lebensmittel wirken aus chinesischer Sicht unabhängig von ihrer Eigentemperatur kühlend. Wärmend dagegen wären Fleisch, Kirschen, Aprikosen, Pfirsiche, Erdnüsse, Kartoffeln, um ein paar zu nennen.

Stillen: Besser geht's nicht

Wenn ich weiter oben gesagt habe, dass fast alle Kinder heute gesundheitliche Probleme im Element Metall und im Element Erde haben, dann möchte ich hier diese Aussage noch differenzieren: Kinder, die fünf bis sechs Monate voll gestillt wurden, haben später deutlich weniger Probleme mit dem Immunsystem und mit dem Stoffwechsel, als Kinder, die gar nicht gestillt wurden.

Muttermilch ist einfach mit Abstand die beste Ernährung für Säuglinge, die es gibt. Und sie lässt sich durch nichts gleichwertig ersetzen. Stillen ist ein ganz natürlicher Prozess, der nicht nur ernährungsphysiologisch von Bedeutung ist, sondern natürlich auch seelisch. Das beste und vermutlich auch hierzulande meistverkaufte Buch zum Thema ist das *Stillbuch* von Hannah Lothrop.

Hier im Kapitel Erde geht es mir beim Thema Stillen vor allem um den Ernährungsaspekt. Und da möchte ich darauf hinweisen, dass zwar die Belastung mit Schadstoffen wie Dioxine, DDT u.a., die man in der Muttermilch nachweisen kann, in den letzten beiden Jahrzehnten Studien zufolge abgenommen hat – aber immer noch extrem hoch liegt. Was aber in der medizinischen Forschung bislang offenbar komplett übersehen wird: Die Belastung der Muttermilch mit Schwermetallen aus Amalgamfüllungen nimmt meiner Erfahrung nach stetig zu, jedenfalls erlebe ich das so, wenn ich Mütter und deren Säuglinge bioenergetisch »austeste«. Möglicherweise rei-

chert sich die Belastung an, wenn die stillende Mutter Amalgamfüllungen hat und bereits von ihrer eigenen Mutter eine Amalgambelastung über die Muttermilch abbekommen hat. Näheres zum Thema Amalgam und wie Sie damit umgehen können weiter unten. Trotz dieser Schadstoffbelastung bleibt die Muttermilch unersetzlich, das steht außer Frage. Ich möchte Müttern dringend empfehlen, mindestens fünf bis sechs Monate voll zu stillen, danach kann das Zufüttern beginnen. Länger als neun Monate dagegen sollten Sie meiner Ansicht nach nicht stillen, da dann so langsam die negativen Wirkungen durch die Schwermetalle die positiven Wirkungen überwiegen. Die Muttermilch ist nach dem neunten Lebensmonat ernährungsphysiologisch auch nicht mehr optimal zusammengesetzt. Außerdem schwächt dann plötzlich die Muttermilch das Element Erde, anstatt es aufzubauen, was sich bei der funktionellen Diagnose nachweisen lässt.
Noch ein Tipp zum Stillen, der sich in meiner Praxis sehr bewährt hat: Sie können Ihre Brustwarzen optimal auf das Stillen vorbereiten, wenn Sie sie in den letzten Monaten der Schwangerschaft regelmäßig mit Zitronensaft einreiben. Das macht sie fest und beugt späteren Entzündungen vor. Während der Stillzeit sollten die Brustwarzen mit einer Salbe oder Öl (z.B. Calendulasalbe, -öl) gepflegt werden.

Zufüttern

Am schonendsten beginnt das Zufüttern mit Obst. Nehmen Sie einfach alle Obstsorten, die sich schön zermatschen und zwischen Zunge und Gaumen zerdrücken lassen: Bananen, Birnen, Weintrauben ohne Haut und Kerne, Aprikosen, Feigen, Himbeeren. Bieten Sie Ihrem Kind einfach alles an und lassen Sie es selbst entscheiden. Obstgläschen sind okay, allerdings nicht optimal, wenn synthetische Vitamine zugesetzt sind. Obstgläschen mit Zuckerzusatz sind dagegen nicht in Ordnung, denn Obst enthält natürlichen Fruchtzucker – eine zusätzliche Süßung mit Industriezucker, auch wenn es Fruktose ist, ist völlig unsinnig und widerspricht jeder Vernunft.
Ein paar Wochen später können Sie zusätzlich mit Kartoffelbrei (ohne Milch!) weitermachen, dann zusätzlich Getreidebrei und Ge-

müsebrei, jeweils mit oder ohne Zusatz von Fleisch. Zum Zubereiten der Breis nehmen Sie einfach stilles, also kohlensäurefreies Wasser und vielleicht ein wenig gutes Öl. Im Grunde brauchen Sie da keine starren Regeln befolgen: Ob der Gemüsebrei vor dem Getreidebrei kommt oder danach und wie viel Zeit Sie dazwischen vergehen lassen, das ist alles nicht so wichtig. Relativ früh können Sie Ihren Säugling auch einfach schon mitessen lassen: Nehmen Sie einfach von dem (vollwertigen) Essen, das Sie ohnehin kochen, vor dem Würzen etwas weg und pürieren Sie es ein wenig mit dem Pürierstab. Fertig ist die Säuglingskost.

Und was sollten Kleinkinder essen?

Was Kleinkinder essen sollten? Ganz einfach. Das gleiche wie die Eltern. Schließlich haben sie Zähne zum Beißen und Kauen, zumindest schon ein paar. Auf eines müssen Sie dabei jedenfalls nicht achten: auf Abwechslung. Ein täglich wechselnder Speiseplan? Darauf legen kleine Kinder keinen Wert. Das, was gerade das Lieblingsessen ist, kann aus Sicht der Kinder gerne tage- und wochenlang zu jeder Mahlzeit serviert werden – bis plötzlich das Lieblingsessen von gestern eklig ist und eine neue Leibspeise erkoren wird. Da müssen Sie nicht unbedingt erziehend eingreifen. Der Geschmack entwickelt sich eben erst langsam. Und Kinder verfügen über erstaunlich präzise Instinkte, was gut für sie ist. Darauf können Sie vertrauen, solange sich die Wünsche vernünftig anhören. Wenn Ihr kleines Kind plötzlich die Butter auf dem Brot verweigert, dann können Sie die einfach weglassen. Es ist sowieso nur eine Frage der Zeit, bis es vehement die Butter wieder einfordern wird. Dagegen: Eis als tägliches Mittagessen ist natürlich Quatsch. Netter Versuch!

Wenn Ihr Kind nicht essen will oder sich über das Essen beschwert: Alles halb so wild. Wenn Ihr Kind Hunger hat (und der kommt nach einer ausgelassenen Mahlzeit von selbst), dann isst es auch, was auf dem Tisch steht, zumindest eine Auswahl davon. Zwingen oder drängen müssen Sie Ihr Kind jedenfalls nicht. Nur wenn Ihr Kind über längere Zeit immer wieder Mahlzeiten auslässt und abnimmt statt stetig zunimmt, dann sollte sich das der Kinderarzt einmal

genauer anschauen. Aus Sicht der chinesischen Medizin ist dann zumindest das Element Erde beeinträchtigt.
Nörgelei am Essen kann auch damit zusammenhängen, dass Ihr Kind nicht hungrig ist. Zwingen Sie es bitte nicht zum Essen. Kinder sollten nur hungrig am Tisch sitzen, sonst macht das Essen keinem der Anwesenden mehr Freude. Andersherum aber wäre ich streng: Essen gibt es nur am Tisch. Die Kinder müssen lernen, ihr Spielen zu unterbrechen, wenn es Essen gibt. Das hat auch etwas mit der gebotenen Wertschätzung für den Koch oder die Köchin zu tun. Und Essen ist bei Menschen anders als bei Raubvögeln immer ein Gemeinschaftserlebnis.

EIN IDEALER TAG FÜR IHR KIND – WAS DAS ESSEN BETRIFFT

Ein solcher idealer Speiseplan soll Ihnen nur ein Beispiel geben. Ich möchte Ihnen damit zeigen, dass eine vernünftige, gesunde Ernährung Ihres Kindes überhaupt nicht kompliziert ist.

- Frühstück: **Natürlich sollte Ihr Kind nie ohne Frühstück aus dem Haus, ob in den Kindergarten oder zur Schule. (Wenn Ihr Kind allerdings zeitweise morgens keinen Appetit hat, ist das kein Drama, der Appetit kommt dann eben später. Geben Sie ihm einfach ein wenig mehr zur Vesper mit.) Als Morgengetränk ideal: warmer Früchtetee oder Roibuschtee. Zum Essen: Vollkornbrot mit Butter und Honig oder fruchtige, wenig gesüßte Marmelade. Gelegentlich darf es ruhig auch mal Nutella sein. Dazu ein wenig Vollkorn-Müsli (oder Hirse oder Haferflocken) mit Obst (Bananen, Birnen, Äpfel und/oder an die Jahreszeit angepasste Obstsorten), mit Sojamilch zubereitet. Eventuell zusätzlich noch ein paar Stückchen Obst extra.**
- Pausenbrot/Vesper: **Vollkornschnitte mit vegetarischem Aufstrich oder etwas Wurst (Soja, Putenbrust oder Ähnliches) oder Käse. Dazu Gemüse (etwa Gurke, Tomate, Karotte oder Kohlrabi) und natürlich Obst.**
- Mittagessen: **Verschiedene Salate, Vollkornnudeln oder Vollkornreis, mageres Fleisch, Fisch oder Soja-Frikadellen, Gemüse. Zum Nachtisch etwas Süßes (z.B. selbstgemachtes Bananeneis, Pflaumenkompott oder Obstsalat)**
- Zwischenmahlzeit am Nachmittag: **Wieder Obst. Am leichtesten tun Sie sich, wenn Sie Ihrem Kind z.B. einen Teller mit verschiedenem Obst mundgerecht geschnitten anbieten. Das sieht so appetitlich aus, dass niemand widerstehen kann. Aufwerten kann man dies noch mit Nüssen, Kernen und Samen.**
- Abendessen: **Vollwertig und kohlehydratreich. Am besten oft Kartoffeln, oft Vollreis, Vollkornnudeln, mit einer Gemüsesoße. Oder, wenn nicht warm: Vollkornbrot mit vegetarischem Aufstrich oder Wurst (kein Schwein) oder Käse. Als Nachtisch wiederum etwas Süßes, z.B. richtig feine Schokolade. Abends kein Obst mehr.**

»Darf ich was Süßes?« – Wie Sie vernünftig mit Süßigkeiten umgehen

In der traditionellen chinesischen Gesundheitslehre heißt es: Kinder sind das reinste Yang – sie springen, toben, schreien, rennen, sind ein Ausbund an Energie, und das aus purer Lebensfreude. Zum Toben braucht man Kinder nicht zu motivieren. Viel eher neigen sie manchmal dazu, den Boden unter den Füßen zu verlieren und es zu übertreiben – was dann bisweilen in Beulen, blauen Flecken, Tränen oder Zankereien endet. Kinder neigen zu überschießenden Reaktionen, das ist das ungebändigte Element Holz, eben der Yang-Anteil des Elements.

Das tobende, heiße, trockene, luftige Yang braucht immer den Ausgleich durch das ruhige, kühle, feuchte, erdige Yin. Sonst läuft der Organismus Gefahr, zu überhitzen und auszutrocknen, sich wundzureiben. Die spröde, trockene, rissige, wunde Haut eines Neurodermitikers – so sieht überhitztes Yang aus, dem der Ausgleich durch das Yin fehlt. Um Kinder zu »erden«, sie auf den Teppich zurückzuholen oder gar nicht erst abheben zu lassen, gibt es ein einfaches Mittel: etwas Süßes. Alles Süße baut das Yin auf, stärkt das Element Erde und wirkt bei energiegeladenen Kindern insgesamt harmonisierend und beruhigend. Mit einem Stück Schokolade im Mund bekommen kleine Kinder einen verträumten Blick und werden ganz still.

So gesehen ist es gar nicht verkehrt, sondern einfach nachzuvollziehen, dass fast alle Kinder für etwas Süßes vieles stehen und liegen lassen. Damit ist auch klar, dass ein generelles Verbot von Süßigkeiten »der Gesundheit zuliebe« überhaupt keinen Sinn ergibt.

Süßes gehört dazu.

Jetzt kommen drei große »Aber«: Aber bitte nicht in flüssiger Form als Grundgetränk. Aber bitte nicht vor den Mahlzeiten oder zwischendurch. Aber bitte nicht in Form versteckter Zucker in Industriefood. Etwas Süßes ist ein idealer Abschluss der drei Hauptmahlzeiten. Am Morgen hilft es dabei, mit einem harmonischen Gleichgewicht in den Tag zu starten. Am Mittag beruhigt es und leitet die Mittagsruhe ein. Und am Abend hilft es beim Einschlafen.

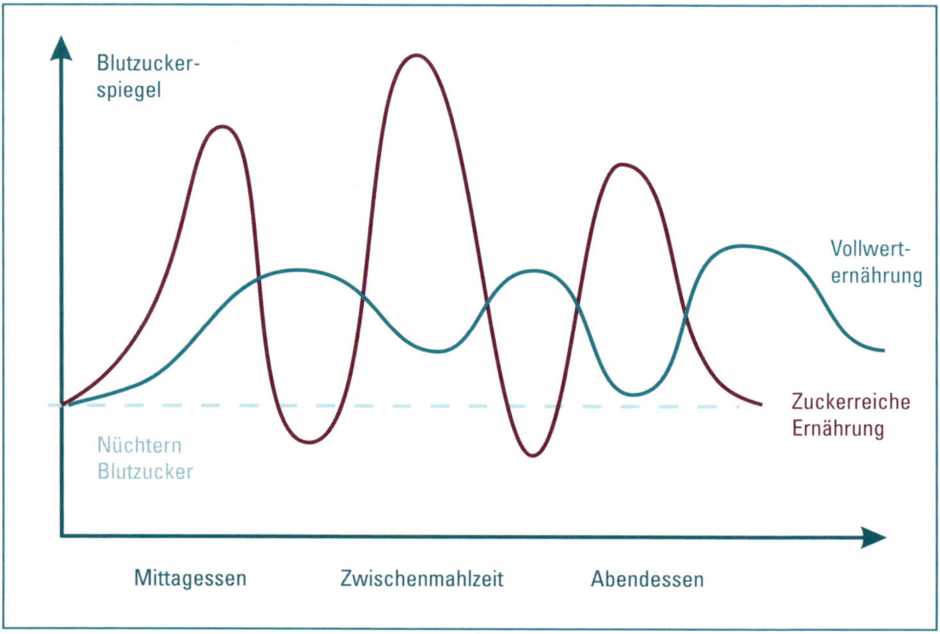

So verläuft der Blutzuckerspiegel im Blut über den Tag – bei Vollwerternährung oder zuckerreicher Ernährung.

Ein guter Umgang mit der süßen Droge

Ein guter Verlauf des Blutzuckerspiegels und damit auch des Insulinspiegels über den Tag hat ausgeprägte Berge und Täler. Die Zwischenphasen mit niedrigem Zuckerspiegel braucht der Körper unbedingt. Das sorgt übrigens auch für einen gesunden Appetit am Esstisch. Zuckerhaltige Getränke, permanent über den Tag getrunken, erhöhen nicht nur die insgesamt aufgenommen Zuckermenge ungemein, sondern löschen auch alle »Zuckertäler« aus dem Tagesverlauf. Außerdem handelt es sich meistens um schlechte, also isolierte und raffinierte Zuckersorten, die nicht auf natürliche Weise mit der Nahrung verbunden sind. Damit überfordert man auf Dauer die organischen Funktionskreise unter dem Element Erde und trägt mit zu den typischen gesundheitlichen Problemen bei, die in diesem Bereich auftreten: Karies, Übergewicht, Antriebsschwäche und Diabetes sind nur vier davon.

Bei Vollwerternährung findet sich ein nur mäßiger Anstieg des Blutzuckerspiegels zu den Mahlzeiten. Nach einer längeren Plateauphase fällt dieser nur langsam wieder ab. Der gesamte Organismus und vor allem das Gehirn sind jederzeit ausreichend mit hochwertigen Nährstoffen versorgt. Am vorteilhaftesten erwies sich in Untersuchungen hierbei roher Vollkornschrot (Müsli!).

Bei zuckerreicher Ernährung dagegen sehen wir einen steilen Anstieg des Blutzuckerspiegels, der rasch wieder abfällt und eine Phase von Unterzuckerung hervorruft. Dies kann zu Heißhungerattacken und Konzentrationsstörungen führen. Außerdem findet man hierbei immer eine vermehrte Ausschüttung von Insulin. Chronisch erhöhte Insulinspiegel fördern die Verfettung des Körpers (Übergewicht) und die Entwicklung von Diabetes mellitus (Zuckerkrankheit).

Süßigkeiten sollten nicht frei zugänglich herumliegen, so dass sich die Kinder selbst bedienen. Durch ihren natürlichen Hunger auf Süßes würden Ihre Kinder sonst permanent naschen, vor allem, wenn sie langsam hungrig werden, weil es auf die regulären Essenszeiten zugeht. Süßigkeiten haben in Kinderzimmern nichts zu suchen. Halten Sie sie unter Verschluss und geben Sie sie zum richtigen Zeitpunkt heraus: nach dem Essen. Dadurch bleiben die Süßigkeiten etwas »Wertvolles«, und das sollen sie ja sein.

Skeptisch bin ich, wenn Süßigkeiten als Belohnung oder zum Trösten verwendet werden. »Wenn ich brav oder traurig bin, bekommt mein Körper Zucker.« Ist das die richtige Konditionierung? Wenn Essensverhalten mit seelischen Befindlichkeiten verknüpft werden, werde ich hellhörig. Ich meine, man sollte diese Verknüpfung den Kindern nicht einprogrammieren, sondern lediglich die eine Regel etablieren: Süßigkeiten gibt es nach dem Essen, egal wie gut oder schlecht sich das Kind fühlt oder wie gut oder schlecht es sich verhalten hat.

Bei Fastfood-Gerichten und industriell hergestellten Lebensmitteln aus dem Supermarkt ist das Problem, dass in so gut wie allen Produkten Zucker enthalten ist: In Hamburger-Brötchen, im Ketchup, Senf und allen Soßen, in den Fastfood-Pommes-Frites, die nicht aus Kartoffelschnitzen hergestellt werden, sondern aus speziellen Teigmischungen, und natürlich in Cola, Fanta, Sprite & Co. Sogar in gekaufter Apfelschorle findet sich dort neben synthetischem Apfelaroma und goldfarbenen Farbstoffen reichlich Industriezucker. Zucker ist in den Supermarktregalen breit vertreten: in Gewürzgurken, in Fleisch- oder Fischsalat, in Früchtejoghurts, in Tiefkühlpizza, in Leberwurst, um nur wenige Beispiele zu nennen. Und vor allem findet sich Zucker in Massen in praktisch allen Produkten, die speziell für Kinder angeboten werden. Das ist eindeutig zu viel des Guten. Außerdem ist der Zucker versteckt, d.h., die Kinder haben gar nicht das Gefühl, etwas Süßes zu essen, es wird ihrem Organismus lediglich »untergejubelt«. Das verdirbt den Geschmack und strapaziert den Stoffwechsel.

Candida albicans: Es ist Pilzzeit

Hefepilze sind mikroskopisch kleine, einzellige Mikroorganismen – und gehören zu den besonderen Freunden des Menschen. Schon seit tausenden von Jahren freuen wir uns beispielsweise über ihre Hilfe beim Backen von Brot und Kuchen und beim Brauen von Bier oder beim Vergären von Weintrauben. Sie sind auch sonst permanent bei uns, auf der Haut, auf den Schleimhäuten und im Darm gehören sie zur normalen Besiedelung gesunder Menschen. Wenn sie allerdings überhand nehmen, wird es unangenehm. Sie verdrängen dann die natürliche Haut- oder Darmflora und belasten das Element Metall. Die Ausscheidungen der Pilzzellen können in die Haut eindringen und den Organismus zur Abwehr nötigen. Juckende Entzündungen sind die Folge. Falls das Immunsystem (Element Metall) in seltenen Fällen so geschwächt ist, dass die Candida-Zellen in den Organismus hineingelangen und Organe oder das Blut befallen, kann es lebensgefährlich werden.

Mehrere Faktoren tragen dazu bei, dass die Belastung mit übermäßig wuchernden Hefepilzen (Candida albicans) im Darm bei Kindern immer mehr zunimmt. Die wichtigsten vier Faktoren sind Schwermetallbelastungen durch Amalgamfüllungen beim Kind oder bei der Mutter (Amalgamrückstände werden im Mutterleib an das Kind weitergegeben), Ernährung mit Kuhmilch, übermäßiger Konsum von Industriezucker und Antibiotikabehandlungen. Der Candida wächst unter diesen Bedingungen fröhlich vor sich hin und

muss um sein Plätzchen im Darm gar nicht mehr kämpfen: Die »guten« Bakterienkulturen, die ihm normalerweise seinen Lebensraum im Darm streitig machen, werden mit Giften und Säuren bombardiert und kämpfen ums nackte Überleben. Der Pilz wird täglich mit Zucker gefüttert und breitet sich ungestört aus – und beeinträchtigt mehr und mehr den Stoffwechsel und die physiologische Darmfunktion sowie das gesamte Immunsystem, das ja hauptsächlich im Darm sitzt. Besonders belastet werden dadurch das Element Metall und das Element Erde – mit den entsprechenden Folgen, wenn die zugehörigen Funktionskreise schwächeln: Allergien aller Art, Soor bei Säuglingen, Windeldermatitis, Infektanfälligkeit, Durchfall, Erbrechen, Bauchschmerzen/Koliken und eine allgemein angeschlagene Konstitution seien hier beispielhaft genannt.
Und diese Pilze wollen gefüttert werden! Wenn Sie einfach so die täglichen, ja manchmal stündlichen Süßigkeitenlieferungen mir nichts dir nichts reduzieren, dann sterben tatsächlich viele Pilze ab, denn sie sind sehr abhängig von den Zuckerrationen. Das klingt zunächst erfreulich. Aber die absterbenden Pilze verwesen im Darm, es werden Leichen- und Fäulnisgifte gebildet – das können Sie hören und riechen, wenn Sie in der Nähe sind. Blähungen, Unwohlsein, Völlegefühl, Unruhe bis hin zu Kopfschmerzen können die Folge sein.
Daher ist ein Kind mit Candida-Infektion stets bestrebt, seine Pilze nicht verhungern zu lassen, es geht ihm dann nämlich schlechter. Ganz unbewusst steuert es, lernfähig wie es ist, die Zuckeraufnahme möglichst konstant – und hegt und pflegt damit seinen eigenen kleinen Pilzgarten. Bei Kindern ist ein ungewöhnlich starkes Verlangen nach Süßigkeiten deshalb oftmals ein Hinweis auf eine Candida-Belastung. Mit ärztlicher Hilfe und einer gut gemachten Darmsanierung kann man diese lästigen und leidbringenden Parasiten zuverlässig loswerden – sofern Sie gleichzeitig die genannten Entstehungsfaktoren ausmerzen, denn sonst beginnt das fröhliche Pilzezüchten früher oder später wieder von vorne.
Eine Darmsanierung ohne Umstellung der Lebensweise ist meistens Geld- und Zeitverschwendung.

Aus meiner Praxis:

MAX IM SCHNECKENHAUS

Der vierjährige Max kam mit folgender schulmedizinischer Diagnose in meine Praxis: Entwicklungsrückstand mit auffälligem Sozial- und Spielverhalten, tic-ähnlichen Bewegungen der Hand in Höhe des Mundes, eingeschränkte Interessensphäre mit Tendenz zur Beharrlichkeit, deutlichen Auffälligkeiten im Sprachverhalten, Ablehnung von Körperkontakt und Hinweisen auf Wahrnehmungsstörungen bei relativ guten grob- und feinmotorischen Leistungen. Die schulmedizinische Diagnostik ergab keinerlei krankhaften Befund, mit anderen Worten: Es wurde nichts unternommen.

Unsere ausführliche Anamnese brachte Folgendes zutage: Max hatte nach der letzten Mehrfachimpfung einen schweren Infekt nach dem anderen aufgeschnappt. Und fast jedes Mal war er mit einem Antibiotikum behandelt worden. Keinem Schulmediziner (auch nicht den Ärzten der Universitätskinderklinik) war jedoch aufgefallen oder hatte es für wichtig erachtet, dass Max zunehmend an starken Durchfällen litt, und zwar mit gehörig stinkendem Stuhl. Je schlechter die Darmsituation jedoch wurde, desto schlechter war seine gesamte Entwicklung: Abgesehen von plötzlichen Wutausbrüchen zog sich das Kind mehr und mehr zurück, bis es schließlich gleichsam autistisch geworden war.

Die Mehrfachimpfungen in Kombination mit erblichen Schwächungen in den Elementen Metall und Erde hatten zu einer Blockade der Immunregulationssysteme (Lungen- und Dickdarmmeridian) geführt. Dadurch entstand die enorme Infektanfälligkeit. Durch die vielen Antibiotika wurde schließlich das Element Erde völlig »zerschossen«: Candida-Überwucherungen des Darmes führten zu diesen stinkenden Stühlen, wobei die Durchfälle nur den vergeblichen Versuch des Körpers darstellten, diese fiesen Eindringlinge wieder loszuwerden. Das gesamte Element Erde kollabierte aufgrund der schlechten Darmsituation: Die komplette Integrationsleistung der »Mitte« war beeinträchtigt mit der nachfolgenden schweren Entwicklungsstörung des Jungen.

Die Therapie gestaltete sich überaus schwierig, war aber letztendlich doch erfolgreich: Durch den geduldigen Aufbau der »Mitte« mit allen Möglichkeiten der Ganzheitsmedizin aus Ost und West konnte die Situation soweit gemeistert werden, dass Max schließlich von der Sonderschule in eine normale Klasse wechseln konnte.

Das Glücksgefühl kommt kurzfristig, das Leiden langfristig

Die Probleme mit dem Zuckerüberfluss bei Kindern sind vielschichtig: Da haben wir erstens das Übergewicht-Problem, zweitens die Probleme durch die Pilzbelastung des Darmes, drittens das Diabetes-Problem, viertens die Essstörungen, fünftens die geistige Trägheit, sechstens Karies mit dem daran geknüpften Amalgam-Problem. Es wären der Vollständigkeit zuliebe noch viele weitere schlechte Auswirkungen zu nennen, aber die Vollständigkeit ist hier nicht wichtig.

Wichtiger ist zu verstehen, dass eine »übersüßte Kindheit« zu fast allen Krankheiten beiträgt, die in unserer Gesellschaft weit verbreitet sind. Ich schreibe bewusst »beiträgt« – nicht »verursacht«. Es gibt bei chronischen Krankheiten nie ein eindeutiges Ursache-Wirkungs-Muster, wonach in der »normalen« Schulmedizin immer gesucht wird. Folgende Aussage wäre sicher nicht zutreffend: Wenn bei Ihnen regelmäßig zuckerhaltige Orangenlimonade getrunken wird, dann bekommt Ihr Kind Übergewicht, eine Candida-Überbesiedelung des Darms und dadurch Hautekzeme, Lernschwierigkeiten in der Schule, Altersdiabetes in jungen Jahren, Karies sowieso und obendrein noch Depressionen. So kann man nicht argumentieren. Denn Krankheiten, insbesondere chronische, haben immer eine Vielzahl von Ursachen, die zusammenwirken. Dass der regelmäßige Konsum von Limo, sozusagen als »Grundgetränk«, aber zu all diesen Gesundheitsstörungen beiträgt, daran habe ich nicht den geringsten Zweifel. Ganz sicher ist: Wenn Sie bei der Ernährung Ihres Kindes darauf achten, dass es Süßigkeiten nur nach den Mahlzeiten als Nachtisch oder Betthupferl in geringen Mengen zu sich nimmt, dann treiben Sie bereits hervorragende Gesundheitsvorsorge.

Übrigens sollte klar sein, dass Sie in der Familie ein vernünftiges Essverhalten in Bezug auf Zucker am einfachsten etablieren können, wenn Sie sich selbst daran halten. Wie in allen Erziehungsfragen ist das Vorbild der Eltern der stärkste Antrieb für Kinder.

Und noch ein letzter Punkt: Das differenzierte Abwägen, wann welche Süßigkeit wie angebracht sein könnte, wie Sie das in diesem Abschnitt gelesen haben, ist etwas ganz anderes als ein strenges Verbot – asketische Regeln und Dogmen, die Verzicht predigen, sind keine gute Voraussetzung für Gesundheit. So funktioniert das Leben nicht. Zwang, strenge Kontrolle, verhärmter Verzicht, das hat wenig mit dem warmen, süßen, saftigen, lebensfrohen Element Erde zu tun. Magersüchtige »Hungerhaken« sind ebenfalls krank im Element Erde – nur nicht krank durch Überfluss, sondern durch Mangel. Machen Sie also immer mal wieder Ausnahmen von den Regeln, die ich Ihnen in diesem Kapitel ans Herz lege. Nur: Seien Sie sich bitte dessen bewusst – es sind Ausnahmen, und die bestätigen die Regel.

Vitamine & Co.: Ist Nahrungsergänzung bei Kindern sinnvoll?

Wir haben durch die besondere Konzeption unserer Praxis – anders als die meisten Ärzte – nicht nur viel klinische Erfahrung mit der Behandlung von zum Teil schwerstkranken Kindern, sondern auch einen reichen Erfahrungsschatz aus dem Aufbau gesunder Konstitutionen bei nicht kranken Kindern, zum Teil schon von Geburt an. Das liegt daran, dass wir symptomfreie Kinder nicht einfach nach Hause schicken, sondern sorgfältig deren individuelle gesundheitliche Schwachpunkte ausloten und sie dort gezielt stärken, noch bevor sie krank werden. Die meisten Ärzte sehen gesunde Kinder viel zu selten und beschäftigen sich nicht mit ihnen.

Wenn man als Arzt erlebt hat, dass es wirklich gesunde Kinder gibt, die pro Jahr definitiv null Infekte haben und in ihrer Kindheit kein einziges Mal krank werden, dann weiß man, welches Gesundheitspotenzial bei den meisten Kindern verschenkt wird. Diese Kerngesundheit bekommt aber niemand mehr in die Wiege gelegt. Ererbte Schwächen müssen homöopathisch ausgemerzt werden, die Lebensweise muss gezielt vor den wichtigsten Gesundheitsgefahren wie Umwelt- und Wohngiften, elektromagnetischer Strahlung und Erdstrahlung sowie Stress schützen, und die Ernährung muss vollwertig sein. Und selbst das genügt noch nicht.

Im Laufe der Jahre hat sich in unserer Praxis herausgestellt, dass eine gezielte Nahrungsergänzung mit Vitaminen, Mineralstoffen und Spurenelementen bei allen Kindern (übrigens nicht nur bei Kindern, sondern bei uns allen) unverzichtbar ist, auch wenn es in allen anderen Ratgebern und in vielen Illustrierten anders geschrieben steht.

Warum alle Kinder? Woran liegt das? Dafür gibt es zwei zwingende Gründe. Der erste: Die Kinder nehmen mit der Nahrung nicht genügend Vitamine auf. Der zweite: Sie brauchen heutzutage mehr Vitamine als noch vor ein paar hundert oder auch nur vor fünfzig Jahren.

Beginnen wir mit dem zweiten Grund. Vitamine sind unter anderem Radikalfänger. Das bedeutet, sie machen im Körper eine Unmenge von schädlichen Substanzen unschädlich. Ein freies Radikal ist nichts anderes als ein unvollständiges Molekül, sozusagen ein Molekülbruchstück. Diese Bruchstücke haben die unangenehme Eigenschaft, dass sie an der Bruchstelle, also dort, wo dem Molekül etwas zu seiner vollständigen Form fehlt, hochreaktiv sind. Das macht sie zu Räubern. Sie nehmen einfach anderen Molekülen, auf die sie treffen, weg, was immer sie zu ihrer Vollständigkeit brauchen. Damit hat dann das Opfer des Raubs ein Problem, denn nun fehlt ihm ein Teil, das nächste freie Radikal ist entstanden und geht im Körper auf Raubzug. Eine Kettenreaktion kommt in Gang. Dabei kommen auch biologisch sehr wichtige Moleküle zu Schaden, es entstehen unerwünschte oder gefährliche Moleküle. Wenn z.B. die Erbsubstanz DNS einer Zelle durch freie Radikale verändert wird, können sog. »Lesefehler« auftreten, mit unterschiedlichsten Folgen: rheumatische Erkrankungen, Herz-Kreislauf-Erkrankungen, Alzheimer, Krebs. Auch der kindliche Organismus muss sich bereits mit den freien Radikalen herumschlagen.

Diese Kettenreaktionen sind im Prinzip normale, unvermeidliche Vorgänge, mit denen ein gesunder Organismus gut fertig wird. Er hat seine Abwehr- und Reparaturmechanismen, nämlich Enzyme, Hormone und andere Substanzen, die sogenannten Antioxidantien. Sie können freie Radikale abfangen, indem sie ihnen ein Elektron oder einen anderen Molekülbestandteil bereitwillig abtreten und ihm damit seine Raublust nehmen, weil die »offene Molekülwunde« des Radikals damit geschlossen wird. Zu den wichtigsten Antioxidantien gehören die Vitamine A, C und E sowie die Spurenelemente Selen und Zink.

Wenn sehr viele freie Radikale ihr Unwesen im Körper treiben, sagt man auch: Der Organismus steht unter oxidativem Stress. Ein Merkmal unserer Zeit ist aber nun, dass fast alle Menschen unter oxidativem Stress stehen, die einen mehr, die anderen weniger. Warum ist das so? Die vielfältigen Gifte, die wir durch unsere zivilisatorische Umwelt und unsere Lebensweise im Körper haben, sowie auch die hohe Belastung durch elektromagnetische Strahlung sorgen für einen regelmäßigen Nachschub von freien Radikalen. Deshalb brauchen wir heute viel mehr Antioxidantien, also auch mehr Vitamine, als noch unsere Vorfahren.

Antioxidantien können wir aber nicht selbst in unbegrenzten Mengen im Körper nachproduzieren, wir müssen sie mit der Nahrung aufnehmen. Und da kommen wir zum ersten Grund: Bei unseren heutigen Lebensmittel geht das nicht. Die Lebensmittel, die wir alltäglich zu uns nehmen, enthalten zu wenig Antioxidantien und zu viele Schadstoffe, die wiederum freie Radikale produzieren.
Die industriellen Verarbeitungsmethoden rauben den Nahrungsmitteln viele wertvolle Nähr- und Faserstoffe, Vitamine und Spurenelemente. Aber auch zu Hause geht ein großer Teil verloren: Viele Vitamine, Enzyme, Eiweiße werden beim Kochen zerstört oder herausgelöst und mit dem Kochwasser weggeschüttet.
Zudem sorgen die modernen Produktionsmethoden der Landwirtschaft für immer »leerere« Lebensmittel. Schon die Gletscher der letzten Eiszeiten haben wertvolle Mineralien aus unseren europäischen Böden herausgewaschen. Die typischen Monokulturen und die physikalischen und chemischen Bodenbearbeitungsmethoden heute laugen die Böden immer weiter aus und entziehen ihnen wichtige Mineralien.
Es liegen zahlreiche Studien vor, die zeigen, wie stark sich der Gehalt von lebenswichtigen Vitaminen, Mineralstoffen und Spurenelementen in unseren Lebensmitteln vermindert: Im Zeitraum von 1985 bis 2000 hat sich der Vitalstoffgehalt mancher Lebensmittel um bis zu 70 Prozent verringert!

Mitten im Überfluss leiden wir unter Mangelernährung!

Meine Familie und ich, wir ernähren uns sehr gesund – wir halten uns so gut wie immer an die Regeln, die Sie weiter oben gelesen haben. Außerdem halten wir uns von vielen Faktoren fern, die oxidativen Stress auslösen: Strahlung, Rauchen, unregelmäßiges Essen usw. Aber trotzdem schaffen wir es nicht, uns alleine mit der Nahrung tagtäglich genügend Vitamine, Spurenelemente und Radikalfänger zuzuführen. Es ist schlicht nicht mehr möglich. Wenn wir nicht zusätzlich die notwendigen Antioxidantien durch Nahrungsergänzungsmittel zu uns nehmen, leiden wir unter oxidativem Stress und Vitaminmangel im Blut. Das lässt sich im Labor bei Blutuntersuchungen messen, außerdem können wir das in der Praxis bioenergetisch testen. Ich sehe also, dass es uns nicht hundertprozentig gut geht, wenn wir uns alleine auf vollwertige Ernährung und eine sinnvolle Lebensweise verlassen. Das gilt natürlich auch für alle unsere Patienten.

Aber, und das ist ein ganz wichtiges Aber: Die Vitamine müssen natürliche Vitamine sein! Isoliert gegebene Vitamine oder gar synthetisch produzierte Vitamine wirken anders, als wenn sie mit ihren natürlichen Quellen gegeben werden oder daraus gewonnen werden. Und das kann auf Dauer gefährlich werden.

Ein Beispiel: In einer Langzeitstudie wurde festgestellt, dass Raucher, die überdurchschnittlich viel Obst und Gemüse essen und damit viel Betacarotin zu sich nehmen, ein geringeres Krebsrisiko aufweisen als der Durchschnitt. Bei einer Kontrollgruppe, die isoliertes Betacarotin zu sich genommen hat, reduzierte sich das Krebsrisiko nicht – mehr noch: Es stieg sogar an.

Vitamine müssen natürliche Vitamine sein

Ein natürliches Nahrungsmittel enthält tausende von Wirkstoffen, von denen nur wenige hundert bekannt sind. Äpfel oder Orangen beispielsweise enthalten Bioflavonoide. Diese verstärken die Wirkung von Vitamin C um ein Vielfaches. Deswegen nützt Ihnen synthetisches Vitamin C aus dem Supermarkt nur wenig. Gesunde Nahrung im Labor aus einzelnen Bestandteilen zusammenzustellen kann nicht funktionieren. Auch die NASA hat es aufgegeben, auf Basis ernährungswissenschaftlicher Erkenntnisse zusammengestellte künstliche Astronautenkost ins All mitzuschicken. Diese Astronautenkost zehrte nicht nur an den Nerven – nur noch Tabletten schlucken und Nahrung aus der Tube lutschen ist schlicht frustrierend. Sie entkalkte außerdem auch die Knochen. Und Langzeitfolgen sind noch gar nicht erforscht. Heute wird im Space Shuttle wieder gute Hausmannskost mitgenommen.

Natürliche Vitamine besitzen also Co-Enzyme und Co-Faktoren, die einfach notwendig sind. Außerdem werden Mineralstoffe vom Stoffwechsel viel besser aufgenommen und verarbeitet, wenn sie an Proteine gebunden sind.

Es gibt also »gute« und »schlechte« Nahrungsergänzungsmittel. Die guten werden aus Lebensmitteln gewonnen, die aus biologischem Anbau stammen, und sie haben ein ausgewogenes Nährstoffprofil – das können synthetisch hergestellte Substanzen einfach nicht leisten.

Außer bei Eisen und Selen (und während der Schwangerschaft bei Vitamin A) kann es mit natürlichen Nahrungsergänzungsmitteln im Prinzip auch keine versehentliche Überdosierung geben. Bei synthetischen Präparaten dagegen durchaus. Bei einer ständigen Überdosierung mit künstlich hergestellten oder isolierten Vitaminen kann es beispielsweise zu Kopfschmerzen, Erbrechen, Durchfall, Schwindel, Appetitlosigkeit, Schleimhautblutungen, Hautjucken oder Gelenkschmerzen kommen.

Leider gibt es in Deutschland derzeit praktisch keine natürlichen Vitaminpräparate zu kaufen. Sämtliche Produkte, die Sie im Supermarkt oder in der Apotheke kaufen können, sind synthetisch gewonnen und/oder mit Zusatz- und Farbstoffen und Ähnlichem versetzt (diverse E-Nummern, Titandioxid, Zitronensäure, Cyclamate, Sorbitol usw., das können Sie alles bei den Inhaltsinformationen nachlesen). Sämtliche dieser Zusätze wirken aber allergisierend und schwächen das Element Metall – das ist genau das Gegenteil von dem, was Sie eigentlich mit den Mitteln erreichen wollen.

Außerdem sind in Deutschland höherdosierte Präparate nicht erlaubt, es sei denn, sie wären von einem Arzt verordnet. Warum das so ist, kann ich Ihnen nicht beantworten. Ganz anders in Amerika: Dort steht zwar mit der Volksgesundheit genauso wie bei uns vieles nicht zum Besten, aber wenigstens finden Sie dort in nahezu jedem Ortszentrum einen riesigen Vitaminstore, wo es alle erdenklichen Produkte frei verkäuflich gibt. Deswegen müssen Sie bei uns derzeit auf das Internet ausweichen. Nützliche Adressen finden Sie im Anhang.

Eisen

Für Kinder mit am wichtigsten ist Eisen. So gut wie alle Kinder leiden unter Eisenmangel. Das kann man schon sehen, wenn man sich nur umschaut: Wie blass die meisten Kinder doch sind! Ich halte die zusätzliche Gabe von Eisen nach dem Abstillen ab dem Alter von

sechs Monaten für unabdingbar. Bei Flaschenkindern sollten Sie ab der vierten Lebenswoche täglich ein paar Eisentropfen (z. B. Ferrosanol oder Vita ferro) verdünnt zuführen.
Eisen ist aus chinesischer Sicht eine grundlegende, Yin-aufbauende Substanz, die Kinder besonders dann brauchen, wenn sie schnell wachsen. Und das ist in den ersten Lebensjahren sowie in der Pubertät ganz dramatisch der Fall. Eisen ist notwendig für die Blutbildung und den Muskelaufbau. Für den Sauerstofftransport im Körper. Für die Entgiftungsleistung der Leber. Für die Energiegewinnung im Ausdauerbereich.
Ganz besonders empfehlenswert ist zusätzliches Eisen für Kinder, die eine Schwäche der Leber und der Haut geerbt haben. Anzeichen für eine Leberschwäche sind Lebererkrankungen bei den Eltern, dunkle Augenringe bei Eltern und Kind, Neigung zu Infekten und zu Pilzerkrankungen (auch Nagelpilz). Anzeichen für eine Hautschwäche (homöopathisch ist das die psorische oder medorrhinische Konstitution) sind helle Haut mit blauen Augen bei Eltern und Kind, Sommersprossen und Herpesneigung.

Wichtige Eisenlieferanten: Fleisch, Leber, Fisch, Eigelb, Vollkorngetreide, Nüsse, Brot, Bohnen, Sojaprodukte, Aprikosen, Grüngemüse.
Eine eisenreiche Ernährung ist schon einmal hervorragend, genügt aber aller Erfahrung nach meistens nicht. Ich empfehle daher:
Ferrosanol-Tropfen (Dosierung gemäß Beipackzettel, mindestens zwei- bis dreimal pro Woche) verdünnt vom sechsten Lebensmonat an bis zum Alter von zwei Jahren.
Danach als Lutschtablette mit 25 mg Eisen. Wenn die Kinder dann schlucken können, empfehlen wir 40 mg natürliches Eisen bis ins Erwachsenenalter. Steigern sollten Sie die Dosis, sobald die Kinder in der Pubertät mit dem Wachstumsschub beginnen oder sobald bei den Mädchen die Periode einsetzt (dann mindestens vier- bis fünfmal pro Woche 40 mg).
Als beste Produkte haben sich in unserer Praxis Ferrosanol-Tropfen (Fa. Sanol), Children chewable Iron, Natural Iron 40 mg (Fa. Nature Plus) bewährt.
Sinnvoll ist auch »Floradix Kräuterblut«, Brausetabletten oder Sirup aus der Apotheke, was den meisten Kindern aber nicht schmeckt. Ihre Apotheke berät Sie hier gerne. (Das Eisen stammt hier allerdings nicht aus natürlichen Quellen.)
Vorsicht: Eisen ist neben Selen eigentlich das einzige der natürlichen(!) Nahrungsergänzungsmittel, bei dem eine Überdosierung möglich ist. Deshalb nicht mehr als 80 mg täglich ergänzen und die Dose gut verstecken.

Bei den erwähnten Hinweisen auf eine erbliche Vorbelastung sollten Sie zusätzlich zur Eisenergänzung auch noch den Organismus Ihres Kindes gezielt dabei unterstützen, das Eisen besser verwerten zu können. Es empfiehlt sich dann die Gabe von Schüßler-Salz Nr. 3, Ferrum phosphoricum D12. Jede zweite Woche zweimal pro Woche vormittags und nachmittags je zwei Tabletten (im Abstand von zehn Minuten) pur oder mit etwas Flüssigkeit im Mund zergehen lassen.

Vitamin D

Vitamin D brauchen die Kinder für einen ausgewogenen Kalziumhaushalt. Darum ging es schon weiter oben beim Thema Milch und beim Säure-Basen-Gleichgewicht. Ein Vitamin-D-Mangel kann bei Kindern zu weichen Knochen führen, weil nicht mehr genügend Kalzium in den Knochen eingelagert werden kann. Diese Krankheit heißt Rachitis. Früher war sie gefürchtet, als viele Menschen zu Beginn des Industriezeitalters vom Land in die Städte gezogen sind und sich dort mangelhaft ernährt haben. Heute kommt sie nur noch selten vor.

Das Vitamin wird über die Nahrung aufgenommen, aber hauptsächlich vom Körper selbst gebildet. Das geschieht in der Haut, allerdings nur bei Sonneneinstrahlung. Die Vitamin-D-Mangelkrankheit Rachitis ist darum sozusagen eine Lichtmangelkrankheit. Sie kann unter normalen Lebensbedingungen heute eigentlich kaum mehr vorkommen, wenn Sie einfach nur beherzigen, täglich mit dem Säugling oder Kleinkind an der frischen Luft spazieren zu gehen.

Rachitis kommt zwar kaum mehr vor, aber begrenzter Vitamin-D-Mangel durchaus. Auch wenn Sie viel Zeit im Freien mit Ihrem Kind verbringen, ist die drei- bis viermalige Gabe pro Woche von Vitamin D ab dem Geburtstermin bis ins Erwachsenenalter aus meiner Sicht notwendig.

Vitamin D liefert einen wichtigen Beitrag für die Festigkeit von Knochen, Zähnen und Gewebe. Es ist wichtig für die Muskulatur. Es stärkt das Immunsystem.
Wichtige Vitamin-D-Lieferanten: Leber, Fisch, Avocado, Pilze, Eigelb
Jeden Tag an die frische Luft!
Ich empfehle außerdem:
Ab der Geburt bis zum Ende des dritten Lebensmonats 1000 I.U. Vitamin D (ohne Fluor, also bitte keine D-Fluoretten!) fünfmal pro Woche (z.B. Vigantoletten 1000 der Fa. Merck). Ab dem vierten Lebensmonat genügen vier- bis fünfmal pro Woche 500 Einheiten (bitte nicht nur in den Wintermonaten). Kleinkindern und Kindern empfehlen wir 400 bis 500 Einheiten natürliches Vitamin D (z.B. Natural Vit. D der Fa. Nutrina). Allen Jugendlichen und Erwachsen empfehlen wir 2000 I.U. natürliches Vitamin D3 (z.B. Super D3 2000 der Fa. ARG), mindestens dreimal pro Woche.

Achten Sie jedoch bitte darauf, dass das Vitamin D nicht mit Fluor kombiniert ist. Fast alle Kinderärzte verschreiben Vitamin D immer zusammen mit Fluor, in der Absicht, etwas Gutes für die Zähne zu tun. Das ist meiner Überzeugung nach keine gute Idee.
Fluor härtet Zähne und Knochen, ja, das stimmt. Aber wozu härten, was schon hart ist? Zusätzliche Fluorgaben führen aus naturheilkundlicher Sicht zu einer unnatürlichen Härte der Zähne, einer unnatürlichen Härte der Knochen und schließlich auch zu einer möglichen »Verhärtung der Seele«. Ich empfehle auch, bis zum vollendeten vierten Lebensjahr keine fluoridhaltige Kinderzahnpasta zu verwenden. Mehr dazu im Abschnitt »Zahnpflege« weiter unten.

Kalzium

Da ich Ihnen ja generell nahelege, auf Milch und Milchprodukte bei der Ernährung Ihres Kindes zu verzichten, würde ich Ihnen zusätzlich zur ohnehin kalziumreichen Vollwerternährung eine Nahrungsergänzung mit Kalzium empfehlen.
Warum? Bei den meisten Säuglingen liegt homöopathisch gesprochen eine tuberkulinische Erbbelastung vor. Dieses Erbtoxin führt dazu, dass vor allem die Schleimhäute und das Lymphsystem das vorhandene Kalzium zu wenig oder falsch in das Gewebe einbauen. Und gerade das verursacht beispielsweise eine Anfälligkeit für

Infekte. Diese lokalen Mangelerscheinungen können ausgeglichen werden, wenn bei Kleinkindern ab dem sechsten Monat Kalzium »zugefüttert« wird.

Kalzium ist wichtig für die Bildung und den Erhalt kräftiger Zähne und Knochen. Unterstützt die Muskelkraft. Verhindert allergische Reaktionen. Wichtig für die Impulsübertragung der Nervenzellen.
Wichtige Kalzium-Lieferanten: Vor allem frische Kräuter, ansonsten Käse, Mandeln und Nüsse, Grünkohl, Spinat, Sellerie, Sojabohnen, Brunnenkresse, Brokkoli, Bohnen, Lauch, Kohlrabi, Meeresfrüchte, Vollkornbrot.
Ich empfehle:
Dreimal pro Woche eine Pipette eines flüssigen natürlichen Kalziumpräparates ab dem sechsten Monat, bei Flaschenkindern bereits ab dem vierten Monat (z.B. Liquid Calcium, Fa. Nature's Plus).
Später dreimal pro Woche eine Lutschtablette, bis die Kinder schlucken können. Dann ergänzen wir mit natürlichem Calciumcitrat bis zum Erwachsenenalter. (Als bestes Kalziumpräparat für Kinder hat sich in unserer Praxis Source of Life Animalparade Calcium von Nature's Plus und Calciumcitrat 170 von der Fa. ARG bewährt.) Wenn die Kinder bei den Lutschtabletten den Vanillegeschmack nicht mögen, streuen wir das Calciumcitrat unter das Essen.
Ab dem dritten Lebensjahr ergänzen wir gerne noch mit 1x10 Mineral Gold-Tropfen dreimal pro Woche, einer Mischung aus fossilem Gestein, das optimal in das Binde- und Knochengewebe eingebaut werden kann. (Mineral Gold-Tropfen sind über alle Apotheken erhältlich.)

Vitamin C

Beim Thema Vitamin C bzw. Ascorbinsäure gibt es heftige Kontroversen unter den Medizinern. Einigkeit besteht darüber, dass Vitamin C ein wichtiger Radikalfänger ist, also antioxidativ wirkt. Außerdem ist unbestritten, dass Menschen dieses Vitamin nicht selbst im Körper produzieren können. Das geht auch Affen, Meerschweinchen, südamerikanischen Wasserschweinen und einigen Vögeln so. Für alle anderen Tiere herrscht da kein Mangel, sie produzieren das Vitamin zum Teil in großen Mengen (bis zu 20 g täglich) selbst. Wir dagegen müssen es mit unserer Nahrung aufnehmen.
Differenzen gibt es beim Bedarf: Die offizielle Ernährungsempfeh-

lung für Vitamin C geht in Richtung Mini-Dosen. Die Deutsche Gesellschaft für Ernährung empfiehlt beispielsweise täglich 100 mg und wendet sich gegen hohe Dosen. Der zweifache Nobelpreisträger Linus Pauling dagegen nahm selbst täglich zwischen 10 und 20 g Vitamin C zu sich, also die hundertfache Menge, und propagierte bereits in den 1960er-Jahren die Gabe von hochdosiertem Vitamin C als Generalrezept gegen alle möglichen Krankheiten, z.B. auch Krebs. Er wurde in der Tat 93 Jahre alt und war bis zum Ende topfit und hellwach, was neben den Vitaminrationen sicher auch daran lag, dass er Zucker, Weißbrot und Zigaretten mied. Wer weiß, wie alt er geworden wäre, wenn er nicht erst im Alter von 65 Jahren mit den Vitaminzusätzen begonnen hätte?

Was soll man nun also empfehlen? Ich bin der Meinung, dass es Unsinn ist, zu streiten, ob zusätzliche Vitamingaben schädlich oder nützlich sind, wenn man nicht zwischen natürlichen und synthetischen bzw. isolierten Vitaminen unterscheidet. Bei künstlichen Vitaminen wäre auch ich sehr vorsichtig mit hohen Dosen. Bei natürlichen Vitaminen stehe ich auf dem Standpunkt: Es gibt kein Zuviel. Natürliches Vitamin C ist eines der wichtigsten Antioxidantien. Stärkt das Immunsystem. Beugt Krebs vor. Erhöht den Anteil des »guten« Cholesterins (HDL), verdünnt Plaques in den Arterien, stärkt die Blutgefäße. Senkt den Blutdruck. Ist wichtig für das Wachstum und für den Aufbau des Bindegewebes. Hilft bei der Wundheilung. Unterstützt die Herstellung von Anti-Stress-Hormonen und Interferon.

Je größer die Pilz-/Schwermetallbelastung, desto höher der Bedarf an Vitamin C.

Wichtige Vitamin-C-Lieferanten: Frisches Obst, insbesondere Zitrusfrüchte, Salat, Gemüse, Kartoffeln, Sojabohnenöl.

Ich empfehle: Vor dem 15. bis 20. Lebensmonat in der Regel keine Nahrungsergänzung mit Vitamin C, es sei denn bei Infektanfälligkeit. Danach dreimal pro Woche eine Lutschtablette oder natürliches Vitamin C 500 mg, (eingestreut oder zum Schlucken) bis ins Erwachsennalter, verstärkt in Erkältungszeiten. (Wir empfehlen in unserer Praxis Source of Life Animalparade Vitamin C von Nature's Plus oder Buffered Vitamin C von ARG.)

Multivitaminpräparate

In unserer Praxis verschreiben wir generell allen Kindern zum Aufbau einer gesunden Konstitution außerdem auch ein Multivitaminpräparat.

Säuglingen ab dem sechsten Lebensmonat geben wir natürliche Vitamine in Form von Tropfen (z. B. Baby Plex, Fa. Nature's Plus), später als Multivitaminlutschtablette. Bei Flaschenkindern beginnen wir bereits ab dem vierten Lebensmonat mit den Multivitamintropfen.
Ich empfehle: Dreimal pro Woche eine Tablette oder Lutschtablette bis zum Erwachsenenalter. (Als bestes Multivitaminpräparat hat sich in unserer Praxis Source of Life Animalparade Multivitamin von Nature's Plus oder Multi-Vi-Min von ARG bewährt.)

Jod

Da Deutschland und vor allem Süddeutschland ein Jodmangelgebiet ist, ergänzen wir bei allen Kindern ab dem 15. Lebensmonat die Nahrung vier- bis fünfmal pro Woche mit Jod. Anfangs, solange die Kinder noch nicht richtig schlucken können, geben wir natürliches Jod in flüssiger Form (z.B. Liquid Jodine, Fa. Biotics), später dann natürliches Jod aus Seealgen (z.B. Kelp, Fa. G&G).

VITAMINE BEI INFEKTEN

Ein großer Teil der verbreiteten Zweifel an der Wirksamkeit von Vitamingaben rührt daher, dass in Studien nicht bewiesen werden konnte, dass Vitamine Erkältungskrankheiten verhindern. Das ist nun wieder eine Scheindiskussion, denn es ist ja ohnehin klar, dass Vitamine alleine keine Erkältungen verhindern können, wenn das Immunsystem ansonsten massiven Belastungen unterliegt. Auch hier wurde wieder nach der einfachen Kausalität gesucht – und die findet man eben nicht, weil es so simpel nicht funktioniert. Es gibt immer viele Ursachen für Krankheit, und es gibt immer viele Ursachen für Gesundheit. Korrekt formuliert muss es heißen: Vitamine alleine können Erkältungen (und andere Krankheiten) nicht verhindern, vor allem dann nicht, wenn sie erst gegeben werden, wenn der Infekt schon da ist. Aber sie können zum einen dazu beitragen, dass ein starkes Immunsystem Krankheiten verhindert, und sie können zum anderen dazu beitragen, dass akute Erkältungen (und andere Krankheiten) leichter überwunden und vollständig ausgeheilt werden.
Der letzte Punkt ist wichtig: Nicht ausgeheilte Infekte können über Monate und Jahre im Körper schlummern und schwelen – und belasten die Gesamtkonstitution. Wenn bei Ihrem Kind im-

mer neue Infekte hinzukommen, die nie richtig abgearbeitet werden, überzieht Ihr Kind irgendwann ein inneres Konto und es kommt zu Krankheitsausbrüchen auf einer ganz anderen Ebene, vorzugsweise die für das Element Metall typischen Krankheiten, z.B. chronische Entzündungen und Allergien. Deshalb betone ich: Jeder Infekt muss raus!
Kerngesunde Kinder werden erst gar nicht krank. Aber wenn Ihr Kind zu Infekten neigt, dann können Sie sicher sein, dass zusätzliche Vitamingaben das Immunsystem Ihres Kindes unterstützen, die Infekte nach der Akutphase vollständig auszuheilen und damit den Schaden zu begrenzen.
Bei jedem Infekt verdoppeln Sie einfach die oben empfohlenen täglichen Dosen eine Woche lang. Zusätzlich eine Woche lang: Vitamin A (1 bis 2x 4000 Einheiten täglich), Vitamin B-Komplex (2x1 Tablette täglich), Zink (2x50 mg täglich).
Was Sie bei akuten Erkältungen bzw. grippalen Infekten sonst noch tun sollten, finden Sie ausführlich beschrieben im Kapitel »Metall«.

Nahrungsergänzung in Schwangerschaft und Stillzeit?

Von Seiten der Schulmedizin wird gelegentlich die Einnahme eines Multivitaminpräparates und die Gabe von Folsäure empfohlen. Folsäure hilft dem Fötus beim Schließen des Neuralrohres in einem frühen Entwicklungsstadium. Dem stimme ich zu, möchte aber betonen: Bitte nehmen Sie ein natürliches Präparat.

Ich empfehle während der Schwangerschaft:

- Ein spezielles Multivitaminpräparat für Schwangere, das ausreichend Folsäure enthält (z.B. Prenatal von Nature's Plus: 5x pro Woche 1x1).
- Dreimal pro Woche zusätzlich 40 mg elementares natürliches Eisen (z.B. Natural Iron 40 mg Fa. Nature's Plus).
- Dreimal wöchentlich zusätzlich Cholecalciferol (OH) – Vitamin D3 (z.B. Super D3, Fa. ARG), damit die Mineralstoffe und Spurenelemente optimal über die Nieren aufgenommen werden können.
- Jeden zweiten Tag zusätzlich 150 bis 200 µg Jod, am besten in Form eines Algen-Präparates (Deutschland ist, wie gehört, ein Gebiet mit geringen Jodgehalt im Boden, weshalb sämtliche Nahrungsmittel aus Deutschland zu wenig Jod enthalten.)

VITAMINE IM ÜBERBLICK

Einerseits essen unsere Kinder oftmals viel zu wenig natürliches und unbelastetes Obst und Gemüse, zum anderen haben sie in der Wachstumsphase einen erhöhten Bedarf an Vitaminen, Mineralstoffen und Spurenelementen.
Ein Multivitaminpräparat (aus natürlichen Quellen) liefert eine umfassende Basisversorgung mit allen wichtigen Substanzen.
Die Supplementierung von Vitamin D, Calcium und fossilen Mineralien (Mineral Gold) sorgt für ein optimales Wachstum sowie für die Festigkeit von Gewebe und Zähnen.
Untersuchungen haben gezeigt, dass praktisch alle Kinder unter Eisenmangel leiden.
Vitamin C und Zink sorgt für eine gesunde Entwicklung des Immunsystems sowie des Bindegewebes.

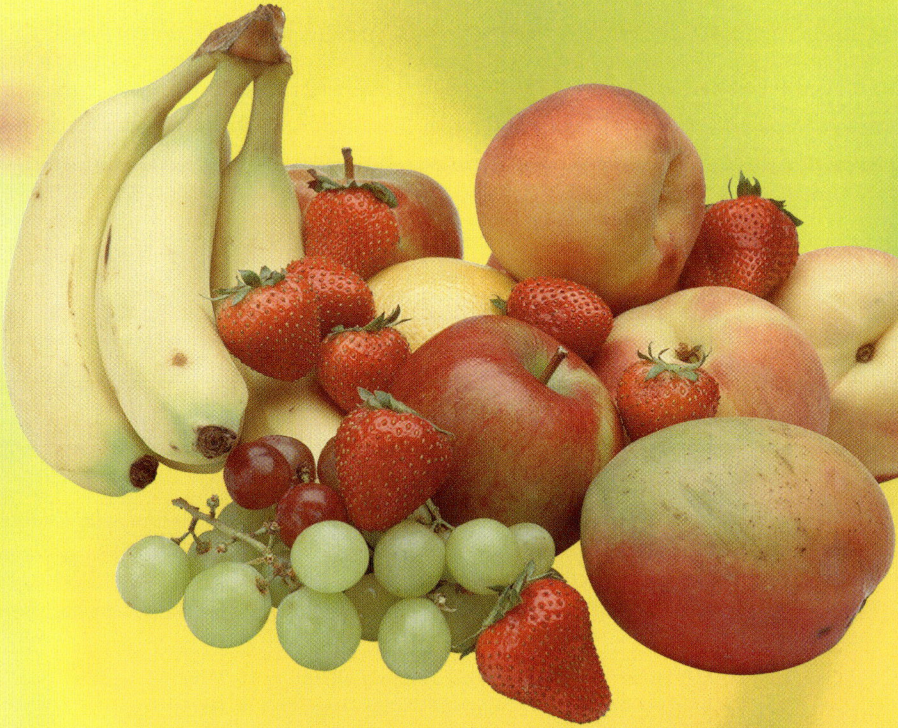

Vitamine der B-Gruppe helfen dem Immunsystem, dem Blut, der Entwicklung und dem Wachstum der Gewebe und des Gehirns und Nervensystems, dem Stoffwechsel, der Haut, den Schleimhäuten und den Augen sowie bei der Entgiftung.
Deutschland, v.a. Bayern, ist ein Jodmangelgebiet. Deshalb ist unbedingt Jod zu substituieren, um Funktionsstörungen der Schilddrüse vorzubeugen.

Selen sollte unbedingt ergänzt werden bei Kindern, deren Mütter während der Schwangerschaft viele Amalgamfüllungen im Mund hatten.

Empfohlene Dosierung für die Gesunderhaltung unserer Kinder:

Multivitaminpräparat	**mind. 3 x pro Woche**
Calcium 250 mg	**mind. 3 x pro Woche**
Mineral Gold Tropfen	**mind. 2 x pro Woche 10 Tr.**
Vitamin C 125 mg	**mind. 3 x pro Woche**
Vitamin D 400/500 I.U.	**mind. 3 x pro Woche**
Eisen 27 mg	**mind. 3 x pro Woche**
Jod flüssig/Kelp 300 mg (Seetang)	**mind. 2 x pro Woche**
Zink 8 mg	**mind. 2 x pro Woche**
Vit. B-Komplex Kps.	**mind. 2 x pro Woche**
Selen 200 µg	**mind. 2 x pro Woche**

Bei Infekten geben Sie bitte 1-4 Tage lang, täglich:

Vitamin C	**4-8 x 1 Lutschtbl.**
Zink	**3-5 x 1 Lutschtbl.**
Eisen	**2 x 1 Lutschtbl.**
Multivitamin	**2 x 1 Lutschtbl.**
Jod flüssig	**2 x 3 Tropfen**
Super B	**2 x 1 Kapsel einstreuen**

Empfehlenswerte Produkte:

S.L. Animalparade Multivitamin/BabyPlex flüssig	**(Fa. Nature's Plus)**
S.L. Animalparade Calcium/liquid Calcium	**(Fa. Nature's Plus)**
S.L. Animalparade Vitamin C	**(Fa. Nature's Plus)**
Vitamin D 400 I.U./Vigantoletten 500	**(Fa. Nulab/Merck)**
Eisen (Chewable Iron) Lutschtbl.	**(Fa. Nature's Plus)**
Mineral Gold Extra Lsg.	**(Fa. Mineral Gold GmbH)**
Jod flüssig/Kelp Kps.	**(Fa. Biotics/Fa. G&G)**
S.L. Animalparade Zink	**(Fa. Nature's Plus)**
Super B Komlex	**(Fa. Allergy R.)**

(Bezugsquellen siehe Anhang)

Auf den ersten Blick sieht das nach viel Medizin aus. Sollen schon Babys täglich Tabletten schlucken wie im Altersheim? Das kann erst einmal abschrecken. Und die Präparate müssen ja auch bezahlt werden, und die Krankenkassen übernehmen in der Regel nichts davon.

Meine Kollegen und ich, die wir eine Zusatzausbildung in Präventivmedizin absolviert haben – in Deutschland leider erst seit rund zwei Jahren angeboten –, sind allerdings davon überzeugt, dass die Nahrung unseren heutigen immensen Bedarf an Vitaminen, Spurenelementen und Mineralstoffen nicht mehr deckt. Und wenn das so ist, dann gibt es zur Nahrungsergänzung keine Alternative.

Da wir in unserer Praxis wegen unserer Ausrichtung auf Gesundheitsvorsorge nicht nur die kranken und schwerstkranken Kinder sehen, sondern tagtäglich auch »scheinbar gesunde«, können wir feststellen, dass nahezu alle Kinder heute einen Mangel an Vitalstoffen aufweisen. Das zeigt sich sowohl klinisch (Gesichtsfarbe, Hautbeschaffenheit etc.) als auch laborchemisch in der Spezialdiagnostik. Und das gilt auch für die Familien, in denen vollwertige Ernährung ganz groß geschrieben wird. Aber genau diese Mängel führen über kurz oder lang zu chronischen Krankheiten. Und das muss einfach nicht sein. Um es zu wiederholen: Zur Nahrungsergänzung gibt es keine Alternative.

Und noch einmal ganz deutlich: Wenn Sie natürliche Vitamine nehmen, kann es bei den empfohlenen Dosierungen keinerlei negative Auswirkungen oder Nebenwirkungen geben.

Bezugsquellen aller empfohlenen Nahrungsergänzungsmittel finden Sie im Anhang.

Fasten und Sauna für Kinder? Wie Sie Kinder entgiften können

Dass Gifte in den Körper Ihres Kindes gelangen, dass können Sie nicht verhindern. Sie können höchstens die Giftmenge begrenzen. Aber viel wichtiger als die aufgenommene Giftmenge ist die Giftmenge, die vom Körper wieder ausgeschieden wird. Die Differenz der beiden Mengen ist nämlich das eigentliche Problem: Dieses Gift bleibt im Körper, reagiert ungehemmt mit Zellbestandteilen (Stichwort freie Radikale), wird z.B. im Bindegewebe eingelagert und belastet den Organismus sowohl spezifisch als auch ganz allgemein. Insbesondere werden hierdurch die Signalübertragungen in den Meridianen empfindlich gestört, was die Funktionskreise im Organismus aus dem Gleichgewicht bringt und was auf Dauer chronische Krankheiten hervorrufen kann.

Wir entgiften unseren Körper jeden Tag über den Darm, über die Leber, über die Atmung, über die Haut und über die Niere. Wenn alle diese Entgiftungsprozesse optimal funktionieren, ist es gar nicht so einfach, vergiftet zu werden, denn wir vertragen ganz schön viel! Da liegt es doch nahe, die Entgiftungssysteme Ihres Kindes gezielt zu unterstützen, damit sie optimal funktionieren. Und genau das möchte ich Ihnen ans Herz legen. Was können Sie tun?

- Zu Hause regelmäßige Karenztage, Rohkosttage und Heilfasten einführen.
- Wickel verabreichen.
- Das Schwitzen fördern.
- Regelmäßige Entgiftungswochen einlegen.
- Die Haut paraffinfrei pflegen (siehe Kapitel »Metall«).

Ein Tag ohne Essen

Richtiges Heilfasten, also Nahrungskarenz über mehrere Tage oder gar Wochen hinweg, ist nichts für Kinder unter zwölf Jahren. Das gleich vorneweg. Kleinere Kinder wehren sich ganz instinktiv dagegen, sie sehen den Sinn gar nicht ein. Sie haben Hunger und wollen essen. Auch aus medizinischer Sicht würde ich den Schaden höher

als den Nutzen bewerten, denn Kinder haben einen enormen Energiebedarf für das Wachstum und bewegen sich (wenn sie dürfen) den ganzen Tag über auf hohem Energieniveau.
Längeres Heilfasten wäre also bei Kindern weder praktikabel noch gesund. Aber es muss ja nicht gleich das volle Programm sein. Ich befürworte regelmäßige Karenztage, also gelegentlich einzelne Fastentage, für Kinder.
Warum? Wozu sollte das gut sein? Überlegen Sie sich bitte einmal, wie es unseren Kindern heutzutage geht. Der Kühlschrank ist immer voll. Die Kinder sperren den Schnabel auf, und bekommen ihn umgehend vollgestopft. Mangel? Hungergefühl? Wissen, dass Essen etwas Wertvolles und keine Selbstverständlichkeit ist? – Kennen unsere Kinder nicht. Sollten sie aber.
Ab der ersten Schulklasse ist es Kindern durchaus zuzumuten, die Erfahrung zu machen, wie es ist, einen Tag lang nichts zu essen. Natürlich sollten Sie das nur am Wochenende oder in den Ferien machen. Bereiten Sie diesen Tag mit Gesprächen über Essen und Hunger und die Fastenzeiten der verschiedenen Religionen vor und kündigen Sie an, dass die gesamte Familie einen Tag lang nichts essen wird. Trinken Sie an diesem Tag alle zusammen ausschließlich klares Wasser oder, wenn es draußen kalt ist, ungesüßten Kräutertee. Sprechen Sie mit Ihrem Kind über die Erfahrungen dieses Tages und feiern Sie gemeinsam nach Sonnenuntergang, wenn Sie es geschafft haben – z.B. mit einer gemeinsam gekochten Gemüsesuppe. Oder Sie halten durch bis zum nächsten Morgen und feiern die erste Mahlzeit mit einem schön angerichteten Obstteller zum Frühstück.
Sie werden sehen, dass sich die Einstellung zum Essen bei Ihrem Kind durch diese Erfahrung verändern wird. Und nebenbei arbeiten an diesem Tag alle Entgiftungssysteme auf Hochtouren und reinigen den Körper von innen heraus, der Stoffwechsel nutzt den Urlaubstag und erholt sich, und alle Funktionskreise des Körpers gehen erfrischt aus diesem Entlastungstag hervor.

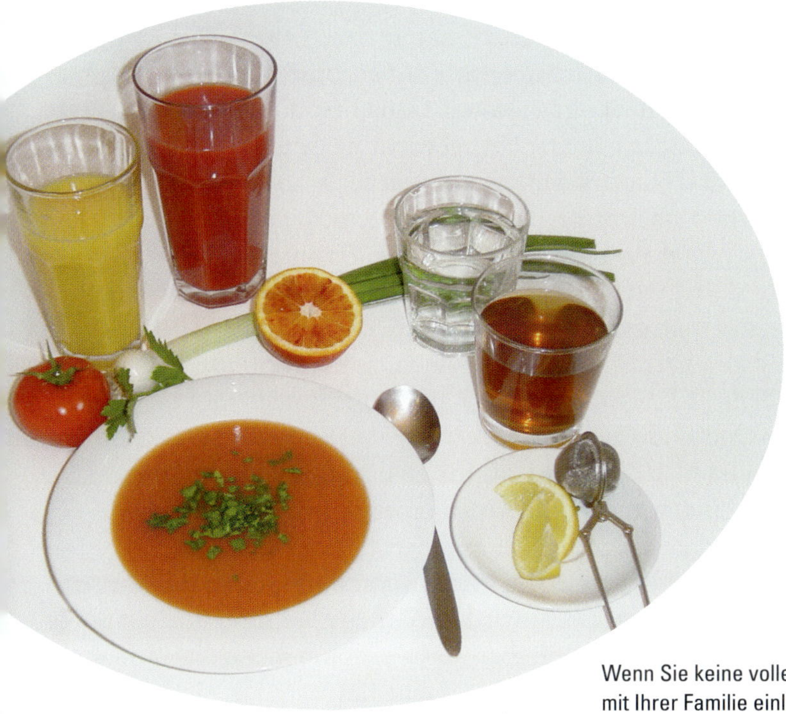

Wenn Sie keine vollen Fastentage mit Ihrer Familie einlegen wollen, dann sind auch Rohkosttage sehr empfehlenswert. Ein bis drei Tage nur rohes Obst und Gemüse zu essen stimmt den ganzen Organismus um und regt gleichzeitig die Elemente Metall und Erde an.

ALTERNATIVE ZUM KARENZTAG: DER REIS-OBST-GEMÜSE-TAG

Wenn Sie in der Familie einen gemeinsamen Entgiftungstag einlegen wollen, ein Fastentag Ihnen aber als zu viel des Guten erscheint, können Sie einen Reistag einlegen:

- **Kochen Sie gleich morgens pro Person 100 g Reis mit Wasser (ohne Salz).**
- **Verteilen Sie den Reis für jede Person auf vier Portionen: 3 x 20 g und 1 x 40 g.**
- **Mischen Sie pro Person drei 20 g-Portionen Reis mit je 100 g Obst, gedünstet oder frisch (ohne Zucker!).**
- **Mischen Sie pro Person eine 40 g-Portion Reis mit gedünstetem, kalorienarmem Gemüse, wie z.B. Zucchini, Lauch, Zwiebeln, Kohlrabi, Sellerie.**
- **Verteilen Sie die Reismahlzeiten über den Tag, z.B. morgens, vormittags und mittags Obstreis, am frühen Abend Gemüsereis.**

Einen solchen Reistag können Sie jeden Monat einmal in Ihren Speiseplan einbauen.

Ab der Pubertät: Heilfasten

Nach dem Beginn der Pubertät können und sollten Kinder bzw. Jugendliche regelmäßig heilfasten. Ganz besonders empfehlenswert ist das bei Kindern, die zu Übergewicht neigen und solchen, die zu Allergien und Hauterkrankungen neigen.

Heilfasten ist aber mehr als nur »nichts essen«: Umstimmungstage, richtiges Verhalten während dem Fasten, Darmreinigung, Fastenbrechen und Aufbau der Ernährung nach dem Fasten, das sind alles Dinge, die man richtig oder falsch machen kann. Eine Anleitung zum Fasten würde hier den Rahmen sprengen. Außerdem gibt es jede Menge Literatur zum Thema (Empfehlungen im Literaturverzeichnis am Ende des Buches).

Gerade von Mädchen wird das Fasten übrigens gerne angenommen: Sie machen den Erfolg jedoch an einem ganz anderen (für sie viel wichtigeren) Zeichen fest: Die (wenigen) Pfunde purzeln rasch! Dabei bleibt es aber langfristig keineswegs, wenn nicht anschließend die Ernährung umgestellt wird. (Wenn Sie bei Ihrer Tochter Sorge wegen einer Essstörung haben sollten, nehmen Sie das bitte nicht auf die leichte Schulter: Magersucht ist für viele Mädchen eine ernstzunehmende Bedrohung. Schulpsychologen oder auch der Hausarzt können erste Ansprechpartner sein, um sich zu informieren.) Der eigentliche Vorteil des Fastens ist nicht das Abnehmen, sondern die Entgiftung, die körperliche Reinigung von innen heraus, und auf geistig-seelischer Ebene die Umstimmung und Neuorientierung.

Wir sind immer wieder überrascht, wie lehrreich ein Heilfasten mit anschließendem schrittweisem Kostaufbau bei Jugendlichen ist: Oft wird ihnen die Bedeutung der gesunden Ernährung dann zum ersten Mal so richtig bewusst. Und gerade dann kann man ihnen die Richtlinien für eine Vollwertkost nahe bringen.

Zum Fasten gehören Einläufe bzw. Klistiere zur Darmreinigung dazu (vgl. auch Seite 75). Noch besser funktioniert das mit einer Darmwäsche (Colon-Hydro-Therapie). Vor allem bei kindlichen Hauterkrankungen (Neurodermitis, allergische Ekzeme, Psoriasis, Akne) hat sich in unserer Praxis die Darmwäsche sehr bewährt, denn dort, im Darm, sitzt bei allen Hauterkrankungen das eigentliche Problem. Informieren Sie sich bei einem naturheilkundlichen

Arzt über die Kollegen in Ihrer Nähe, die die Darmwäsche anbieten, denn nicht jeder naturheilkundliche Arzt oder Heilpraktiker besitzt ein entsprechendes Gerät.

Wickel

Für unsere Großeltern waren sie noch selbstverständlich: Wadenwickel bei Fieber, Zwiebelwickel bei Ohrenschmerzen, Kohlblätter bei Gelenkschmerzen ... Haben wir das alles vergessen? Heute geht man stattdessen zur Apotheke.
Wickel bekämpfen nicht nur akute Krankheitssymptome, sondern helfen bei der vorbeugenden Stärkung des Immunsystems und bei der Entgiftung. Gerade bei Kindern funktioniert das bestens. Zur Leberentgiftung bei Kindern ist der Prießnitz-Wickel eine tolle Sache. Der Landwirt Vincenz Prießnitz lebte im 19. Jahrhundert in Oberschlesien. Im Alter von 17 Jahren fiel er vom Pferd und brach sich zwei Rippen. Damit ihn die scharfen Bruchstellen nicht innerlich verletzten, fixierte er die lädierten Rippen mit einem in kaltes Wasser getauchten Umschlag und band darüber mehrere eng anliegende Tücher. Das war der erste Prießnitz-Umschlag. Die Rippen verheilten bestens, der junge Prießnitz bekam den Ruf eines »Wasserdoktors« und startete eine erfolgreiche Karriere in der Behandlung Kranker mit Wasserkuren. In der Folge begründete er ein Heilverfahren, bei dem vor allem Umschläge, Wickel, schweißtreibende Maßnahmen und Wasserkuren zur Anwendung kommen.

LEBERWICKEL NACH PRIEßNITZ

Ab dem neunten Lebensmonat können Sie regelmäßig zweimal pro Monat die Entgiftungsfunktion der Leber Ihres Kindes anregen. Besonders empfehlenswert ist das bei Kindern, deren Mutter während der Schwangerschaft und Stillzeit Amalgamfüllungen im Mund hatte oder noch hat.
Tauchen Sie einen Waschlappen (oder ein Leinentuch) in kaltes Wasser, wringen Sie ihn aus und legen Sie ihn auf den rechten Oberbauch. Darüber wickeln Sie mit Handtüchern zwei weitere trockene Lagen, erst eine dünne, dann eine dicke.
Am besten wenden Sie den Wickel abends im Bett vor dem Schlafengehen an oder während der Mittagsruhe. Der Wickel wird mindestens eine Stunde am Körper behalten. Wenn Ihr Kind während der Anwendung einschläft, ist das kein Problem, der Wickel darf auch mehrere Stunden angelegt

bleiben. Problematisch ist da schon eher, wenn Ihr Kind beim Abnehmen des Wickels aufwacht und dann Schwierigkeiten hat, wieder einzuschlafen.
Zunächst mögen die Kinder den kalten Lappen ein wenig unangenehm finden, aber bald wird es unter dem Wickel mollig warm, was sehr angenehm ist. Durch die Körperwärme entsteht ein feuchtwarmer Bereich über der Leber, der die Blutgefäße erweitert und die Leberfunktion anregt.

Gesundschwitzen in der Sauna

Saunabaden ist auch für Kinder sehr empfehlenswert, allerdings sollten Sie es nicht übertreiben, ich würde sagen, höchstens zweimal im Monat und nicht zu heiß, z.B. in der Bio-Sauna bei 65 Grad. Und ab welchem Alter? Ab dem vierten oder fünften Lebensjahr lässt sich nichts dagegen einwenden, die Kinder müssen es nur selbst wollen, das ist das Wichtigste. Wenn Sie selbst regelmäßig in die Sauna gehen, wird Ihr Kind das irgendwann automatisch auch mitmachen wollen. Lassen Sie es einfach ausprobieren, ob es ihm Spaß macht und gut tut.
Die Kinder haben ein wunderbares Gefühl dafür, wie lange sie im »Ofen« bleiben dürfen. Schauen Sie aber selbst auch auf die Uhr, sieben bis zehn Minuten sollten bis zum zwölften Lebensjahr nicht überschritten werden. Da gilt das Gleiche wie bei Erwachsenen: Viel hilft nicht viel. Saunieren ist kein Hochleistungssport.
Bei Kindern ist außerdem zu beachten, dass hinterher das übliche Abschrecken mit kaltem Wasser überzogen ist. Bitte keine kalte Schwalldusche, kein eisiges Tauchbecken. Das würde aus Sicht der chinesischen Medizin bei den empfindlichen Kindern vor allem das Qi der Lunge blockieren. Kalte Güsse an Armen und Beinen sind in Ordnung, der Körperstamm sollte ausgespart werden.
Auch hier wieder möchte ich auf die richtige Hautpflege vor und nach dem Saunagang hinweisen: Paraffinhaltige Cremes kleistern die Haut zu und verhindern die Entgiftung über die Haut. Ein weiterer Punkt: Achten Sie darauf, dass Ihr Kind am Saunatag besonders viel Wasser trinkt.
Und Sauna für Ungeborene? Oder mit anderen Worten: Sollten Schwangere in die Sauna gehen? Warum nicht – allerdings bitte nach den gleichen Vorsichtsregeln, wie oben für Kinder genannt: nur

zweimal im Monat, höchstens 65 Grad, nicht länger als sieben Minuten, kein Abschrecken, paraffinfreie Hautpflege und den ganzen Tag viel Wasser trinken. In den ersten drei Schwangerschaftsmonaten und ab dem sechsten Schwangerschaftsmonat würde ich Ihnen aber trotzdem nahe legen, bis nach der Geburt zu pausieren. Die Sauna ist ziemlich anstrengend (darauf beruht ja auch ihre Wirkung) und eine Schwangerschaft ist auch ziemlich anstrengend. Beides zusammen kann zu viel des Guten sein.

Entgiftungswochen für Kinder

Zwei- bis dreimal pro Jahr können Sie in Ihrer Familie für alle eine Entgiftungswoche ausrufen, wenn Ihre Kinder über drei Jahre alt sind. Dabei geht es darum, die im Organismus angesammelten Schlacken und Gifte gründlich zu entsorgen und die Entgiftungssysteme des Körpers wieder aufzumöbeln.

Und so wird's gemacht:

- Stellen Sie jeden Morgen für jedes Kind ein bis zwei, für die Erwachsenen vier Literflaschen stilles Mineralwasser bereit. Bis zum Abend muss jeder alles restlos ausgetrunken haben. Andere Getränke sind in dieser Woche nicht erlaubt.
- Essen Sie in dieser Woche konsequent vollwertig, wie am Anfang dieses Kapitels beschrieben.
- Besuchen Sie in dieser Woche alle zusammen zweimal die Sauna. Saunieren Sie im Schongang, nicht lange und nicht heiß.
- Geben Sie in dieser Woche jedem Familienmitglied jeden Tag folgende natürliche (!) Nahrungsergänzungsmittel, alle entweder als Kapsel schlucken oder den Kapselinhalt in das Essen einstreuen (Bezugsquellen im Anhang):
  - *Vitamin C* (1-3 g)
  - *Vitamin E* (2 x 400 IE)
  - *Selen* (2 x 200 µg)
  - *Zink* (2 x 50 mg)
  - *Eisen* (1 x 40 mg)
  - *Jod flüssig* (2 x 5 Tropfen)
  - *Vitamin-B-Komplex* (1 x 1 Tbl.)

- *BioReu Rella*, das sind Tabletten aus Meeresalgen speziell zur Entgiftung (2 x 5 Tbl.), wenn die Kinder schon gut schlucken können.
- Außerdem *Löwenzahnblätter* und *Korianderwürze* als alkoholische Auszugslösung tgl. 2 x 1 – 4 Pipetten nach der Mahlzeit.

Und versuchen Sie dazu Folgendes, wenn Sie mögen: Machen Sie vor der Entgiftungswoche von jedem Familienmitglied ein Foto, möglichst alle am selben Ort. Unmittelbar nach der Woche machen Sie den nächsten Fototermin. Und dann vergleichen Sie gemeinsam: vorher – nachher. (Achten Sie besonders auf die Schatten unter den Augen.) Viel Spaß!

Zahnpflege, Zahnarzt, Amalgam: Leben dürfen ohne Gift im Mund

Überall in der Welt wo Zuchttiere auf Märkten versteigert oder gehandelt werden, prüfen die potenziellen Käufer die Gesundheit der Tiere, bevor sie sie ersteigern oder erwerben. Zu allen Zeiten haben die kundigen Käufer dabei eines nie außer Acht gelassen: den Blick auf die Zähne, denn vom Zustand der Zähne kann man auf die Gesamtkonstitution des Tieres schließen. Auch beim Menschen lässt sich viel an den Zähnen ablesen.

Karies – wie verhindern?

Gesunde Zähne sind nicht nur eine Folge konsequenter und korrekt gehandhabter Zahnpflege – das ist wichtig, jedoch nur die eine Seite. Die andere Seite betrifft die Ernährung. Ja, richtig, die Süßigkeiten. Schulmedizinisch bekommen Sie dann erklärt: Süßigkeiten enthalten Zucker, Zucker verursacht bakterielle Zahnbeläge, diese scheiden Säure ab, die Säure greift den Zahnschmelz an, und schon haben wir Karies. Also heißt es: regelmäßig Zähne putzen, dann kann gar nichts schief gehen.
Aber auch das ist wieder nur eine Hälfte der Wahrheit. Die andere Hälfte: Die Kohlehydrate (Stärke und Zucker) aus der Nahrung werden im Körper zu Glukose aufgespalten, die als Energielieferant im Körper verteilt wird. Beim Verbrennen, z.B. in den Muskeln, wird der Zucker weiterverwandelt. Das läuft »sauber« ab, wenn bestimmte Spurenelemente und Vitamine ausreichend in den Zellen vorhanden sind. Ist das nicht der Fall, bleiben Zwischenprodukte der chemischen Reaktionen in den Zellen liegen und bilden Säuren. Der Körper übersäuert. Um das saure Milieu auszugleichen, löst der Organismus bei fehlenden Mineralstoffen mangels Alternative basisches Kalzium aus den Knochen und aus den Zähnen. Erst dadurch wird der Zahnschmelz so weich, dass Karies überhaupt entstehen kann. Und wenn der Organismus Ihres Kindes dauerhaft übersäuert und Ihr Kind entsprechend veranlagt ist, wird es früher oder später trotz all dem Zähneputzen Karies bekommen!

DAMIT IHR KIND AUCH MORGEN NOCH KRAFTVOLL …

zubeißen kann, können Sie seine Zahngesundheit gezielt stärken.

- **Die Wahl der Zahnpasta spielt keine Rolle, sie sollte nur bis zum vierten Lebensjahr kein Fluor enthalten, z.B. Weleda.**
- **Verwenden Sie eine Zahnbürste mit weichen Borsten und kleinem Kopf und erneuern Sie sie regelmäßig, damit die Enden der Borsten sich nicht anschärfen.**
- **Bringen Sie dem Kind spielerisch ab dem zweiten Lebensjahr das richtige Putzen morgens und abends bei: Kauflächen schrubben, aber ohne festen Druck, die Seiten der Zähne innen und außen nicht hin und her schrubben, sondern an jeder Stelle erst sanft kreisen und dann vom Zahnfleisch weg bürsten. Zahnzwischenräume einmal am Tag mit Zahnseide putzen. Zwischendurch eine elektrische Zahnbürste zu verwenden wird von vielen Zahnärzten empfohlen.**
- **Machen Sie möglichst früh mit Ihrem Kind eine homöopathische Konstitutionstherapie (bereits im Säuglingsalter). Sollte Ihr Kind eine erblich bedingte Schwäche der Zähne mit auf die Welt gebracht haben, kann sie so ausgeglichen werden. Gleichzeitig beugen Sie chronischem Lymphstau und daraus resultierenden Zahnfehlstellungen vor und können jahrelanges Tragenmüssen von Zahnspangen effektiv verhindern.**
- **Vermeiden Sie Fluortabletten im Säuglingsalter. Geben Sie stattdessen Weleda Aufbaukalk direkt nach dem Abstillen oder bei Flaschenkindern ab dem vierten Lebensmonat über drei bis vier Jahre.**
- **Stillen Sie möglichst sechs Monate lang.**
- **Essen Sie in der ganzen Familie vollwertig.**
- **Geben Sie Ihrem Kind nach dem Abstillen oder bei Flaschenkindern ab dem vierten Monat über zwei Jahre hinweg folgende Schüßler-Salze:**

Schüßler-Salz Nr. 1: Calc.fluor. D12
Schüßler-Salz Nr. 3: Ferr. phosph. D12
Schüßler-Salz Nr. 11: Silicea D12
Schüßler-Salz Nr. 22: Calc. carb. D12

Über den Tag verteilt von jeder Nummer ein bis drei Tabletten hintereinander lutschen lassen oder aufgelöst in Wasser verabreichen.
Bitte beachten Sie, dass während einer homöopathischen Therapie (und das ist die Schüßler-Salz-Therapie) keine ätherischen Öle oder eine mentholhaltige Zahncreme verwendet werden sollen.

SCHÜSSLER-SALZE

Die Schüßler-Salz-Therapie geht auf Wilhelm Heinrich Schüßler zurück. Er war ein deutscher homöopathischer Arzt, der seine neue *Biochemische Heilweise* 1873 in einem Fachartikel vorstellte. Nach Schüßler gibt es zwölf wesentliche biochemische, anorganische Substanzen, eben die Schüßler-Salze, die für die gesunde Funktionsweise des Körpers notwendig sind. Fehlen sie in den Körperzellen, können diese nicht mehr richtig funktionieren, daraus resultieren Krankheitssymptomen und Funktionsstörungen. Das Verfahren beschäftigt sich also ausschließlich mit dem Mineralstoffhaushalt im Körper des Menschen und hier speziell mit den Mineralstoffmängeln innerhalb der Zellen.

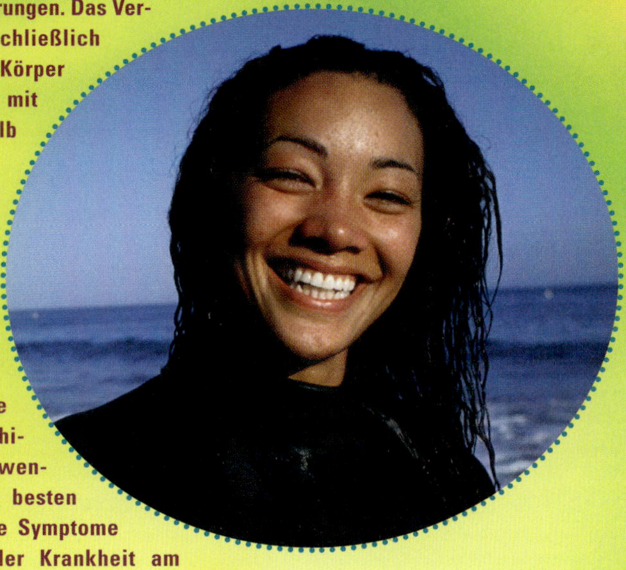

Die Schüßler-Salze werden in homöopathischen Niedrig-Potenzen verabreicht, meistens über einen längeren Zeitraum hinweg. Gleichwohl ist die Schüßler-Salz-Therapie keine »reine« Homöopathie, denn sie wird nicht nach dem homöopathischen Ähnlichkeitsprinzip angewendet, wonach Krankheiten am besten mit Stoffen zu kurieren sind, die Symptome auslösen können, die denen der Krankheit am ähnlichsten sind.

Die zwölf ursprünglichen Schüßler-Salze reduzierte Schüßler selbst noch um eines, das er für entbehrlich hielt. Nach seinem Tod wurden zu diesen klassischen Schüßler-Salzen von verschiedenen Ärzten weitere, ergänzende Mittel hinzugefügt, deren Notwendigkeit aber teilweise umstritten ist. So kommt es, dass manche Ärzte nur mit elf Schüßler-Salzen arbeiten, andere mit bis zu 27.

Nach meiner Erfahrung gibt es keinen Anlass für Grundsatzdiskussionen zwischen klassischen Homöopathen und Schüßler-Therapeuten oder zwischen Verfechtern der ursprünglichen Schüßler-Salze und den Verfechtern der Ergänzungsmittel. Recht hat, wer heilt. Und die Wirksamkeit der Schüßler-Salze, auch der Ergänzungsmittel, kann ich in meiner Praxis tagtäglich sehen. Ich teste die Mittel bioenergetisch aus, kann so den Bedarf des individuellen Organismus genau diagnostizieren und die Schüßler-Salze präzise für den Einzelfall zusammenstellen.

Wenn Sie Karies bei Ihren Kindern verhindern wollen, sollten Sie also unbedingt zweierlei tun: Erstens die Zähne gründlich putzen und Ihren Kindern ab dem zweiten Lebensjahr spielerisch beibringen, wie man die Zähne richtig putzt. Dazu gehört vor allem auch die Verwendung von Zahnseide, um die Zahnzwischenräume von Essensresten zu befreien. Und verwenden Sie besser bis zum vierten Lebensjahr keine fluoridhaltige Zahnpasta, denn das Fluor belastet die Darmschleimhaut und begünstigt Pilzinfektionen im Darm. Aber vor allem sollten Sie zweitens für einen ausgeglichenen Säure-Basen-Haushalt sorgen, und zwar durch eine vollwertige Ernährung, wie sie zu Beginn dieses Kapitels beschrieben ist.

Ich will überhaupt keine Kollegenschelte betreiben, aber eines frage ich mich wirklich ernsthaft: Warum gibt es bei Zahnärzten nicht routinemäßig eine Ernährungsberatung? Warum werden bei Zahnärzten keine pH-Wert-Messungen bei den Patienten durchgeführt? Und warum gibt es dort keine Hinweise für die Patienten zur Entsäuerung des Organismus? Wenn sich das mittlerweile hier und da geändert hat, freue ich mich. Doch die meisten Vertreter dieser Zunft – da ist es wie bei allen Spezialisten – konzentrieren sich doch ausschließlich auf die Zähne und vergessen vollkommen, dass sie keine Zähne, sondern ganze Menschen behandeln.

Und wenn die Karies da ist? Macht Amalgam krank?

Wenn Sie die Empfehlungen aus dem letzten Abschnitt befolgen, dann wird Ihr Kind mit Sicherheit keine Karies bekommen. Was aber tun, wenn es schon passiert ist? Dann muss die verfaulte Stelle ausgebohrt und das Loch wieder aufgefüllt werden. Die Menschen sind seit Jahrhunderten auf der Suche nach geeigneten Füllmaterialien für Löcher in den Zähnen. Vor allem Edelmetalle wurden und werden verwendet, weil sie weich und trotzdem beständig sind und deshalb sowohl leicht verarbeitet werden als auch lange an Ort und Stelle bleiben können. Seit dem 19. Jahrhundert wird in unseren Breiten mehr und mehr das Amalgam verwendet. Etwa 200 bis 300 Millionen Amalgamfüllungen liegen in den Zähnen der deutschen Bundesbürger. Pro Jahr werden in Deutschland über 20.000 kg Quecksilber für neue Amalgamfüllungen verbraucht.

Heutzutage bestehen die Amalgamfüllungen aus zwei Komponenten: einer festen und einer flüssigen, die 1:1 gemischt werden. Die feste Komponente besteht u.a. aus Silber, Zinn, Kupfer und Zink. Die flüssige Komponente besteht aus Quecksilber.
Silber, Zinn, Kupfer und Zink wirken bereits ungünstig auf den Organismus. Aber vor allem Quecksilber ist ein äußerst giftiges Schwermetall. Ganz besonders giftig sind die Quecksilberdämpfe. Und Quecksilber verdampft bereits bei Raumtemperatur.
Die Substanzen werden durch mechanische Beanspruchung beim Kauen und Zähneknirschen, durch Verdampfen bei heißen Getränken oder Speisen, durch Herauslösen bei sauren Speisen oder saurem Speichel und durch elektrische Ströme im Mund von Metallfüllung zu Metallfüllung herausgelöst und im Körper verbreitet. Das kann man leicht nachweisen. Geben Sie einem Patienten mit Amalgamfüllung einen Kaugummi zum Kauen, und Sie können den Unterschied der Quecksilberkonzentration im Blut oder im Urin vor und nach dem Kaugummikauen eindeutig messen. Amalgamträger haben generell eine nachweisbar höhere Quecksilberbelastung im Körper.
Viele Ärzte verweisen nun darauf, dass das doch nichts ausmache, da Allergien auf Amalgam schließlich kaum vorkämen. Aber das ist ja auch gar nicht das Problem. Die gesundheitlichen Probleme rühren nicht von einer Allergie auf Amalgam her, sondern von der Vergiftung des Organismus durch die Amalgambestandteile.
Quecksilberdämpfe überwinden mühelos die Blut-Hirnschranke und können sich im Gehirn einlagern. Mittlerweile sind immer mehr Ärzte der Ansicht, dass es zwischen der Verbreitung der Amalgamfüllungen vor allem nach dem Zweiten Weltkrieg und der gleichzeitigen Ausbreitung der »neuen« Krankheit Alzheimer einen unmittelbaren Zusammenhang gibt. Eine neue Studie der Universitätsklinik Freiburg kommt zu dem Schluss: »Aufgrund der Berücksichtigung aller verfügbaren Daten kann Amalgam weder medizinisch, arbeitsmedizinisch noch ökologisch als sicheres Zahnfüllungsmaterial bezeichnet werden.«
Homöopathische Arzneimittelprüfungen haben folgende Wirkungen der Amalgambestandteile nachgewiesen. Dabei ist es egal, in welcher Konzentration bzw. Verdünnung die Stoffe auftreten. Ent-

scheidend ist die dauerhafte Anwesenheit bzw. die ständige »Nachlieferung«.

Quecksilber (Mercurius solubilis)
Beeinträchtigt werden:
- Alle Schleimhäute, besonders Nase, Nasennebenhöhlen, Mund und Darm – lokale Infektanfälligkeit.
- Das gesamte lymphatische System (Mandeln und Lymphabfluss) – Immunabwehr wird geschwächt.
- Das zentrale und periphere Nervensystem – psychische Veränderungen, Konzentrations- und Schlafstörungen.
- Die Haut, vor allem im Gesicht und am Oberkörper – Akne, Neurodermitis, Pilzbefall.
- Das Immunsystem im Ganzen – Infektionskrankheiten.

Silber (Argentum metallicum)
Wirkt vor allem auf:
- Das zentrale und vegetative Nervensystem – Unruhe, Erregung, Lähmung.
- Das hormonelle System und die Hirnanhangdrüse (Hypophyse) – Hormonstörungen.
- Die Schleimhäute des Magens, des Darmes – erhöhte Peristaltik, erhöhte Muskelanspannung, gesteigerte Magensaftbildung.

Zink (Zincum metallicum)
Verursacht:
- Müdigkeit und Mattigkeit
- Tagschläfrigkeit, nächtliche Unruhe in den Beinen
- Kopfschmerzen
- Unfruchtbarkeit

Zinn (Stannum metallicum)
Beschrieben werden:
- Mangelnde Vitalität
- Erschöpfungszustände
- Schmerzen und Koliken

Kupfer (Cuprum metallicum)
Es kommt zu:

- Allgemeiner Krampfneigung, vor allem in den Muskeln
- Schluckbeschwerden
- Sprachbehinderungen

Das lösen die einzelnen Substanzen aus. Bei einer gemeinsamen Belastung durch diese Stoffe interagieren die Symptome miteinander und verstärken sich zum Teil gegenseitig, was das Bild unklarer macht. Sie lassen sich nicht mehr so präzise zuordnen.

LEITSYMPTOME BEI AMALGAMBELASTUNG

Bei den Kindern mit Amalgamfüllungen und bei den Kindern, deren Mütter Amalgamfüllungen tragen, habe ich über die Jahre vor allem folgende Symptome festgestellt:

- **Nervosität, Reizbarkeit, Elektrosensibilität**
- **Konzentrationsstörungen**
- **Allergien**
- **Kopfschmerzen, Gelenkschmerzen, rheumatische Beschwerden**
- **Schwindel, Ermüdung**
- **Depressive Verstimmungen, Stimmungsschwankungen**
- **Lernschwäche, Hyperaktivität**
- **Hautekzeme**
- **Infektanfälligkeit**
- **später: Unfruchtbarkeit**

Das sind alles Symptome, die auf eine Überreizung des Elements Holz und in der Folge auf eine Beeinträchtigung des Elements Metall hindeuten.

Ich gehe soweit zu behaupten, dass ohne die Verwendung von Amalgam folgende Krankheiten heutzutage bei Kindern praktisch kaum vorkommen würden: sämtliche Allergien, insbesondere Neurodermitis, allergisches Asthma bronchiale, Heuschnupfen, Candidabefall des Darms. Denn bei diesen Krankheiten ist Amalgambelastung der Hauptfaktor. Die anderen Faktoren (ausführlich im Kapitel »Metall« beschrieben), die zu diesen chronischen Krankheiten beitragen, könnten ansonsten von vielen Kindern kompensiert werden. Bei den Allergien verursacht vor allem »Mercurius corrosivus«, also das gerostete Quecksilber, die meisten Probleme. Es scheint so, als würden sich die korrodierten Anteile des Quecksilbers gleichsam in die Schleimhäute hineinfressen, wie bei eine Tätowierung. Sehr häufig können wir in der Praxis diesen Amalgambestandteil schon bei Neugeborenen nachweisen, was ein Beweis dafür ist, dass diese Metalle über das Fruchtwasser in den Fötus gelangen. Sie sind die hauptsächliche Grundlage für die Entstehung der Allergien unserer Kinder.

Die Amalgambestandteile haben im Körper eine natürliche Halbwertszeit von ca. 18 bis 28 Jahren – das bedeutet, dass ohne zusätzliche Maßnahmen zur Ausleitung nach 18 bis 28 Jahren immer noch die Hälfte des Gifts im Körper ist! Es ist aber äußerst schwierig, die Bestandteile des Amalgams aus dem Organismus auszuleiten. Gerade das korrodierte Quecksilber lässt sich auch nach jahrelanger intensivster Entgiftungstherapie immer wieder nachweisen. Wenn es jedoch nicht gelingt, dieses Schwermetall aus dem Körper zu entfernen, können die Allergien nicht dauerhaft ausheilen.

Gerade diese körperfremden Substanzen sammeln sich im Lymphsystem des Hals-Nasen-Ohren-Bereiches oder des Darmes, in der Leber oder in den Nieren an und können vom Körper nicht ausreichend ausgeschieden werden. Dort stören sie die Signalübertragung in den Meridianen und verursachen so Funktionsstörungen im gesamten Organismus.

EINFACHE TIPPS FÜR AMALGAMTRÄGER

Solange Sie oder Ihr Kind Amalgam im Mund haben, sollten Sie folgende Vorsichtsmaßnahmen so gut es geht einhalten, um die Anreicherung der darin enthaltenen Substanzen im Körper zu verlangsamen:

- **Keine Fluorzahnpasta verwenden.**
- **Keine stark essig- bzw. zitronensäurehaltigen Salate essen.**
- **Keine sehr heißen Getränke oder Speisen konsumieren.**
- **Nicht fest mahlend kauen.**
- **Keinen Kaugummi oder Ähnliches kauen.**
- **Zink-, eisen- und selenreich ernähren und diese Vitalstoffe der Nahrung ergänzen.**
- **Genussgifte vermeiden (Alkohol, Kaffee).**

Die Amalgamsanierung

Wenn Ihr Kind Amalgam im Mund hat, sollte es diese Giftquelle so schnell wie möglich loswerden dürfen. Das gilt ggf. auch für Sie, vor allem, wenn Sie noch weitere Kinder bekommen möchten.

Nur: Es ist nicht damit getan, zum Zahnarzt zu gehen und sich die Füllungen ausbohren zu lassen, ausspülen, fertig. Auch wenn der Zahnarzt beim Ausbohren optimale Schutzmaßnahmen beachtet, kann es zu enormen Belastungen kommen. Das Anlegen eines sog. Kofferdamms ist da ohnehin Pflicht. Das ist eine Gummimembran, die um den Zahn gespannt wird und die Mundhöhle auskleidet. Ein direkter Kontakt mit dem ausgebohrten Material oder gar das Herunterschlucken von Bruchstücken kann so weitgehend vermieden werden. Aber die eigentliche Gefahr geht von den Quecksilberdämpfen aus, nicht von den Bruchstücken, und diese Dämpfe werden beim Ausbohren sowohl vom Patienten als auch vom Zahnarzt zwangsläufig eingeatmet, das Gift gelangt unweigerlich in den Organismus.

Übrigens muss der Zahnarzt das ausgebohrte Füllmaterial, das mit einer Schwermetallabscheideanlage auch aus dem Ausspülwasser geholt wird, auf der Sondermülldeponie als besonders überwachungsbedürftigen Abfallstoff entsorgen. Wir Menschen sind bis dahin sozusagen Zwischenlager ...

Und was sollte statt des Amalgams als Füllmaterial verwendet werden? Im Prinzip ist alles andere weit besser als Amalgam. Als Materialien für die Frontzähne eignen sich Kunststoffe. Zur Zwischenversorgung können Glasionomerzemente verwendet werden. Kunststoffe eignen sich an den Backenzähnen nur für kleine und mittlere Defekte (auch langfristig), Gold oder Keramik für größere Defekte. Hochwertige Goldfüllungen, auch Inlays oder Onlays genannt, können hervorragend sitzen, wenn sie handwerklich gut gemacht werden. Palladium (Spargold) allerdings ist nicht empfehlenswert, weil stark allergieauslösend und nierentoxisch.

Keramik-Inlays sind teuer und handwerklich besonders anspruchsvoll, aber heutzutage bei guter Ausführung erste Wahl. Durch Roboter automatisch in Passform gefräste Inlays nach Laservermessungen der Füllräume sind auch heute noch immer nicht so präzise wie gutes Handwerk, und bei Keramik kommt es vor allem darauf an,

weiter auf S. 158

WAS BEI DER AMALGAMENTFERNUNG ZU BEACHTEN IST

Was können Sie und Ihr Zahnarzt tun, um den enormen Giftschub beim Ausbohren zu minimieren, wenn Sie ihn schon nicht verhindern können?

Vorbereitung:

Die Entgiftungssysteme Darm, Niere, Leber, Haut, Schleimhäute, Lymphsystem müssen gestärkt und sozusagen »in Schwung« gebracht werden. Beginnen Sie drei bis vier Wochen vor dem ersten Zahnarzttermin:

- **Reservieren Sie einen Termin bei einem naturheilkundlichen Arzt für die Woche nach dem letzten Ausbohren, planen Sie mit ihm die Entgiftung und Ausleitung nach dem Ausbohren schon jetzt.**
- **Täglich 3-4 Liter stilles, mineralarmes Wasser, z.B. Volvic, trinken (Ausschwemm-Methode).**
- **Viel Bewegung und Sport im Freien.**
- **Zweimal pro Woche in die Sauna gehen.**
- **Entgiftungswoche einlegen (s. Seite 145).**
- **Zweimal pro Woche Prießnitz-Leberwickel anlegen (s. Seite 143).**
- **Konsequente Vollwertkost.**
- **Hochdosiert natürliche Nahrungsergänzungsmittel zuführen: Vitamin C (3 g tgl.), Vitamin E (2 x tgl. 400 IE), Selen (2 x tgl. 200 µg), Zink (2 x 50 mg).**
- **BioReu Rella, Tabletten aus Meeresalgen zur Entgiftung (2 x tgl. 15 Tbl.).**
- **Löwenzahnblätter und Koriander als alkoholische Auszugslösung tgl. je drei bis vier Pipetten pur nach den Mahlzeiten.**
- **Unmittelbar vor dem Ausbohren einen halben Liter fettarme Rohmilch trinken, damit das Quecksilber zumindest über den Magen-Darmtrakt nicht so stark resorbiert wird.**

Das sollte Ihr Zahnarzt beim Ausbohren beachten:

- **Kofferdamm legen.**
- **Ganz neu auf dem Markt: Mit Gold bedampfter Mundschutz, der die Nase des Patienten abdeckt und somit eine Quecksilberdampfaufnahme verhindert (auch für die Zahnärzte selbst sehr ratsam).**
- **Langsame Drehzahl beim Bohren verwenden, damit die Temperatur an der Bohrstelle nicht zu hoch wird.**
- **Gute Absaugung und Lüftung, um möglichst viel der Quecksilber- und Zinndämpfe abzufangen.**
- **Quadrantenweises Vorgehen, also das Ausbohren auf vier Termine verteilen, damit die Belastung pro Sitzung nicht zu hoch wird.**

Wenn Ihr Zahnarzt diese Maßnahmen nicht durchführen will, weil er sie belächelt oder weil er darauf verweist, dass die Kassen diese Maßnahmen nicht übernehmen, dann empfehle ich Ihnen, den Zahnarzt zu wechseln.

Nach dem Ausbohren:

Nach dem letzten Termin, wenn die Amalgamsanierung abgeschlossen ist, sollten Sie sofort eine weitere Entgiftungskur, genau wie bei der Vorbereitung, durchführen. Außerdem sollte unbedingt eine gründliche Entgiftung und Ausleitung in einer naturheilkundlichen Praxis folgen. Dabei sollte eine homöopathische Konstitutionstherapie unbedingt dazugehören, denn nur so können Sie den Organismus tiefgreifend entlasten. Anschließendes Heilfasten mit Darmwäsche ist ebenfalls empfehlenswert, sofern Ihr Kind mindestens zwölf Jahre alt ist. Die Phase der Ausleitung und Konstitutionstherapie kann durchaus ein bis zwei Jahre dauern, bis die Schwermetallrückstände aus dem Körper entfernt sind, oft auch länger.

Übrigens:

Sollten Sie schwanger sein, ist eine Amalgamsanierung tabu. In dem Fall müssen Sie damit unbedingt bis nach der Stillzeit warten. Die Entgiftung kann Ihr Kind dann mit Ihnen gemeinsam durchführen, denn es ist durch Ihre Amalgamfüllungen ohnehin belastet.

dass keine Ritzen und Zwischenräume entstehen, denn anders als Amalgam dehnt es sich nach dem Einsetzen nicht aus und schließt die Hohlräume nicht. Bei Keramik-Inlays gibt es im Gegensatz zu Goldfüllungen keinerlei Antenneneffekt und keinen Batterieeffekt, d.h. Ihre Zähne nehmen keine elektromagnetischen Schwingungen auf und es werden keine elektrischen Spannungen im Mund aufgebaut – optimal. Die notwendigen Kleber (Bond-Systeme) führen zwar kurzfristig zu chemischen Belastungen, danach sind sie aber aus gesundheitlicher Sicht problemlos. Letztlich kommt es ganz wesentlich auf das handwerkliche Geschick des Zahnarztes an.

Es stimmt, eine Amalgamsanierung ist langwierig, teuer und sehr anstrengend. Das mag Sie vielleicht abschrecken. Es ist schlimm, dass ein solcher Aufwand nötig ist. Aber ich garantiere Ihnen: Chronische Allergien sind im Endeffekt noch langwieriger, noch teurer und noch anstrengender.

AMALGAM …

- **ist erwiesenermaßen hochtoxisch.**
- **ist an der Entstehung und am Fortbestand einer Vielzahl von Krankheiten/Beschwerden zu einem erheblichen Anteil beteiligt.**
- **wird erwiesenermaßen aus den Füllungen freigesetzt und zwar um ein Vielfaches über der Menge des sonst aufgenommenen Quecksilbers.**
- **kostet die Krankenkassen durch seine langfristigen Schäden ein Vielfaches der am Material eingesparten Kosten.**
- **ist für den Patienten zwar billiger, aber das würde bedeuten, er verkauft seine Gesundheit.**
- **sollte unbedingt vor einer Schwangerschaft sorgfältig entfernt werden (mit nachfolgender naturheilkundlicher Entgiftung).**
- **erwies sich in meinen systematischen Untersuchungen als einer der größten Irrwege der Medizin überhaupt.**
- **gehört in keine Mundhöhle, muss aus jeder heraus, ganz besonders aus einem Kindermund.**

Erde und die Kinderseele: Stabile Beziehungen für stabile Kinder

Kinder kippen aus der seelischen Balance, wenn sie bildlich gesprochen etwas schlucken müssen, was sie nicht verdauen können. Das liegt ihnen dann schwer im Magen und raubt ihnen die Energie. Viele Kinder sind gleichzeitig offen und sensibel. Sie haben sich noch keinen seelischen Schutzpanzer zugelegt, der verhindert, dass sie tief im Inneren verletzt werden.

Zu viel auf einmal

Wenn ein Kind z.B. in der Schule überfordert wird – neue Klassenkameraden, neue Lehrer, neue Fächer, zu viel Stoff und zu wenig Zeit, alles zu sortieren –, dann kann es passieren, dass es einfach »dicht macht«. Nicht aus Trotz, Bockigkeit oder Unwillen, sondern weil es aus Angst, unzulänglich zu sein, bis ins Mark getroffen ist. Das Selbstwertgefühl ist angeknackst, es ist einfach wie paralysiert. In solchen Situationen fehlt dem Kind die Energie, sich aufzulehnen, sich anzustrengen oder auch nur vernünftig zu antworten, wenn es gefragt wird, was eigentlich los sei. Das Kind macht im Unterricht nicht mehr mit, macht keine Schulaufgaben mehr, verkriecht sich. Innen drin ist alles ganz leer.

Viele Lehrer diagnostizieren dann: »Eine bodenlose Unverschämtheit – so ein Rotzlöffel!«, weil sie das eigentlich verzagte Verhalten als Trotz deuten oder es gar persönlich nehmen. Schlechte Noten, Strafarbeiten, Nachsitzen, Brief an die Eltern, Schulausschluss, das kann dann ganz schnell gehen. Wie gut, wenn solch ein Kind in einer solchen Situation Eltern hat, die verstehen, dass die »Mitte« des Kindes verletzt ist. Das letzte, was es jetzt brauchen kann, ist Härte und Zwang.

Aber was braucht ein Kind stattdessen? Beim Element Erde geht es immer darum, Entscheidungen zu treffen. So wie die »Mitte« auf der körperlichen Ebene permanent entscheidet, welche Substanz gut für den Organismus ist und welche nicht, also das »Trübe« vom »Klaren« scheidet, so entscheidet die »Mitte« auf der seelischen

Ebene permanent, was die beste Handlungsoption und die beste Haltung ist: Ja oder nein? Gut oder schlecht? Meins oder deins? Ganz oder gar nicht? Jetzt oder nie? Dies oder jenes? Du oder ich?
Um entscheiden zu können, braucht man Entscheidungsspielraum. Nimmt man einem Kind in Fragen, die wichtig für es sind, die Freiheit zu entscheiden oder lässt man ihm nur die Wahl zwischen zwei Alternativen, die beide inakzeptabel sind (Double-bind), oder überschüttet man es dermaßen mit Anforderungen, dass es nicht mehr weiß, was zuerst zu entscheiden ist, oder mutet man ihm Entscheidungen zu, die schlichtweg zu viel verlangt sind, zu viel Verantwortung bedeuten, dann fällt das Kind innerlich zusammen.
Daraus resultiert dann leicht eine von außen sichtbare allgemeine Antriebsschwäche, geistige und körperliche Trägheit. Das ist ja auch nachvollziehbar: Wer verunsichert ist, wer sich nicht mehr auf sicherem Terrain glaubt, wer Angst hat, der Boden unter ihm sei vermint, der bewegt sich vernünftigerweise lieber gar nicht mehr oder nur noch ganz vorsichtig.

WORAN SIE MERKEN KÖNNEN, DASS DIE »MITTE« WANKT

Wenn ein Kind in irgendeiner Weise blockiert wird, so dass es nicht mehr in der Lage ist, selbst Entscheidungen zu treffen, dann wird das Element Erde auf der seelischen Ebene geschwächt. Woran können Sie das erkennen?

Einst agile, fröhliche Kinder werden dann:

- **verstimmt, launisch, grüblerisch, bockig,**
- **ziehen sich zurück,**
- **werden traurig, niedergeschlagen,**
- **leise, stumm, müde, erschöpft,**
- **haben keine Freude mehr an Dingen, die früher Spaß machten,**
- **fühlen sich an allem schuldig,**
- **werden unkonzentriert, vergesslich,**
- **haben ein übermäßiges Verlangen nach Süßigkeiten und Kohlenhydraten,**
- **essen auf Dauer deutlich weniger oder mehr als sonst.**

Wird das Kind daraufhin unter Druck gesetzt, verschlimmern sich all diese Anzeichen weiter.

Es steht in der Verantwortung der Eltern, ihr Kind nicht in eine solche Überforderungssituation hineinlaufen zu lassen. Manchmal geht das aber ganz schnell und völlig unbeabsichtigt. Kinder haben noch kein dickes Fell, man kann sie leicht ungewollt verletzen.

Ungefragt entscheiden

Wenn Sie beispielsweise über den Kopf eines Zehnjährigen hinweg beschließen, dass er in ein anderes Zimmer umzieht, weil Sie die Zimmer unter den Geschwistern neu aufteilen möchten, dann kann das, je nach Gemüt, schon ausreichen, um das Selbstvertrauen des Sohnemanns zu untergraben. Die dann folgenden beleidigten Reaktionen und die schlechte Stimmung in den nächsten Tagen lassen sich leicht missdeuten: Es geht ihm nämlich nicht darum, dass ihm das neue Zimmer nicht gefällt oder dass er seinen Willen durchsetzen will. Hätte er mitreden, mitentscheiden dürfen, dann wäre er womöglich begeistert gewesen von seinem neuen Zimmer. So aber kann er keine Freude daran entwickeln und sich bewusst dafür entscheiden: Er hatte ja keine Wahl, er war es anscheinend nicht wert, gefragt zu werden. Und das eigene Zimmer, in dem man einen großen Teil seiner Zeit verbringt, das ist schließlich keine Nebensächlichkeit. Alle Menschen, Kinder ganz besonders, haben ein großes Bedürfnis, in Angelegenheiten, die sie betreffen, mitzuentscheiden.

Double-bind

Ein anderes Beispiel: Eine Mutter entdeckt, dass ihre Lieblingshalskette beschädigt ist, der Verschluss wurde offenbar auseinandergerissen und ist gebrochen. Zitternd vor Wut ruft sie nach ihrer achtjährigen Tochter. Die steht, genauso zitternd, vor ihr und muss Rede und Antwort stehen. Die Mutter will vehement von ihr wissen, ob sie die Kette »in den Fingern gehabt« habe. Das Mädchen, das genau weiß, was es angestellt hat, ist jetzt in einem Dilemma: Wenn es zugibt, dass es die Kette gewaltsam geöffnet hat, um sie anzuprobieren, dann gibt es so richtig Stress. Wenn es das aber nicht zugibt, sondern abstreitet, dann gibt es trotzdem den gleichen Ärger, weil die Mutter wahrscheinlich genau weiß, was passiert ist, und man ja nicht lügen darf. Und wenn es gar nichts sagt, gibt es auch Ärger, weil das die Mama rasend macht, wenn sie keine Antwort bekommt. Was soll es nur tun?

Das ist ein klassischer Double-bind: Keine Alternative verheißt einen guten Ausgang. Selbst die »tugendhafte« Variante, nämlich dafür einzustehen, was man angestellt hat, bringt Ärger – jedenfalls erleben das die meisten Kinder so. Das Mädchen sitzt wie die Maus vor der Schlange – was die Mutter erst recht in Rage bringt. Wenn die Szene jetzt weiter eskaliert, kann das Mädchen vollends ins Schneckenhaus gejagt werden. Was das Kind stattdessen braucht ist – Vertrauen. Vertraut sie der Mutter, dass alles wieder gut wird, wenn sie jetzt die Wahrheit sagt? Oder ist sie sich da nicht so sicher? Hat Mami sie dann noch lieb?

Hilfreich wäre, wenn die Mutter ihre verständliche Wut im Zaum halten und ihrer Tochter eine echte Alternative signalisieren kann: Es gibt keinen Ärger, wenn ihre Tochter zu dem Schaden steht, den sie angerichtet hat, und sich entschuldigt. Vielleicht können beide zusammen eine klare Regel überlegen, um Schwierigkeiten in diesem Bereich zukünftig zu vermeiden, in unserem Beispiel z.B. die Abmachung, dass es ein Körbchen mit Schmuck gibt, mit dem die Tochter vor dem Spiegel spielen darf, die Schmuckschatulle aber absolut tabu ist. Dann wird in Ruhe miteinander besprochen, wie die Tochter den Schaden in irgendeiner Form – und sei es symbolisch – wieder kompensieren könnte. Dazu kann die Tochter selbst einen Vorschlag machen. Am Ende steht dann ein Lob für den integren Umgang mit dem Schaden. Andererseits muss aber auch klar sein: Es gibt einen Höllenärger, wenn die Tochter weiter schweigt oder lügt. Das Vertrauen darauf, dass die Mutter Wort hält, wenn die Tochter zu ihrem Verhalten steht, ist für sie der Ausweg aus dem Double-bind.

Zu viel Verantwortung

Und noch ein weiteres Beispiel: Die Mutter geht runter in die Waschküche, um die Wäsche aufzuhängen. Sie trägt dem sechsjährigen Sohn auf, mal eben auf die eineinhalbjährige Tochter aufzupassen. Sie sei ja nur ein paar Minuten weg. Der Junge will durch-

aus seine Aufgabe erfüllen und zieht seine kleine Schwester gleich pflichtbewusst von der Steckdose weg, auf die sie zielstrebig zusteuert. Er hat gelernt: Steckdosen und Kinderfinger, das ist eine brisante Angelegenheit. Aber da ist dann noch sein Lego-Flugzeug, das noch nicht ganz fertig konstruiert ist. Auch das muss schließlich noch dringend erledigt werden. Und so bemerkt er nicht, wie seine Schwester sich unter dem Fenster streckt, das überhängende Deckchen auf dem Fensterbrett greift, kräftig daran zieht und ... großes Geschrei! Das Mädchen liegt auf dem Boden, aus einer Platzwunde an der Augenbraue schießt das Blut nur so hervor, neben ihr liegt die Blumenvase, zerbrochen. Und der Junge steht hilflos daneben – in dem Moment stürzt die Mutter ins Zimmer. Der darauf folgende Wutausbruch der Mutter, der sich über dem Sohn entlädt, trifft ihn bis ins Mark. Er hatte sich doch Mühe gegeben. Und er liebt seine Schwester über alles, er will doch nicht, dass ihr etwas passiert!
Ganz klar, die Verantwortung, die dem Jungen aufgebürdet wurde, war zu groß für seine noch schmalen Schultern. Dafür kann er nichts, es ist die Aufgabe seiner Mutter, die Verantwortung altersgerecht zu dosieren. So ein Vorfall kann ein sensibles Kind aus der Bahn werfen. Und wenn die Eltern dann umso vorwurfsvoller und heftiger werden, je stummer und verzagter der Bub wird, dann macht das alles nur noch schlimmer. Im Inneren des Jungen breitet sich eine einzige große Wüste aus.

Aus meiner Praxis:

JOHANNA WIRD ALLES ZU VIEL

Die sechsjährige Johanna bekommt ein Geschwisterchen. Kurze Zeit später muss die Familie umziehen. Wenige Wochen nach dem Schulwechsel treten bei dem Kind folgende Symptome auf: ständige Müdigkeit, Abgeschlagenheit, Lustlosigkeit, Interesselosigkeit, wiederkehrende Bauchschmerzen. Die Vorstellung beim Kinderarzt ergibt keine pathologischen Ergebnisse. Der Schulmediziner ist ratlos.
Johanna kommt in unsere ganzheitliche Praxis: Die Hauptaufgabe des Elements Erde besteht darin, alles Aufgenommene zu verarbeiten. Und genau hier lag bei Johanna das Problem. Das neu hinzugekommen Geschwisterchen, der Schulwechsel, der Ortswechsel: All dieses konnte das Element Erde in so kurzer Zeit nicht verarbeiten und so kollabierte dessen Funktion.

Daraus ergab sich die Therapie: Wir stabilisierten das Element Erde mit Vollwerternährung, Nahrungsergänzung, Schüßler-Salz-Therapie und dem zu Johanna passenden homöopathischen Konstitutionsmittel, das dem Element Erde wieder Energie zuführt. Und die Eltern wandten sich ihrer Tochter verstärkt zu.
Bereits nach drei Wochen kam es zu einem zunehmenden Aufblühen des Kindes. Es zeigte wieder Interesse am Leben, an der Schule, an den Mitschülern. Schnell fand sie neue Freunde und auch das Geschwisterchen war kein Problem mehr.

Vertrauenswürdigkeit

Was also ist der Schlüssel für Eltern, bei all diesen Situationen ihr Kind wieder »aufzubauen«? Es ist die Vertrauenswürdigkeit. Wenn Ihr Kind sich darauf verlassen kann, dass die Beziehung zu den Eltern stabil und unangetastet bleibt, egal was passiert, dann ist das die Basis, von der aus sich das angeknackste Selbstwertgefühl wieder neu nähren kann.
Jeder Mensch braucht eine gewisse Psychohygiene: All die unangenehmen Vorkommnisse, alles, was Verdruss bereitet, all die Zweifel und Sorgen müssen irgendwo wieder abgeladen werden können. Jeder Mensch braucht jemanden, dem er vertraut, mit dem er über alles reden kann. Für Kinder sind das normalerweise die Eltern. Aber diese Vertrauenswürdigkeit müssen sich Eltern täglich verdienen, sie ist nicht per Dekret und Satzung da. »Ich bin dein Vater, also erzähl mir, was los ist!« – so läuft das nicht.
Wenn Kinder an der Stabilität der Beziehung zu den Eltern zweifeln oder Sorge haben, dass sie ihren Eltern nicht wertvoll sind, weil sie nicht wie etwas Wertvolles behandelt werden, wenn sie sich nicht darauf verlassen können, dass die Eltern zu ihnen stehen, auch wenn es schwierig wird, dann ist es nur verständlich, dass sie sich verschließen.

Wahrhaftigkeit

Um die Sicherheit zu entwickeln, dass sie ihren Eltern vertrauen können, brauchen Kinder Ehrlichkeit von ihren Eltern. Wir dürfen unsere Kinder in wichtigen Fragen nicht anlügen oder ihnen wichtige Dinge verschweigen. Unbewusst und unterschwellig merken Kinder das. Sie spüren instinktiv, dass etwas nicht stimmt. Was nicht

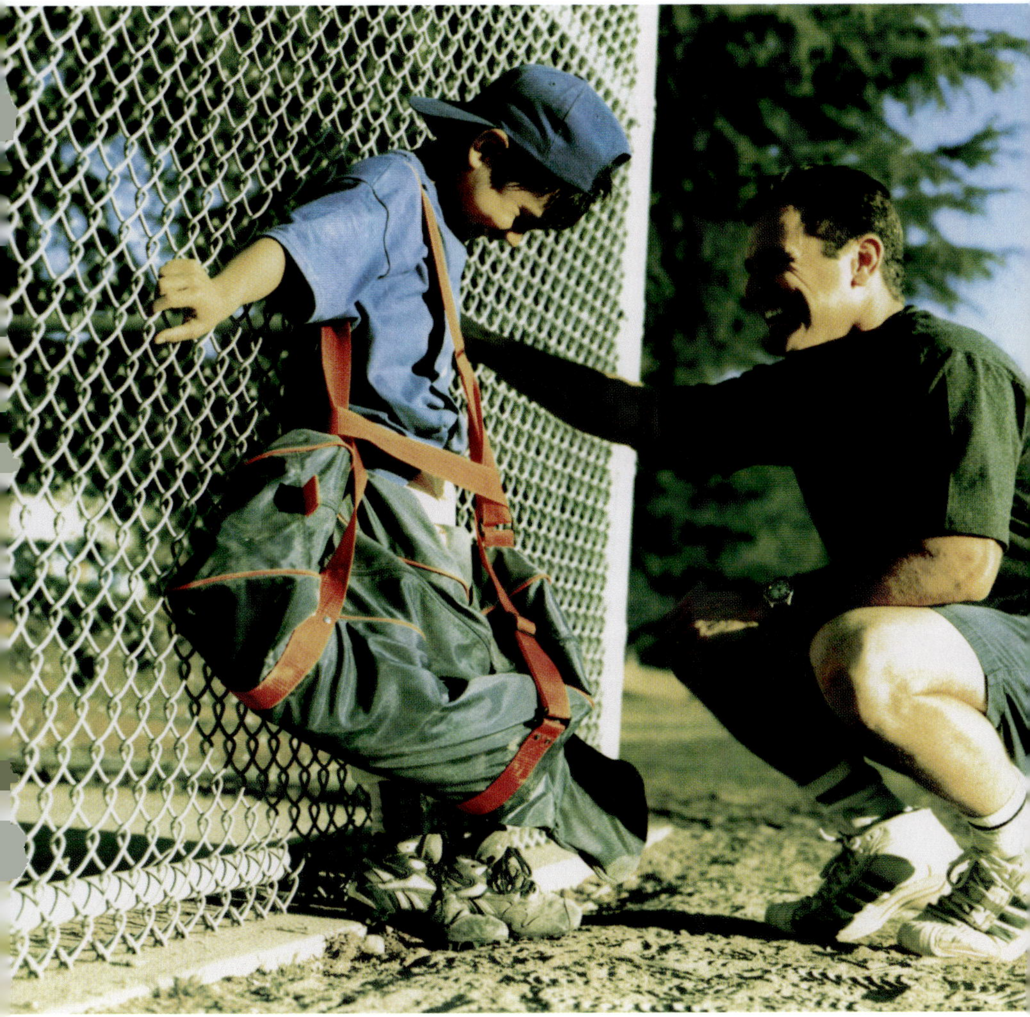

»Ich bin für dich da, auch wenn mal etwas schiefgelaufen ist«: Kinder brauchen die Sicherheit, dass sie mit allen Sorgen und Problemen zu ihren Eltern kommen können.

offen ausgesprochen wird, können sie nicht verarbeiten, es hängt in der Luft, die Atmosphäre ist vergiftet, es liegt im Magen oder sonstwie quer. Im Zweifelsfall machen Kinder dieses diffuse Unbehagen immer an ihrer eigenen Person fest, denn an den Eltern kann es schließlich nicht liegen – Eltern werden von Kindern bis zu einem gewissen Alter einfach nicht angezweifelt. Die Kinder beginnen zu grübeln und sich Sorgen zu machen, entwickeln vielleicht Selbstmitleid oder werden verstimmt bis hin zur Depression. Sie fühlen eine große innere Leere, ein Taubheitsgefühl im Innern. Das Selbstwertgefühl, die »Mitte« ist geschwächt.

Beispielsweise wurde es früher Geschwistern meistens verschwiegen, wenn sie von verschiedenen Vätern stammten. Es wurde so getan, als ob der Vater der leibliche Vater aller Geschwister sei. Die Wahrheit kam nie, durch Zufall oder ohne Einfühlungsvermögen ans Licht. Solche Lebenslügen oder die unausgesprochenen, verschwiegenen Schicksalswendungen können Kindheit und Jugend regelrecht vergiften. Den Eltern geht es finanziell schlecht, aber gegenüber den Kindern wird so getan, als mangele es an nichts? Das kann schief gehen. Das Element Erde wird bei einer unsicheren, instabilen Atmosphäre unweigerlich in Mitleidenschaft gezogen und kann sich nicht entfalten. Das Selbstwertgefühl kommt in solchen Fällen meistens von Anfang an unter die Räder.

Wohlgemerkt: Das Problem dabei ist nicht, dass es Schwierigkeiten gibt oder gab. Das Problem ist, dass darüber mit den Kindern nicht gesprochen wird – natürlich muss das in einer altersangemessenen Weise geschehen und so, dass klar ist, wo die Verantwortung für die Lösung der Probleme liegt: immer bei den Eltern, nicht bei den Kindern.

Kinder können sehr vernünftig sein und erstaunliche Schicksalsschläge wegstecken. Kinder können trauern und schwere Verluste erleiden, sie können in den schwierigsten Situationen zurechtkommen und einen erstaunlichen Überlebenstrieb entwickeln. Kinder können seelisch enorm stark sein, viel Mitgefühl und Verständnis für andere entwickeln und manchmal sogar noch die Erwachsenen trösten. Das macht ein starkes Element Erde – und das entwickelt sich, wenn Kinder in einer von Vertrauen und Wahrhaftigkeit geprägten Atmosphäre in einem stabilen Zuhause leben dürfen.

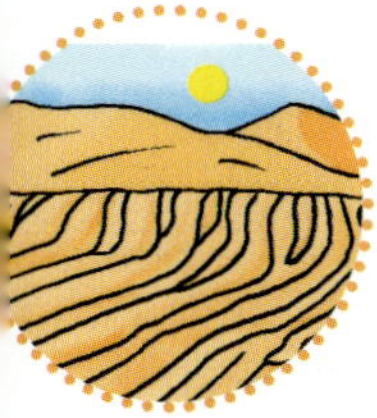

Typische Gesundheitsprobleme im Element Erde ... und was Sie dagegen tun können

Zu den häufigsten Gesundheitsproblemen im Element Erde bei Kindern gehören die Dreimonatskoliken. Relativ häufig, mit steigender Tendenz, und sehr folgenreich ist zudem das Übergewicht bei Kindern. Noch nicht so häufig, aber leider in letzter Zeit zunehmend ist der kindliche Diabetes, der in der Schulmedizin als unheilbar gilt. Diese drei typischen Erde-Themen greife ich hier heraus, um sie näher zu beleuchten.

Dreimonatskoliken

Die Mediziner sind sich uneins, was es mit den Dreimonatskoliken auf sich hat, unter denen in Europa ca. ein Fünftel der Babys in den ersten drei bis vier Lebensmonaten leiden. Zu viele Darmbewegungen? Zu viele Hormone, die Darmbewegungen auslösen? Luftschlucken? Muskelkrämpfe im Bauch? Sind die Krämpfe vielleicht erst eine Folge des Schreiens und der damit verbundenen Aufregung? Oder sind die Krämpfe die Folge von Stress? Manchmal wird vermutet, dass Allergien ein Auslöser sein könnten.

Was auch immer, zuerst müssen Sie abklären, ob nicht etwas ganz anderes dahinter steckt: Finden Sie Blut in der Windel? Ist das Baby untergewichtig? Ist es besonders blass? Erbricht es häufig? In diesen Fällen sollten Sie zum Arzt gehen.

Sind aber die einzigen sichtbaren Probleme wirklich nur das anhaltende und häufige Schreien, dann hat Ihr Baby vermutlich eine Dreimonatskolik. Und bei der kann Ihnen ein schulmedizinisch ausgebildeter Kinderarzt normalerweise nicht weiterhelfen. Und was sagt die chinesische Medizin?

Aus Sicht der chinesischen Medizin liegt zuallererst eine Schwäche im Element Erde vor. Diese Schwäche führt dazu, dass die Muttermilch nicht ganz optimal verarbeitet wird. Es bildet sich ein Rückstau von Feuchtigkeit und Schleim, der den Fluss der Lymphflüssig-

keit blockiert. Dadurch können sich von Anfang an Bakterien und Pilze im Organismus einnisten, vor allem Schimmelpilze, Enterokokken und Chlamydien. Diese Keime führen zu einer Stagnation der Säfte im Funktionsbereich der Gallenblase und der Milz. Hinter den Dreimonatskoliken stecken also ein gestörter Gallefluss und eine Irritation der Steuerung der Verdauungssäfte, und daraus resultieren die schmerzhaften Verdauungsstörungen.
Vor diesem Hintergrund lassen sich die Koliken gut behandeln: Als Erstes müssen die Lebensmittel aus dem Speiseplan der stillenden Mutter gestrichen werden, die den Organismus mit Feuchtigkeit und Schleim belasten: Dies sind vor allem Kuhmilch und Kuhmilchprodukte. Lassen Sie auch blähende Lebensmittel wie Bohnen und Zwiebeln besser weg.

Was sonst noch hilft:

- Rhythmisches Schaukeln, Einwickeln und Herumtragen
- Viel Körperkontakt
- Einreibungen und sanfte Massagen (zur Entspannung). Bewährt hat sich etwa die Kupfer-Tabak-Salbe von Weleda.
- Sie können auch entschäumende Medikamente ausprobieren (etwa Lefax oder Sab simplex).

Falls das nach einigen Tagen noch keine Besserung bringt: Geben Sie homöopathisch Lycopodium C12, drei Tage lang je einmal zwei Globuli 15 Minuten vor dem Stillen.
Falls auch das noch keine Besserung bringt: Geben Sie homöopathisch Magnesium carbonicum C12, im täglichen Wechsel mit Natrium carbonicum C12, sechs Tage lang je einmal zwei Globuli vor dem Stillen.
Und einen dritten Versuch können Sie noch starten: Geben Sie Ihrem Kind drei Wochen lang von Montag bis Mittwoch jeweils folgende Schüßler-Salze: Nr. 7 (Magn. phosph. D12), Nr. 11 (Silicea D12) und Nr. 22 (Calc. carb. D12), jeweils ein bis zwei Tabletten pro Salz und Tag, aufgelöst in Muttermilch.
Diese homöopathischen Gaben, die ich hier empfehle, sind natürlich nicht die individuell ausgewählten, auf das jeweilige Kind passenden Mittel. Deshalb kann es sein, dass sie nicht helfen, sie

können aber auch nicht schaden, wenn sie nicht passen – dann sind sie einfach wirkungslos. Ich empfehle es Ihnen deshalb, sie auszuprobieren, weil diese Mittel bei Dreimonatskoliken meiner Erfahrung nach die häufigsten »Treffer« sind. Sollten sie nicht helfen und auch das Komplexmittel Chamomilla Cupro culta RH von Weleda nicht greifen, gehen Sie bitte zum Naturheilkunde-Arzt bzw. zum Homöopathen, der Sie individuell beraten kann.

Übergewicht

Wer selbst genug Kraft im Inneren spürt, braucht keine zusätzliche Kraft von außen zuführen. Immer mehr Kinder und Jugendliche haben aber offenbar nicht mehr dieses Gefühl der inneren Stärke. Sie haben ein geschwächtes Element Erde und kompensieren das, indem sie zu viel, zu oft und zu kohlehydratreich essen. Das ist wie ein innerer Sog: Das Vakuum muss gefüllt werden. Die schiere Menge kann aber nicht verarbeitet werden.

Was genau passiert dann im Körper und warum sind die Gewichtsprobleme so hartnäckig? Aus Sicht der chinesischen Medizin wird das »Trübe« nicht mehr vom »Klaren« geschieden, es entsteht im Körper dadurch »humor«, Feuchtigkeit, und jede Menge »pituita«, Schleim. Dieser feuchte Schleim ist nichts anderes als Müll, Abfall, wertloses Zeug, dass der Körper nicht mehr los wird, weil die körpereigene Müllentsorgung durch die Schwäche in der »Mitte« des Organismus blockiert ist. Aber dieser liegengebliebene feuchte Schleim schwächt wiederum die Mitte, was die Entscheidung zwischen »gute Substanz, verwerten« oder »schlechte Substanz, ausscheiden« weiter lähmt. Außerdem blockiert er die Regulation der Hormone, insbesondere die Hormone der Schilddrüse und der Bauchspeicheldrüse. Dadurch wird der Stoffwechsel und der ganze Organismus von Tag zu Tag träger und träger. Das Ganze ist ein Teufelskreis.

Hinzu kommt, dass die äußere Form des Körpers durch die schiere Menge des eingelagerten Mülls auseinandergeht, die Kinder werden dick, was das Selbstwertgefühl weiter schwächt, insbesondere, wenn sie in die Pubertät kommen. Das schwächt wieder das Element Erde, und immer so weiter.

DIE WICHTIGSTEN MASSNAHMEN BEI ÜBERGEWICHT

Wenn Ihr Kind zum Dicksein neigt, ist das Element Erde entweder durch eine ererbte Schwäche oder durch die tägliche Lebensweise oder (meistens) durch beides geschwächt. Der Körper ist in einem Teufelskreis gefangen: Das schwache Element Erde neigt dazu, sich durch eine falsche Ernährung noch weiter zu schwächen. Aus dem Dilemma ist so leicht nicht auszubrechen. Hier können Sie ansetzen:

Stellen Sie in der ganzen Familie um auf vollwertige Ernährung, wie in diesem Kapitel beschrieben. Ein Anfang ist schon gemacht, wenn Sie zunächst nur einige der Regeln umsetzen. Mit der Vollwerternährung vermeiden Sie gezielt die Aufnahme von zusätzlicher Feuchtigkeit und Schleim. Vergessen Sie die Diäten, die Ihnen empfohlen werden. Das Einzige, was hilft, ist die dauerhafte Ernährungsumstellung bei allen Familienmitgliedern. Die gesunde Ernährung entscheidet sich beim Einkaufen!

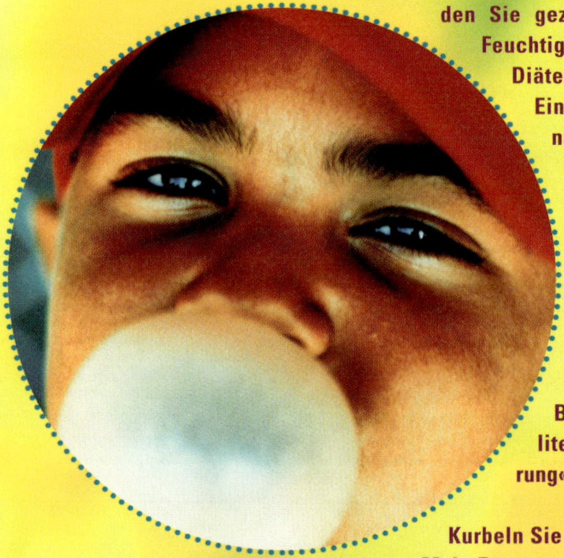

In schweren Fällen: Lassen Sie konsequent abends die Kohlenhydrate komplett weg. Nach einiger Zeit können Sie dann auch noch weitere Mahlzeiten kohlenhydratfrei zubereiten. Bitte beachten Sie dazu die Spezialliteratur zum Thema »Low-Carb-Ernährung«.

Kurbeln Sie den trägen Stoffwechsel Ihres Kindes an: Mehr Bewegung und irgendeinen Sport, am besten im Verein. Das größte Hindernis dabei ist allerdings nicht der träge Körper, sondern das träge Gemüt der Übergewichtigen. Zur Motivation braucht Ihr Kind dann Ihre tägliche, wohlwollende und positive Unterstützung. Bauen Sie auf jedem kleinen Erfolgserlebnis auf. Kinder sind niemals faul, höchstens krank.

Gehen Sie mit Ihrem Kind zu einem erfahrenen Homöopathen und lassen Sie dort nicht etwa nur die momentanen Probleme Ihres Kindes behandeln, sondern eine durchgreifende homöopathische Konstitutionstherapie durchführen. Das gibt Ihrem Kind eine Chance, aus der Abwärtsspirale des Übergewichts auszubrechen. Unter Homöopathen heißt es: Die Homöopathie öffnet die Tür des Käfigs – aber herausfliegen muss der Vogel selbst.

Diabetes mellitus bei Kindern

Der Diabetes Typ II wird oft Altersdiabetes genannt. Dabei hat diese Erkrankung eigentlich nichts mit dem Alter zu tun, sondern mit der Ernährung. Unter den mindestens fünf Millionen an Diabetes Typ II erkrankten Menschen in Deutschland sind heute immer mehr junge Erwachsene und in jüngster Zeit immer mehr Jugendliche. Mindestens 16 Mrd. Euro werden in Deutschland jedes Jahr für die Behandlungskosten dieser Krankheit ausgegeben. Diabetes Typ II ist eine Volkskrankheit geworden. Und sie ist scheinbar trotz aller medizinischen Forschung und Wissenschaft nicht in den Griff zu bekommen.

Aber das stimmt nicht. Die meisten Diabetes-Erkrankungen können durch eine gesunde Ernährung vermieden werden. Und noch mehr: Die meisten der bereits manifesten Diabetes-Erkrankungen könnten durch konsequente Gewichtsreduktion und Diät zum Verschwinden gebracht werden!

Auch der Diabetes Typ I (jugendlicher und ernährungsunabhängiger Diabetes) ist auf dem Vormarsch und nach allgemeinem Wissensstand trotz aller medizinischen Forschung nicht heilbar. Auch ich habe in meiner Praxis mehrere Kinder mit Diabetes mellitus in Behandlung. Ich kann die Krankheit anhand meiner kleinen Patienten sehr genau studieren. Es braucht viel, bis der Diabetes schon bei Kindern ausbricht. Die Krankheitsentstehung läuft eigentlich immer gleich ab:

Die Kinder haben alle eine ererbte (erbtoxische) Schwächung in den Elementen Metall und Erde. Dann werden sie geimpft. Vor allem die Virus-Impfungen gegen Masern, Mumps und Röteln machen bei diesen Kindern Probleme, sie blockieren nämlich das Lymphsystem und bilden einen Nährboden für sich aufpfropfende Infektionen: Da finde ich dann immer eine Infektion der Bauchspeicheldrüse mit dem Ebstein-Barr-Virus, verbunden mit der Zerstörung von Insulin produzierenden Zellen, außerdem Infektionen im Lymphsystem im Bauchraum durch Grippeviren (Cocksackie- und Adenoviren). Durch diese Infektionen wird die Regulation von Hormonen gestört, vor allem Insulin, Nebennierenhormone und Schilddrüsenhormone. Wenn dann noch ein schlechter Schlafplatz vorliegt, der mit Erdstrahlen belastet ist (wie wir es bei diesen Patienten bislang immer gefunden haben), dann kommt es im Zusammenspiel der Faktoren zur Explosion: Der Diabetes bricht aus.

Und dann? Kindlicher Diabetes mellitus gilt in der Schulmedizin als nicht heilbar. Man versucht lediglich, den Stoffwechsel durch Insulingaben einigermaßen im Griff zu halten, aber auch das ist bei Kindern nicht einfach. Man versucht also, mit den Symptomen umzugehen, behandelt aber die Ursache der Krankheit erst gar nicht.

Ich bin jedoch der Meinung, dass über eine ganzheitliche Therapie ein Diabetes mellitus bei Kindern in der Regel gut zu beherrschen ist und in manchen Fällen auch ausgeheilt werden kann. Damit stehe ich übrigens nicht allein. Auch in der chinesischen Medizin wird Diabetes als nicht so dramatisch angesehen und schon gar nicht als unheilbar. In der chinesischen Medizin wird nicht die Zuckererkrankung behandelt, sondern der individuelle Mensch. Eine Behandlung von Zuckerkranken ist jedes Mal anders. Deshalb kann man nicht mit Massenmedizin-Statistiken und Doppelblind-Tests die Heilungsmöglichkeiten bewerten. Ganz ähnlich ist das bei der Homöopathie, die ja auch ein individuelles Medizinsystem ist. Wenn Sie sagen, Allium cepa hilft gegen Schnupfen, und geben blind hundert Patienten mit Schnupfen Allium cepa, dann wird vielleicht zufällig einer dabei sein, auf den das Mittel passt, alle anderen spüren keinerlei Veränderung, denn sie bräuchten ja alle unterschiedliche Mittel. Für die Schreiber von Medizinstudien ist das aber bereits ein Beweis dafür, dass die Homöopathie Humbug ist, denn sie wirkt ja offensichtlich nicht. Sogar die eigentlich renommierte Stiftung Warentest hat mit einer unausgewogenen, rein schulmedizinisch vorgenommenen Bewertung der Homöopathie vor kurzem ein kapitales Eigentor geschossen.

Genauso wenig gibt es die eine entscheidende Behandlungsmethode oder das eine Medikament gegen Diabetes. Es muss eben der individuelle Mensch behandelt werden.

Ich bin davon überzeugt, dass nicht die zerstörten Bauchspeicheldrüsenzellen das Problem sind – sie sind nie allesamt zerstört –, sondern die Fehlsteuerung des Stoffwechsels durch die blockierten Leitbahnen (Meridiane). Hier setzen wir an. Allerdings: Die gestörten Funktionskreise wieder ins Laufen zu bekommen, das ist eine langwierige Aufbauarbeit über Jahre.

Weitere Erkrankungen im schnellen Überblick

Weitere typische und häufig vorkommende Gesundheitsprobleme bei Kindern, die mit einem geschwächten Element Erde zusammenhängen, sind:

- Durchfall, Verstopfung
- Übelkeit und Erbrechen
- Bauchschmerzen
- Autismus
- Anpassungsstörungen
- Konzentrationsstörungen, Müdigkeit
- Gedeihstörungen beim Säugling
- Nabel- und Leistenbruch
- Hodenhochstand

All diese Probleme und Krankheiten können gemildert oder geheilt werden, wenn das Element Erde gestärkt wird.

Geschwächtes Element Erde bei Ihrem Kind: Was Sie vermeiden sollten

- Keine fluoridhaltige Zahnpasta bis zum vierten Lebensjahr, keine Fluortabletten.
- Keine Kuhmilch und keine Kuhmilchprodukte einkaufen (mit Ausnahme von Butter und Sahne. Ist das Element Erde schon geschwächt, sollten Sie auch auf Kuhmilchkäse, Hüttenkäse, Quark und weißen Joghurt verzichten.)
- Kein Schweinefleisch einkaufen.
- Keine gehärteten Fette und keine raffinierten Öle einkaufen.
- Keine isolierten Kohlehydrate (Zucker, Stärke) einkaufen.
- Keine Zwischenmahlzeiten, vor allem keine Süßigkeiten zwischendurch,
- Kein Amalgam in den Mund.
- Keine Mikrowelle verwenden.
- Keine Schwächung des Selbstwertgefühls durch Überforderung.

Was Sie tun können, wenn Ihr Kind unter »Erde-Erkrankungen« leidet

- Zu Sport und Bewegung motivieren.
- Vollwertige Ernährung, mit Betonung der Lebensmittel für ein starkes Element Erde (s.u.).
- Bei Durchfällen oder Verstopfung: Einläufe.
- Zwei warme Essen täglich.
- Nach den Hauptmahlzeiten etwas Süßes.
- Nahrungsergänzung mit natürlichen Vitaminen und Spurenelementen.
- Viel reines Wasser trinken.
- Sauna.
- Entgiftungstage und -wochen.
- Heilfasten (ab zwölf Jahre).
- Wickel zur Entgiftung.
- Mindestens sechs Monate stillen (am besten zwischen sechs und neun Monate).
- Verlässliche, wahrhaftige, warme Atmosphäre in der Familie.

Selbstverständlich helfen alle diese Tipps auch zur Vorbeugung von Problemen und zur prophylaktischen Harmonisierung des Elements Erde.

Was Ihr Arzt tun kann, wenn Ihr Kind unter Erkrankungen im Element Erde leidet

- Homöopathische Konstitutionstherapie
- Schüßler-Salz-Therapie
- Amalgamsanierung
- Entsäuerung, Säure-Base-Gleichgewicht harmonisieren
- Darmsanierung, insbesondere Behandlung der Candida-Infektion

Ernährungstipps für starke Erde

Sie können das Element Erde Ihres Kindes stützen und stärken, wenn Sie folgende Lebensmittel bevorzugt verwenden:

- *Getreide:* Hirse, Gerste, Dinkel, Vollkornnudeln, Mais/Polenta
- *Gemüse:* Kartoffeln, Süßkartoffeln, Erbsen, Bohnen, Blumenkohl, Broccoli, Flaschen- und Gartenkürbis, Karotten, Kohlrabi, Rotkohl, Weißkohl, Chinakohl, Wirsing, Yamswurzel, Fenchel, gebratene Zwiebeln, Auberginen, Mangold, Paprika, Schwarzwurzel, Sellerie (Knolle und Stange), Spargel, Spinat, Zucchini
- *Obst:* Datteln, Aprikosen, süße Äpfel, Birnen, Bananen, Weintrauben rot und weiß, Süßkirschen, Pfirsich, Rosinen und Sultaninen, Feigen, Pflaumen
- *Fleisch:* Rind

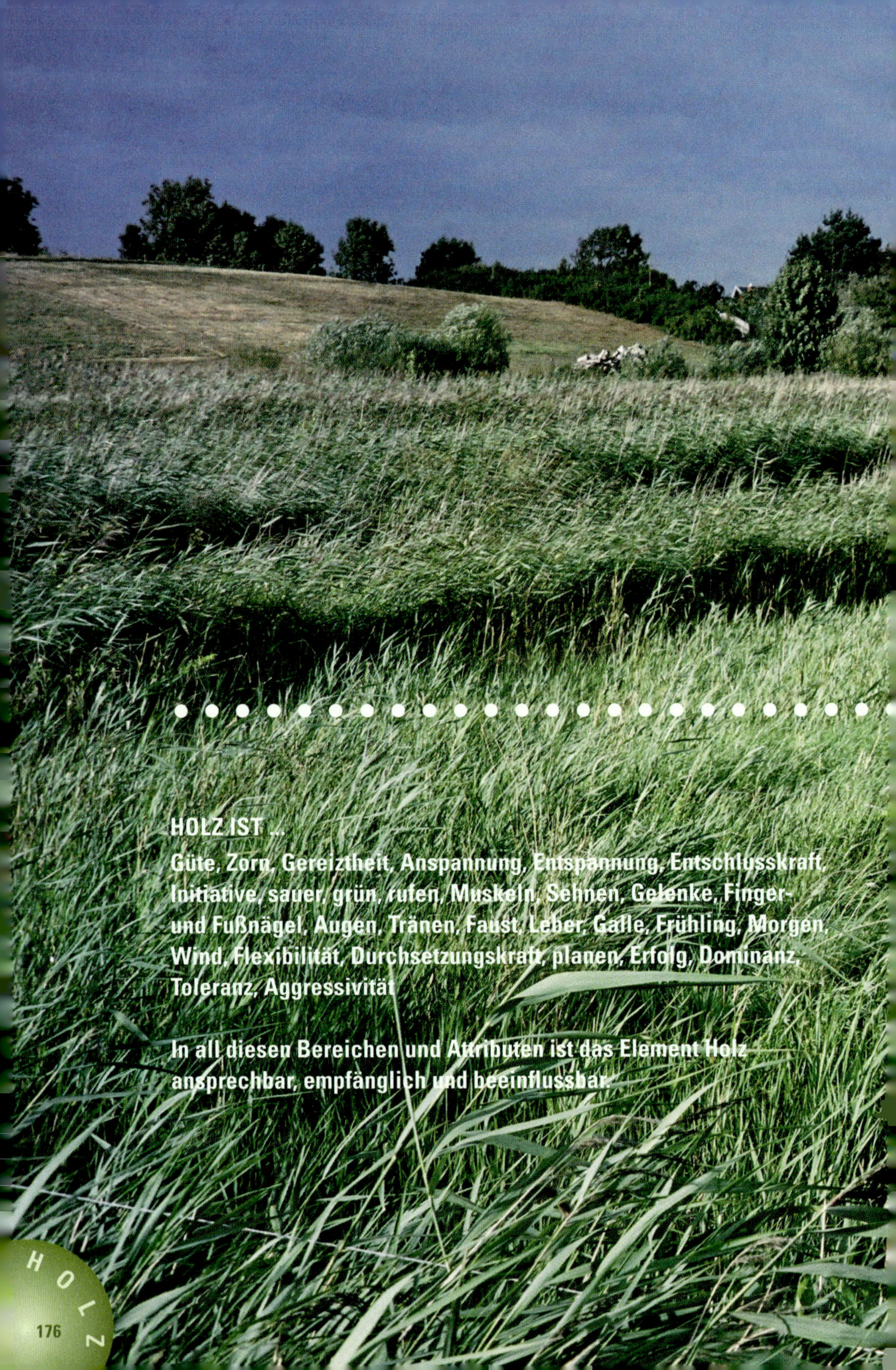

HOLZ IST ...

Güte, Zorn, Gereiztheit, Anspannung, Entspannung, Entschlusskraft, Initiative, sauer, grün, rufen, Muskeln, Sehnen, Gelenke, Finger- und Fußnägel, Augen, Tränen, Faust, Leber, Galle, Frühling, Morgen, Wind, Flexibilität, Durchsetzungskraft, planen, Erfolg, Dominanz, Toleranz, Aggressivität

In all diesen Bereichen und Attributen ist das Element Holz ansprechbar, empfänglich und beeinflussbar.

Holz

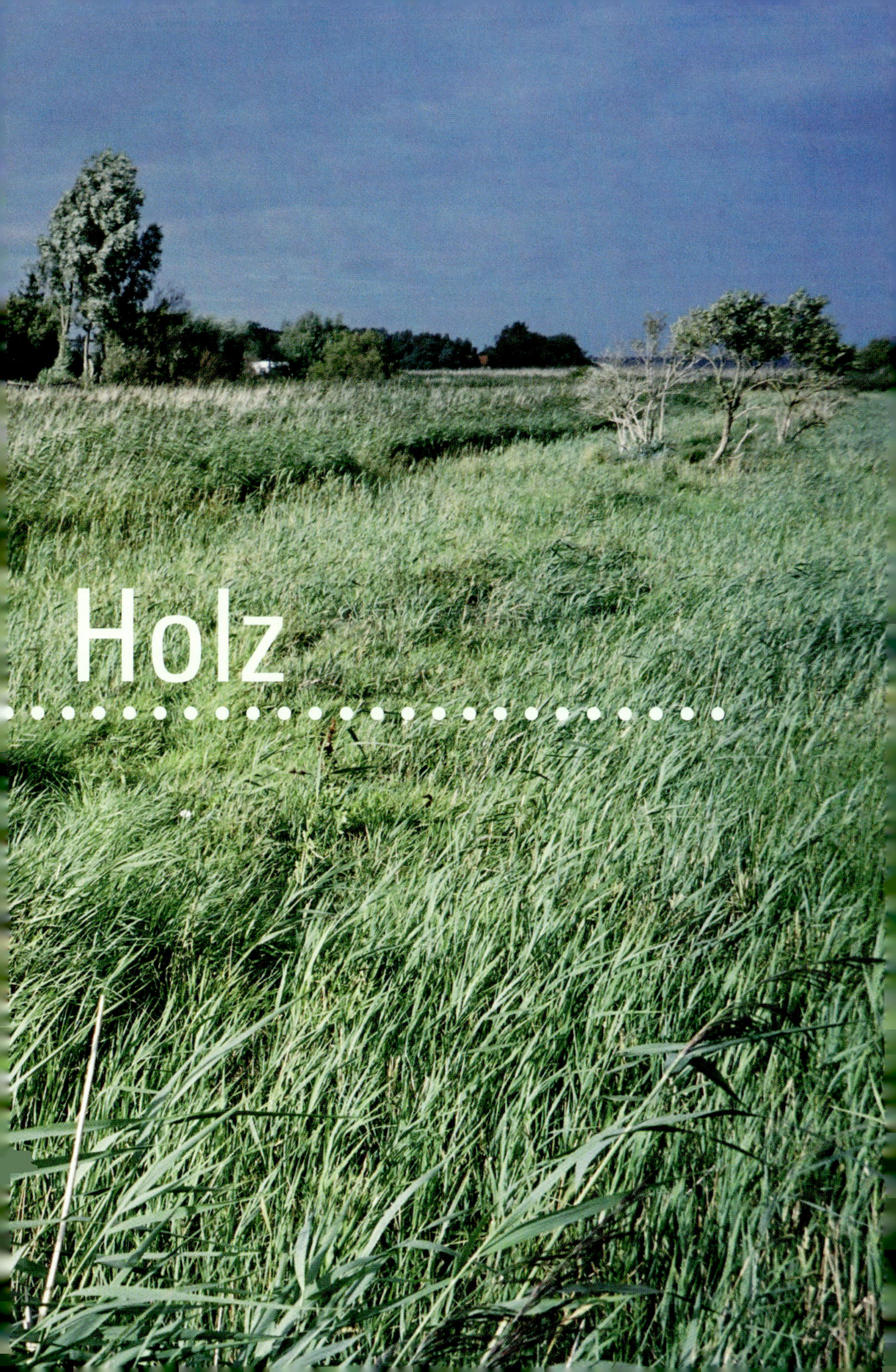

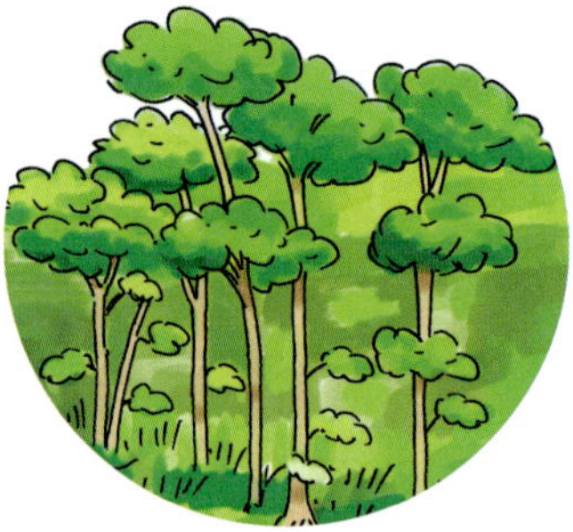

DIE WICHTIGSTEN GESUNDHEITSPROBLEME IM ELEMENT HOLZ BEI KINDERN

- Hautallergien, Ekzeme
- Asthma
- Heuschnupfen
- Neurodermitis
- Lebensmittelallergien
- Aufmerksamkeitsdefizitsyndrom (ADS), Hyperaktivität (ADHS) bzw. Hyperkinetisches Syndrom
- Verkrampfungen
- Kopfschmerzen
- Konzentrationsstörungen
- Jähzorn, unkontrollierbare Wutausbrüche
- Einschlafprobleme
- Rheumatische Beschwerden und Hüftdysplasie
- Augenkrankheiten
- Regel- und Hormonstörungen in der Pubertät

Aktivität draußen und Ruhe daheim: Element Holz

Wer hoch hinaus will im Leben, braucht nicht nur tiefe Wurzeln in gesunder Erde (Kapitel 2) und ausreichend Wasser (Kapitel 5) sowie Sonne und gute Luft (Kapitel 1), wer hoch hinaus will im Leben, muss auch gesundes Holz in einem stabilen Stamm entwickeln, um Wind und Wetter widerstehen zu können.

Gesunde Kinder sind die pure Lebensfreude, sind ständig in Bewegung, haben immer etwas zu tun, sind permanent in einer gesunden Anspannung. Aber wenn der entsprechende Ausgleich fehlt – die Entspannung, die Pausen, die Ruhe –, dann gibt es auf Dauer Probleme. In unserem Leben gilt das Grundprinzip von Yin und Yang, der zwei Seiten einer Medaille, die sich gegenseitig ergänzen und ausgleichen. Nicht nur in der chinesischen Weltanschauung, auch in der Geistestradition unserer westlichen Welt, beispielsweise bei Aristoteles, gelten Extreme als schädlich, liegt das Ziel im Ausgleich und in der goldenen Mitte. Ohne die beruhigende Kühlung durch das Yin würde das ungestüme, unternehmungslustige Yang heißlaufen, das ganze System würde überhitzen, austrocknen, spröde und reizbar werden, unausgeglichen und zornig, am Ende frustriert und aggressiv.

Ein zorniges, hyperaktives, freches, lautes Kind, das sich nicht einordnen will, das seine Freunde und Geschwister drangsaliert, das streitet, zuschlägt, kratzt und beißt, das wirkt, als ob es jeden Moment explodiert – ein solches Kind braucht dringend eine Auszeit und darf auf keinen Fall noch mehr unter Druck gesetzt werden. Dazu muss man der chinesischen Medizin nicht kundig sein, das sagt uns auch der gesunde Menschenverstand – auch wenn es uns oftmals reizt, ausgerechnet solchen Kindern hart entgegenzutreten. Als Eltern steht es in unserer Verantwortung, die angemessene Reaktion zu finden, und das ist bei überdrehten »Holz-Kindern« gar nicht so einfach. Schauen wir in diesem Kapitel genauer hin.

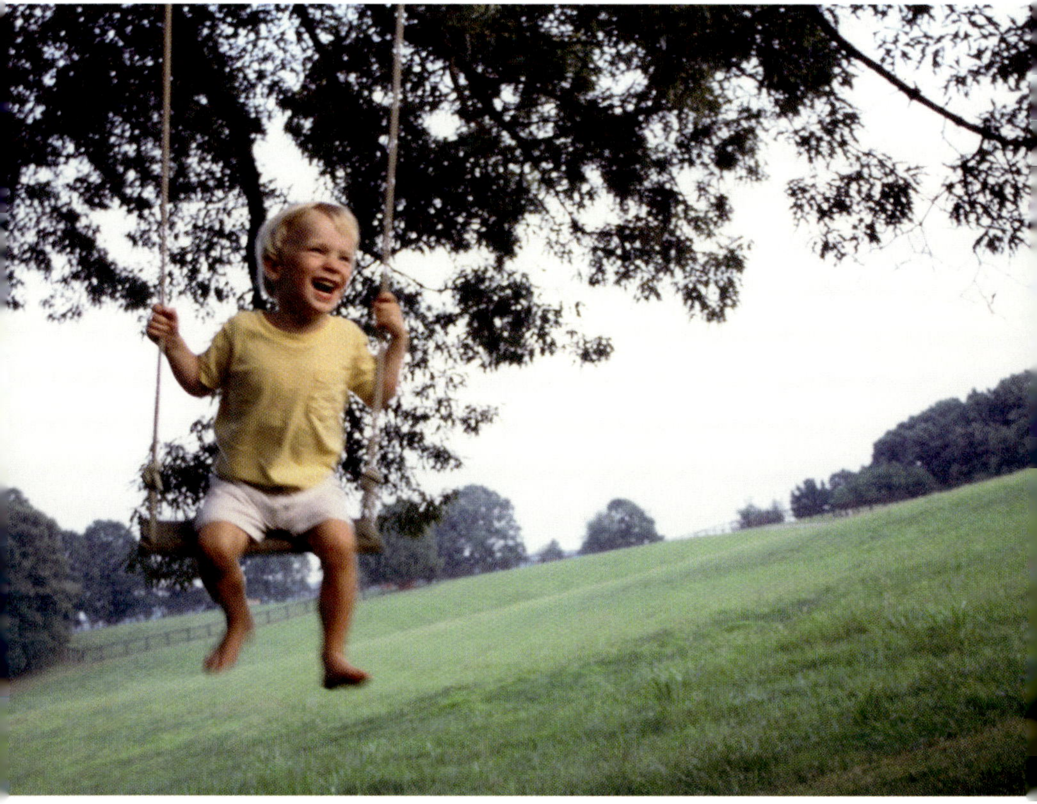

Wer auf der Schaukel in den Himmel fliegen will, muss auch wieder zur Erde zurück: Zur Aktivität gehört die Entspannung, zum Yang das Yin. Die zwei Seiten einer Medaille brauchen immer den gesunden Ausgleich.

Gespannt wie ein Flitzebogen

Kinder, unsere Sprösslinge, sind junges Holz, sie sind noch grün und darum sehr empfindlich. Doch in ihnen liegt das Potenzial für die Zukunft, eine gewaltige Kraft, die noch nicht zur Entfaltung gekommen ist. Altes Holz bricht unter Belastung, ein junger Zweig dagegen ist sehr flexibel, er ist biegsam, kann unter starker Spannung stehen und schnellt dann zurück wie ein Flitzebogen. Man kann gut verstehen, warum das Element Holz für Kinder ganz besonders wichtig ist – Kinder sind ja geradezu ein Symbol für dieses Element.

Als Emblem für dieses Element wird in der chinesischen Medizin das Organ Leber verwendet, zu dem auch die Gallenblase gehört. Dort werden »die Säfte« des Körpers kontrolliert. Wir können an unserer Sprache ablesen, dass diese Zuordnung passt: Wenn jemandem die Galle überläuft, wenn jemandem eine Laus über die Leber gelaufen ist, wenn jemand gallig ist oder Gift und Galle spuckt oder wenn jemand saft- und kraftlos ist, dann handelt es sich um einen überreizten oder geschwächten Menschen, der offenbar gerade ein Problem im Element Holz hat und dringend eine Ruhepause bräuchte. Im positiven Falle spricht man von einem Menschen, der voll im Saft steht, gertenschlank, flexibel, durchsetzungsfähig und erfolgreich.

Wird bei Ihrem Kind der Leber-Regelkreis dauerhaft gestört, dann bekommt das nicht nur das Umfeld des Kindes (beispielsweise Sie!) unangenehm zu spüren, auch die Gesundheit Ihres Kindes wird unweigerlich Schaden nehmen. Wenn ein Kind sich nicht entspannen kann, wenn auf das Austoben und Auspowern keine Phasen des Wiederaufladens folgen, dann wird es irgendwann krank.

Der Körper neigt dann typischerweise zu überschießenden Reaktionen aller Art. Die Folge sind beispielsweise Allergien, trockene Schleimhäute, trockene Haut, Risse in der Haut wie z.B. bei Neurodermitis. Aber auch Verkrampfungen, Kopfschmerzen, Konzentrationsstörungen können in einem gestörten Element Holz ihren Ursprung haben. Das große Thema Hyperkinetisches Syndrom oder Aufmerksamkeitsdefizitsyndrom erscheint hier in einem ganz neuen Licht. Ein überschießendes Element Holz, also ein Organismus, der sich heftig und unkontrolliert wehrt, kann auch die anderen Funktionskreise beeinträchtigen. Dann können plötzlich Schlafstörungen (Feuer), vermehrte Infekte, Heuschnupfen (Metall), Blasenentzündungen, Einnässen (Wasser) oder Magenschmerzen (Erde) auftreten. Die Problematik springt bildlich gesprochen auf andere Funktionskreise über, die Ursache liegt aber im Element Holz.

In den meisten Fällen bringt es bei diesen Problemen ganz schnell Abhilfe, wenn Sie das Element Holz Ihres Kindes hegen und pflegen – und das heißt in den meisten Fällen: »herunterkühlen«. Das Element Holz lässt sich bei Kindern sehr gut beeinflussen, Störungen »wachsen sich schnell aus«.

Was können Sie dafür tun, damit Ihr Kind ausgeglichen ist? Die Störquellen des Leber-Regelkreises ausschalten. Und diese Störquellen lassen sich unter einem Wort zusammenfassen: Stress.

Genauer ist das psychisch-seelischer Stress einerseits und zum anderen physikalisch-chemischer Stress auf Ebene der Körperzellen. Letztere Art von Stress wird vor allem durch drei Faktoren verursacht: Erstens durch Schwermetallbelastungen, insbesondere durch Amalgam-Füllungen beim Kind oder der Mutter (im Mutterleib werden Schwermetalle im Organismus der Mutter vom Kind aufgenommen). Ziel ist, das Amalgam loszuwerden und die im Körper vorhandene Schwermetalldeponie aufzulösen. Dieses Thema finden Sie im Kapitel »Erde« beschrieben. Zweitens durch Impfschäden, die im Leber-Regelkreis eine Blockade verursachen. Da das Thema Impfungen alle Elemente betrifft und weil die öffentliche Mehrheitsmeinung pro Impfen eine ganz eigene Problematik für Eltern beinhaltet, finden Sie meine Empfehlungen zum Impfen ganz am Ende des Buches im Kapitel »Verantwortlich entscheiden«. Impfschäden überhaupt zu erkennen und ihrer Ursache zuzuordnen übersteigt bereits den Horizont der Schulmedizin. Mit der chinesischen Gesundheitslehre ist das aber möglich. Und Impfschäden zu beseitigen ist keine einfache Sache. Das geht meines Wissens nur mit Homöopathie. Dafür können Sie selbst nichts tun, außer zum richtigen Arzt zu gehen. Die dritte Form der Stressbelastung auf zellulärer Ebene ist elektromagnetische Strahlung. Die können Sie selbst erheblich reduzieren. Außerdem können Sie der Leber Ihres Kindes gezielt und regelmäßig helfen, den Körper zu entgiften und zu entsäuern.

Den Ruhepol finden: Wie Ihr Kind lernt, sich zu entspannen

Das Handy klingelt, selbstverständlich ist Papa immer erreichbar. Das Gespräch mit Mama wird dadurch unterbrochen. Das macht aber nichts, denn Mama muss vor Ladenschluss ohnehin noch schnell etwas einkaufen. Dann rasch noch die Wohnung gesaugt, bevor die Gäste kommen. Der Hund muss auch noch raus. Die Kinder am Abend schnell ins Bett. Die Nacht ist kurz.

Am Morgen geschwind aufstehen, anziehen, Zähneputzen, rein ins Auto. Los geht's. Frühstück? Keine Zeit, ihr habt ja euer Vesperbrot dabei. Dann der erste Termin. Mittags zum Friseur. Dort muss Papa warten, so eine Unverschämtheit, man hat seine Zeit ja nicht gestohlen. Derweil hetzt Mama rauf auf die Autobahn, linke Spur, Blinker raus, Vollgas, dann klappt's noch rechtzeitig zum nächsten Termin. Zwischendurch kann man per Handy noch einiges erledigen. Der Magen knurrt. Schnell rechts raus, was essen. Hoffentlich reicht's am Abend noch fürs Tennis, man muss ja in Form bleiben. Oh, die Kinder müssen ja noch vom Kindergarten abgeholt werden. Kein Problem, alles eine Frage der Organisation …

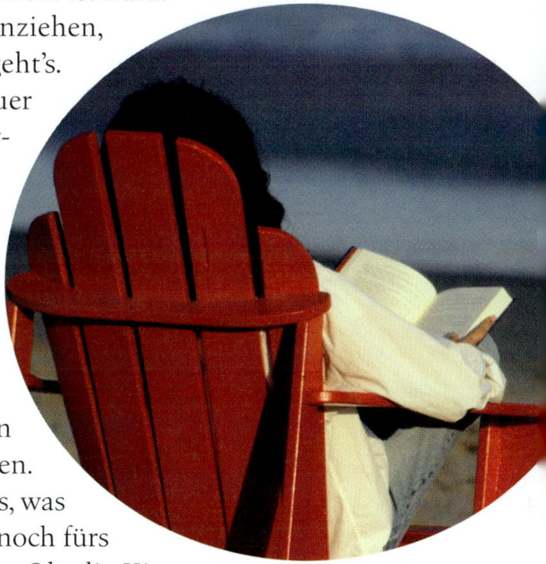

Kinder lernen von ihren Eltern, wie Leben geht. Wenn Sie es schaffen, in Ihr eigenes Leben Entspannung und Ruhe zu bringen, können Ihre Kinder sich das von Ihnen abschauen.

Ein solcher oder ähnlicher Tagesablauf ist heute in vielen Familien normal. Das stressigste für Kinder sind gestresste Eltern. Wenn Sie etwas Gutes für das Element Holz Ihres Kindes tun möchten, dann machen Sie mal einen Punkt. Sie selbst. Wenn Sie es nicht schaffen, in Ihren eigenen Alltag Ruhe und Entspannung zu bringen, dann wird das auch Ihr Kind nicht schaffen. Kinder lernen, in der Welt zurechtzukommen, indem sie sich alles, was man dazu wissen muss, von ihren Vorbildern abschauen – und das sind Sie.

Weil Sie auf zwei Beinen herumlaufen, möchte Ihr einjähriges Kind das auch. Weil Sie sich zweimal am Tag die Zähne putzen, möchte Ihr Einjähriger auch eine Zahnbürste haben, auch wenn er erst zwei Zähne hat. Weil Sie sich vor dem Spiegel hübsch machen, möchte Ihre Tochter ebenfalls Spängchen, Kleidchen und Täschchen haben. Und weil Sie täglich eine Mordshektik haben, möchte Ihr Kind diese offenbar überlebensnotwendige Einstellung auch entwickeln.

In der Ruhe liegt die Kraft – sagt das Element Holz

Also: Bringen Sie Ruhe in Ihren Tagesablauf. Das beginnt mit dem Aufstehen. Lassen Sie den Tag Ihres Kindes gut beginnen. Begrüßen Sie Ihr Kind mit einer Umarmung und einem Kuss, auch wenn es schon älter ist. Das Anziehen macht Spaß, wenn man sich genügend Zeit dafür nimmt. Dann kommt ein ruhiges Frühstück an einem liebevoll und sorgfältig mit lauter feinen Sachen gedeckten Frühstückstisch: viel frisches Obst, vitaminreiche Säfte, Müsli, Vollkornbrot usw. Im Hintergrund läuft leise entspannende Musik. Während des Frühstücks hat die Familie die einmalige Möglichkeit, sich auf einen gelingenden Tag gemeinsam einzustimmen. Wer hat heute was vor? Welche Herausforderungen sind zu meistern? Niemand kann besser motivieren und stärken als die eigene Familie. Wenn die Familienmitglieder sich dann in Ruhe voneinander verabschieden, auseinandergehen und sich ihrem jeweiligen Tagesablauf zuwenden, dann kann nicht mehr viel schief gehen.
Das klingt für Sie allzu idyllisch, nicht wahr? Sie haben schon recht, ein solcher Morgen ist ein Ideal, das kaum in ganzer Perfektion und schon gar nicht jeden Tag und nicht in jeder Familienkonstellation verwirklicht werden kann. Mir geht es nur darum, Ihnen ein Gefühl dafür zu geben, worauf es ankommt. Wenn Sie an Ihrem typischen Tagesablauf nur ein oder zwei Details in die richtige Richtung verändern, dann werden Sie Ihrem Kind bereits Entspannung verschaffen.

Gerade beim Element Holz geht es nicht um Perfektion, das wäre ja schon wieder anstrengend, sondern darum, mal Fünfe gerade sein zu lassen.

Wenn Sie am Morgen Zeit für das eine oder andere wohltuende Ritual mit Ihren Kindern einbauen möchten, dann bedeutet das, dass Sie alle etwas früher aufstehen müssen. Und das klappt nur, wenn Sie und Ihr Nachwuchs abends früher ins Bett gehen. Stehlen Sie die zusätzliche Zeit also nicht Ihrem Schlaf (oder gar dem Schlaf Ihrer Kinder), sondern z.B. dem allabendlichen Fernsehglotzen.
Das ist leichter gesagt als getan, ich weiß. Und es nützt ja nichts, das Kind eine halbe Stunde früher ins Bett zu schicken, wenn es sowieso erst Stunden später einschläft. Gerade Kinder, deren Element Holz leidet, schaffen es nicht so leicht, von Aktivität auf Entspannung umzuschalten. Oftmals leiden sie unter Schlafstörungen oder Einschlafproblemen. Das ist gemein, denn dann gelingt es ihnen nicht, nachts ausreichend Entspannung und Erholung zu bekommen, was ausgerechnet diese Kinder so dringend bräuchten.
Gar nichts hilft es dann, sich von dem am Abend nervenden Kind, das doch eigentlich schon längst ins Bett gehört, stressen zu lassen und es vehement ins Bett zu schicken, womöglich unter Androhungen und Sanktionen. Ihre Aufgabe als Eltern wäre besser gelöst, wenn Sie Ihrem Kind dabei helfen, seinen Stress abzubauen und zur Ruhe zu kommen.

STRESSABBAU UND PSYCHOHYGIENE: DER ABENDSPAZIERGANG

Bei einem Abendspaziergang mit Ihrem Kind können Sie die Ereignisse seines Tages mit ihm durchsprechen. Der Kopf kann sich leer reden, was besonders während des Gehens sehr gut funktioniert. Ihr Kind bekommt Ihre ungeteilte Aufmerksamkeit, eine Portion frische Luft und noch etwas gleichmäßige, langsame Bewegung. So kann es alle psychischen und physischen Belastungen des Tages hinter sich lassen, zur Ruhe kommen und sich mit Ihnen gemeinsam einstimmen auf neue Ziele und den morgigen Tag. Danach lässt es sich wunderbar einschlafen. Und der schöne Nebeneffekt eines solchen Abendspaziergangs: Er wirkt auf Sie selbst genauso beruhigend wie auf Ihr Kind ...

Es muss aber gar kein Spaziergang sein. Vielleicht hilft es schon, wenn Sie sich jeden Abend in Ruhe auf die Bettkante Ihres Kindes setzen und mit ihm den vergangenen Tag durchsprechen. Wichtig nur, dass dies zur Gewohnheit wird. Zunächst klappt das vielleicht nicht so, wie Sie sich das wünschen. Aber mit der Zeit wird Ihr Kind sich daran gewöhnen und lernen, diese entspannten Abendgespräche zu nutzen und zu genießen. Besprechen Sie dabei aber bitte nicht ausgerechnet die Spannungen und Schwierigkeiten, die der Tag gebracht hat. Das Abendgespräch ist nicht der richtige Zeitpunkt, um nachträglich noch etwas zu klären und unterschwellig erneut Druck auf Ihr Kind auszuüben. Sprechen Sie über die kleinen Erfolge, die schönen Momente des Tages, und vor allem: Loben Sie Ihr Kind. Jeden Abend! Sagen Sie ihm, worüber Sie sich gefreut haben. Je mehr Sie darauf achten, desto mehr Positives wird Ihnen auffallen.

KLEINE EINSCHLAFHILFE

Wenn Ihr Kind sich unwillkürlich gegen das Einschlafen wehrt und im Bett herumturnt, obwohl es eigentlich müde wäre, hilft es, seine Gedanken mit ruhiger, suggestiver Stimme auf die Wahrnehmung des eigenen Körpers zu richten: »Du atmest ganz tief ein und ganz lange aus, und noch mal tief ein – und aus. Und deine Zehen sind jetzt ganz warm. Und deine Beine werden schwerer und schwerer. Und dein Herz schlägt gleichmäßig: bum, bum, bum, bum, bum. Deine Hände entspannen sich. Und deine Arme werden langsam schwerer. Und jetzt machst du die Augen zu und spürst, wie dein Kopf ins Kissen sinkt und immer schwerer wird. Und du atmest langsam und tief ein ... und aus ...«

Dabei können Sie Ihrem Kind mit sanften und langen Bewegungen von oben nach unten den Rücken streicheln. Sie werden sehen, das hilft Ihrem Kind, den Schalter zu finden und umzulegen, um vom Wach-Modus in den Schlaf-Modus zu gelangen. Und das wirkt viel besser und schneller als der Befehl: »Licht aus! Ruhe! Sofort einschlafen jetzt!«

Mittagsruhe: Eine Siesta für mehr Gelassenheit

Neben dem Morgen und dem Abend gibt es für das Element Holz Ihres Kindes einen weiteren neuralgischen Zeitpunkt im Tagesablauf: der Mittag, kurz nach dem Mittagessen. Hier sackt der Biorhythmus Ihres Kindes kurzzeitig rapide ab. Viele Kleinkinder schlafen Ihnen um diese Zeit unweigerlich ein, egal wo Sie mit ihnen gehen und stehen oder was Sie gerade machen. Das Ruhebedürfnis der etwas älteren Kinder ist genauso groß, nur müssen Sie ihnen die Möglichkeit verschaffen, sich auszuruhen. Kinder, die unter übergroßer Anspannung stehen, schaffen es nur schwer, »herunterzukommen«. Auch hier bewähren sich feste Rituale. Und vor allem kommt es entscheidend darauf an, dass Sie selbst lernen, Ihrem Ru-

hebedürfnis nachzugeben und dementsprechend mittags Ruhe auszustrahlen und Ihrem Kind vorzuleben, wie man Pause macht.
Ein Nickerchen nach dem Mittagessen hilft nicht nur dabei, den Tag geistig frisch, ausgeglichen und konzentriert bis zum Abend durchzustehen, indem das Element Erde stabilisiert wird, sondern hilft auch beim Entsäuern und stärkt zudem Herzfunktion und Gedächtnis, was viele Studien immer wieder bestätigen.

ENERGIESPERREN SANFT AUSSTREICHEN

Als Ritual – morgens, mittags oder abends – eignet sich auch sehr gut eine sanfte Gesichtsmassage. Ein solcher liebevoller Körperkontakt wirkt ungeheuer entspannend, sowohl für Sie als auch für das Kind, und löst in wenigen Minuten Blockaden im Energiefluss in den Meridianen:

- **Reiben Sie Ihre Handflächen aneinander, bis sie warm sind.**
- **Streichen Sie Gesicht, Nase, Schläfen und Ohren Ihres Kindes mit Ihren Fingern sanft und rhythmisch aus, oberhalb der Augenlinie in Richtung Haaransatz, unterhalb der Augenlinie in Richtung Kinnwinkel, die Ohren in Richtung Ohrläppchen.**
- **Massieren Sie mit Zeige-, Mittel- und Ringfinger oder mit den Mittelgliedern der Zeigefinger die knöcherne Begrenzung der Augenhöhle Ihres Kindes im und gegen den Uhrzeigersinn rundherum. Streichen Sie dabei beim oberen Halbkreis einmal unterhalb der Augenbrauen, bei der nächsten Runde auf den Augenbrauen und dann knapp oberhalb der Augenbrauen entlang.**
- **Massieren Sie den Ohrenrand Ihres Kindes mit dem Daumen an der Rückenseite und Zeige- und Mittelfinger an der Vorderseite langsam von oben nach unten in Richtung Ohrläppchen. Ziehen Sie dabei den Ohrenrand leicht nach hinten und unten.**

Wenn Ihr Kind mittags nicht schlafen will oder kann, dann gibt es auch andere Möglichkeiten, es entspannen zu lassen: Legen Sie ihm eine gute Hör-CD ein, die es sich in Ruhe anhören kann, während es auf dem Bett, auf dem Boden oder auf dem Sofa liegt. Führen Sie eine »Leisezeit« ein, in der eine Stunde lang nicht gesprochen wird – was natürlich bedeutet, dass auch Sie selbst in dieser Zeit beispielsweise nicht ans Telefon gehen sollten. Setzen Sie sich mit einem guten Kaffee auf die Bank vor dem Haus oder auf den Balkon und tun Sie eine halbe Stunde lang gar nichts – und nehmen Sie wahr, was Ihr Kind in dieser Zeit tut: Wenn Sie diese Pause regelmäßig jeden Tag einlegen, wird sich Ihr Kind unwillkürlich anpassen und sich auch eine Möglichkeit zum Ausruhen suchen.

Individueller Ausgleich: Die passenden Freizeitaktivitäten

Gibt es auch zu viel Ruhe? Das kommt auf Ihr Kind an. Ist Ihr Kind eher unruhig, zappelig und unkonzentriert, dann braucht es tendenziell mehr körperliche Ruhezeiten. Sollte Ihr Kind aber eher zu den Gemütlichen gehören oder zu Übergewicht neigen, dann sind zusätzliche körperliche Ruhepausen nicht die richtige Maßnahme. Dann sollte der Schwerpunkt auf geistiger Entspannung bei gleichzeitiger körperlicher Aktivität liegen.

Ruhe ist nicht gleichzusetzen mit Trägheit.

Das individuelle Entspannungsprogramm für Ihr Kind kann und sollte jedenfalls ganz generell auch körperlich aktive Entspannung einschließen. Ideal geeignet dafür sind lang anhaltende, gleichmäßige körperliche Anstrengungen, also Ausdauersport oder Wandern. Das ist die schönste Form von Stressabbau, nicht nur für Kinder.

ENTSPANNUNG NACH MASS

Bei verspannten Yang-Kindern, also eher zappeligen, unruhigen, lauten, unter Strom stehenden Kindern sollten Sie den Akzent mehr auf die körperlichen Ruhephasen legen:

- **Mittagsschlaf**
- **Meditation**
- **Sanfte Massagen, Kuschel- und Streicheleinheiten**
- **Mehr körperliche Ruhephasen**
- **Weniger Termine**
- **Mehr Zeit zum freien Spiel**
- **Früher ins Bett, Ausschlafendürfen**

Stress abbauende Aktivitäten für verspannte Yin-Kinder, also eher gemütliche, zurückhaltende, zu Übergewicht neigende Kinder sollten mehr auf der psychischen Ebene bei gleichzeitiger körperlicher Anstrengung ansetzen. Sie sollten Ihr Kind dann z.B. zum Wandern, Radfahren oder anderen Ausdauersportarten motivieren und die körperlichen Ruhezeiten tagsüber nicht noch ausdehnen. Das funktioniert in der Regel auf Dauer allerdings nur dann, wenn auch Sie selbst Ausdauersport treiben und insofern Vorbild sind.

Stressabbau für alle Kinder: weniger Fernsehen, weniger Computerspiele!

»Mama, muss ich?« – Stress macht Kinder krank

Wenn Ihr Kind ständig unter Druck steht, dann läuft auf der körperlichen Ebene ein uraltes Programm ab: Die Muskulatur des Körpers wird unwillkürlich und ständig unter einer höheren Grundspannung gehalten als eigentlich nötig. Um das zu erreichen, schüttet die Nebenniere das Stresshormon Cortisol aus. Das ist das körpereigene Cortison und das sorgt dafür, dass wir körperlich kurzfristig zu Hochleistungen fähig sind. Der Körper versucht nämlich, reaktionsbereit zu sein, falls gleich ein Säbelzahntiger oder ähnlich Herausforderndes um die Ecke kommt. In einem solchen Fall muss ein Mensch natürlich körperlich topfit sein, um entweder kämpfen zu können oder sein Heil in der Flucht zu suchen.
Den Körper auf diese Weise auf akute Leistungsexplosionen vorzubereiten und unter Anspannung zu setzen, ist kurzzeitig eine absolut sinnvolle Überlebensstrategie, die sich über Jahrmillionen hinweg bewährt hat. Nur: Fehlen zwischendurch die Entspannungsphasen, in denen die Stresshormone wieder abgebaut werden und der Körper sich wieder erholen kann, dann ist das auf Dauer nicht nur äußerst anstrengend und erschöpfend, sondern sorgt auch für eine Schieflage der Regelkreise im Körper. Es kommt beispielsweise zu einem Säure-Überschuss. Das ist extrem ungesund und die Ursache vieler Erkrankungen. Im Kapitel über das Element Erde finden Sie diesen Zusammenhang ausführlich beschrieben. Dort steht auch, was Sie gegen Übersäuerung tun können.
Unter Dauerstress passiert aber noch etwas anderes im Körper: Die Nebennierenfunktion erschöpft sich mit der Zeit. Das Cortison kann nicht mehr in ausreichender Menge nachproduziert werden. Ausgerechnet das körpereigene Cortison ist aber notwendig, um allergische Reaktionen einzudämmen. Auch die Abwehrleistung des Immunsystems wird eingeschränkt, denn in extremen Stresssituationen ist es für den Körper ursprünglich sinnvoll gewesen, die Immunabwehr herunterzufahren und die eingesparte Energie dem Bewegungsapparat zuzuführen, damit wir notfalls schneller den Baum hochklettern oder in die schützende Höhle flitzen können.

Das Resultat von Dauerstress sind also Allergien und vermehrte Infekte. Dass diese Deutung von Stress stimmt, kann ich jeden Tag in meiner Praxis nachvollziehen.

Leistungsdruck: Immer der Beste, aber total kaputt

Natürlich wollen wir alle, dass unser Kind erfolgreich ist. Vielleicht Jahrgangsbeste in der Schule, Torschützenkönig im Fußballverein, ein Teufelsgeiger im Musikunterricht oder Primaballerina im Ballett? Es ist eben einfach wunderbar, dem Bekanntenkreis von den Erfolgen der eigenen Kinder erzählen zu können. Und später einmal soll unser Nachwuchs doch die besten Chancen im Leben haben, Karriere machen und zu Wohlstand gelangen können. Wir leben aber in einer Leistungsgesellschaft, niemandem wird etwas geschenkt. Das soll unser Kind früh genug lernen! Nicht wahr?

Wie bei allem im Leben, so macht auch hier die Dosis das Gift. Überzogenem Leistungsdruck von Seiten ihrer Eltern gegenüber sind Kinder leider besonders schutzlos: Kinder wollen es ihren Eltern immer recht machen. Ihr Wunsch ist Ihrem Kind Befehl, oftmals ganz unbewusst und auch dann, wenn sich das Kind äußerlich vehement dagegen wehrt. Mit das Schlimmste, was einem Kind passieren kann, ist die Enttäuschung seiner Eltern, wenn die Noten nicht tipptopp sind oder wenn der Sohnemann am Sonntag schon wieder kein Tor geschossen hat.

Aus meiner Praxis:

ALEXANDRA MACHT SICH NASS

Die neunjährige Alexandra nässt seit zwei Jahren ein – und zwar jedes Mal, bevor sie am Mittwoch zur Klavierlehrerin gehen soll. Eigentlich ist Alexandra ja sehr musikalisch, aber sie setzt sich psychisch so unter Druck, dass bei ihr das Element Holz vor lauter Ehrgeiz zu stark nach oben schießt und das Element Wasser, bildlich gesprochen, abdrückt. Die Kontrolle über die Blasenfunktion geht verloren – und das geht unweigerlich in die Hose.

Der Leistungsdruck ist hier der entscheidende Hinweis für die Behandlung. Die Gabe einer Hochpotenz von Argenticum nitricum, einem wichtigen Mittel bei Erwartungsspannung und Prüfungsangst, führt rasch zur Besserung. Nach der Wiederholungsgabe ist der Spuk bald vorbei.

Sitzen einem Kind in der Schule, beim Sport oder beim Musikunterricht zusätzlich zum eigenen, ganz natürlichen Ehrgeiz auch noch die hohen Erwartungen seiner Eltern im Genick, entsteht Stress, der krank machen kann.

Leistungsdruck ist Leidensdruck

Kann es sein, dass Ihr Kind – von Ihnen ganz ungewollt – unter übermäßigem Leistungsdruck steht? Leistungsdruck ist Stress pur und kann körperliche wie seelische Erkrankungen begünstigen. Folgende Verhaltensweisen können (müssen aber nicht) Hinweise sein:

- Wenn das Kind übermäßig ernst an alles herangeht, auch wenn es sich um Dinge handelt, die eigentlich Spaß machen sollten.
- Wenn es Probleme hat sich zu motivieren, vor Herausforderungen eher lustlos oder betont lässig wirkt.
- Wenn es sich über Erfolge nicht richtig freuen kann, z.B. wenn die eigene Mannschaft zwar gewonnen hat, es aber trotzdem weint, weil es selbst kein Tor geschossen hat.
- Wenn Ihr Kind dazu neigt, andere zu behindern oder die Leistungen von anderen zu kritisieren, anstatt sich auf die eigene Leistung zu konzentrieren.
- Wenn der Wunsch erfolgreich zu sein über die Regeln triumphiert: in der Schule der Spickzettel und im Sport unfaire Aktionen.
- Wenn Ihr Kind anderen die Schuld gibt, wenn der eigene Erfolg sich nicht einstellt: die Lehrerin, der Trainer, die Mitspieler, das Instrument, das Wetter, die Mitschüler usw.
- Wenn Ihr Kind mit Ihnen nicht über seine Aktivitäten und Leistungen in Kindergarten, Schule, Sport oder Musik sprechen will.

Den auf dem eigenen Kind lastenden Leistungsdruck zu erkennen ist ein Riesenschritt für Eltern. Wenn Sie das schaffen, gebührt Ihnen allergrößte Hochachtung, denn es ist nicht leicht, sich einzugestehen, das eigene Kind hier und da zu überfordern. Der nächste Schritt wird sein, die Aufmerksamkeit mehr auf das eigene Leben zu richten: Sind Sie zufrieden mit dem, was Sie erreicht haben oder

BERUHIGUNG UND HARMONISIERUNG MIT DEM LEBER-3-PUNKT

Die chinesische Medizin beschenkt uns mit der Kenntnis des Meridiansystems. Verteilt auf unserem Körper und angeordnet auf Linien (Meridiane, Leitbahnen), die über den Körper verlaufen, finden sich die Akupunkturpunkte, von denen jeder eine ganz eigene Wirkung entfaltet, wenn er auf die richtige Weise gereizt wird, z.B. durch Akupunkturnadeln oder durch gezielte Massage, Drücken oder Klopfen, durch Lichtreizung oder Reizung mit Wärme, Laser oder Strom.
Der für das Element Holz wichtige Leber-Meridian führt von der großen Zehe über die Innenseite des Beins bis in den Brustbereich hinauf. Auf ihm liegen 14 Akupunkturpunkte, mit denen der kundige Arzt in der Lage ist, insbesondere für eine Harmonisierung eines überschießenden Elements Holz und die Ausleitung von Schadstoffen aus der Leber zu sorgen.

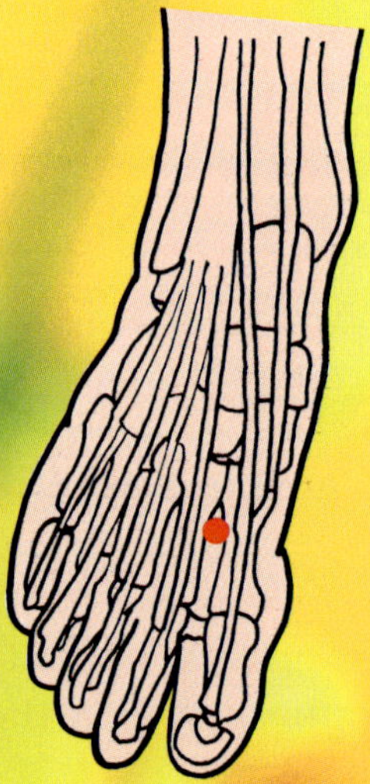

Bei einem Punkt können Sie auch selbst etwas Gutes tun: Der Punkt Leber-3 (Hepaticus 3 bzw. H3 oder »Breite Trossstraße«) liegt auf dem Fußrücken, in der Vertiefung zwischen dem ersten und zweiten Mittelfußknochen. Massieren Sie den Punkt an beiden Füßen bei Ihrem Kind täglich und streichen Sie ihn zu den Zehen hin aus. Zwei bis drei Minuten reichen dafür aus. Wenn Ihr Kind gesundheitliche Probleme im Element Holz hat oder psychisch zu Gereiztheit neigt, dann kann diese Massage zu Beginn durchaus unangenehm oder etwas schmerzhaft sein. Aber das lässt nach, mit der Zeit wird Ihr Kind wunderbar entspannen, die Energieblockaden können nach und nach aufgelöst und der Leber-Regelkreis harmonisiert werden.

täglich erreichen? Können Sie das genießen, was Sie bisher erreicht haben? Sind Sie stolz auf Ihre eigene Leistung? Unabhängig davon, wie Ihre Bewertung Ihres eigenen Lebens ausfällt: In dem Moment, wo Sie den Fokus auf sich selbst richten, anstatt auf Ihr Kind, fällt eine Menge Druck von Ihrem Kind ab.

Aber es gibt selbstverständlich auch andere Faktoren für Leistungsdruck: Lehrer, die ihre Schüler unter Druck setzen, dem Alter unangemessene und zu starre Lehrpläne, die die Schüler abwechselnd unterfordern und überfordern, das neue, wenig kindgerechte G8-System mit nur noch zwölf Schulklassen bis zum Abitur, mangelhaft ausgebildete Jugendtrainer, die nicht das richtige Maß von Motivation im Sport finden oder ihren Schützlingen Versagensangst statt Freude am Sport beibringen usw.

Sie können Ihr Kind bestärken, auf solche widrigen Umstände angemessen zu reagieren. Sich im angemessenen Moment zu verweigern anstatt sich auszupowern, auf die eigenen Leistungsgrenzen zu bestehen, ohne Versagensgefühle zu entwickeln, selbstbewusst zu widerstehen, wenn jemand Unmögliches verlangt, das sind gesunde, stressresistente Reaktionen. Vielleicht bieten solche unangenehmen Rahmenbedingungen in Sport, Schule und Freizeit Ihrem Kind sogar ein gutes Übungsfeld, solche gesunden Widerstandsreaktionen einzuüben. Das sind Zeiten, in denen Ihr Kind enorm viel dazulernen kann, aber auch Zeiten, in denen Ihr Kind Ihre Unterstützung braucht. Natürlich müssen Sie Ihr Kind schützen. Aber nicht immer ist es die beste Reaktion, das Kind aus der Stresssituation herauszunehmen, indem Sie es den Kindergarten, die Schulklasse, den Fußballverein oder das Musikinstrument wechseln lassen.

Immer am Handy, immer unter Strom: Wie Sie Ihr Kind vor elektromagnetischer Strahlung schützen

Es gibt Stress auf psychischer Ebene, Stress auf seelischer Ebene, Stress auf körperlicher, also physischer Ebene und Stress auf zellulärer, physikalischer und biophysikalischer Ebene. Bei der letzteren Form werden Sie sich vielleicht fragen, was gemeint ist. Ich meine damit die Auswirkungen von elektromagnetischer Strahlung.

Wenn ich Statistiken und Studien lese über die dramatische Zunahme von Allergien bei Kindern, dann sehe ich vor meinem inneren Auge ein Babyphon direkt neben einem Kinderbettchen, den Trafo einer Halogenlampe direkt hinterm Bett, einen Grundschüler mit dem eingeschalteten Handy in der Tasche, einen ständig laufenden Fernseher mit drei paralysierten Kindern davor, eine Hochspannungsleitung direkt neben einem Haus, ein Mädchen mit einer Metallkette um den Hals, ein Junge mit einer Quarzuhr mit Metallarmband am Handgelenk, eine Schwangere, die vor dem laufenden Mikrowellenherd steht und auf ihr Essen wartet, einen Jugendlichen vor dem Computerbildschirm ...

Für sich genommen ist nichts davon krank machend. Was ist schon dabei, mal ein Babyphon oder eine Halogenlampe anzuschalten oder mit dem Handy zu telefonieren? Der Zusammenhang zwischen solchen Strahlungsquellen und beispielsweise einem Heuschnupfen ließe sich nie und nimmer wissenschaftlich nachweisen. Es besteht auch gar kein unmittelbarer Zusammenhang, aber leider meiner Erfahrung nach eben doch ein mittelbarer. Wie überall, so wirkt auch hier vieles auf komplexe Weise zusammen. Es ist die Vielzahl von Strahlungsquellen und die pausenlose Bestrahlung rund um die Uhr, die unsere Kinder nicht zur Ruhe kommen lässt und die Yang-Seite des Elements Holz immer weiter nach oben puscht.

Kommen zu diesem Stressgrundpegel noch andere Faktoren hinzu – Schwermetallbelastung, schlechte Ernährung, seelischer Stress, was auch immer –, dann bringt irgendein letzter Tropfen das Fass zum Überlaufen, irgendwann kann auch der robusteste Organismus seine Balance nicht mehr halten und kippt in eine Krankheit ab. Dass solche Erkrankungen, für die rein schulmedizinisch diagnostizierende Ärzte keinerlei Ursache finden können, heute immer früher und immer häufiger auftreten – auch schon massenweise in den Kindergärten –, ist unter anderem auch eine Folge der allgemein zunehmenden Strahlungsbelastung in unserer täglichen Umwelt. Äußert sich eine solche Erkrankung beispielsweise in einem Hautausschlag, dann ist klar, warum es wenig nützt, diesen Hautausschlag lokal mit einer Cortison-Salbe zu behandeln, während sich am Stresspegel des Kindes nichts ändert.

Strahlungsfelder ausschalten

Was also können Sie ganz konkret tun? Das Wichtigste ist der Schlafplatz. Gehen Sie einmal in das Kinderzimmer. Gibt es Steckdosen direkt am Bett? Womöglich gar direkt neben dem Kopf? Laufen Kabel neben dem Bett entlang oder unter dem Bett durch?

Der Strom in unseren Haushalten ist ein Wechselstrom mit 50 Hertz – das bedeutet, dass sich die Richtung, in der die Elektronen durch die Leitungen sausen, 50 Mal in der Sekunde ändert. Sausende Elektronen bauen um sich herum ein elektromagnetisches Feld auf. Mit diesem Effekt funktioniert ein Elektromagnet. Aber auch Generatoren, Fernseher, Handys, Computerfestplatten und viele andere Phänomene unserer Zivilisation fußen auf diesem Prinzip. Mit dem Wechselstrom ändert sich auch das elektromagnetische Feld rund um die Stromleitungen in entsprechender Frequenz, und unsere Häuser sind voll von Stromleitungen. Der menschliche Körper verhält sich gleichsam wie eine Antenne in diesem Feld. Er koppelt an das Feld an und richtet sich auf atomarer und molekularer Ebene daran aus. Er schwingt quasi ständig mit.

Das macht nichts. Unser Körper funktioniert trotzdem weiter. Mit elektrischen Spannungen können wir umgehen, wir nutzen sie ja selbst beispielsweise in unseren Nervenbahnen, um Signale im Körper zu verteilen. Nur: Die Felder in unseren Häusern pulsieren mit einer hohen Frequenz, sie sind immerzu da und sie sind stark. Ein Baubiologe kann die aus dem Feld aufgenommene und am Körper anliegende Wechselspannung messen. Bei Untersuchungen wird in der Regel eine Spannung von 200 bis 2000 mV (Millivolt) gemessen, in ungünstigen Fällen auch bis zu 20.000 mV. Diese Spannungen liegen um ein Vielfaches über den körpereigenen Herzsteuerungsspannungen. Sogar die Betriebsspannung eines Herzschrittmachers liegt nur bei 1 mV.

Aus meiner Praxis:

JONAS KOMMT ZUR RUHE

Der zwölfjährige Jonas kam mit einem ausgeprägten hyperkinetischen Syndrom (ADHS) in meine Praxis. Bereits seit eineinhalb Jahren war er schulmedizinisch mit Ritalin behandelt worden. Auf die Suche nach der Ursache für seine Krankheit war aber noch niemand gegangen. Die ganzheitliche Diagnostik ergab unter anderem eine starke Strahlungsbelastung des Elements Holz. Das war offenbar der Hauptauslöser. Schnell wurden wir fündig: In seinem Zimmer tummelten sich die diversesten Strahlungsquellen: Computeranlage, Fernseher, Stereoanlage, Radiowecker, Halogenstrahler an der Decke, Station eines schnurlosen Telefons im Kinderzimmer und ein Nachtspeicherofen. Allein die Entfernung der Strahlungsquellen, die Sanierung der vorhandenen Strahlungsbelastungen im Körper und die konsequente Entsäuerung des Organismus entlastete das Element Holz so weit, dass nach drei Monaten die Ritalintherapie abgesetzt werden konnte. Der Zappeljonas kam endlich zur Ruhe.

Ich plädiere nun nicht dafür, wieder in den Wald zu ziehen und in Höhlen zu leben, aber es ist gar kein großer Aufwand, unsere Kinder wenigstens während der Nachtruhe von elektromagnetischer Strahlung so gut es geht zu befreien. Damit bringen Sie die Strahlung zwar niemals gegen Null, denn die Hochspannungsleitungen, die Mobilfunksender, die Nachbarhäuser und -wohnungen mit ihren Strahlungsquellen sind nun mal da, und die Felder gehen durch Wände. Doch die nahen Strahlungsquellen im Zimmer wirken am stärksten, und auf die haben Sie Einfluss. Nach vielen tausend Fällen in meiner Praxis kann ich sagen:

Reduzieren Sie konsequent die Strahlenbelastung, dann stärken Sie damit den Leber-Regelkreis, also das Element Holz Ihres Kindes.

Das ist gleichbedeutend mit einem vorbeugenden Schutz vor Allergien, Hyperaktivität, Schlafstörungen usw. Sie helfen Ihrem Kind auf diese Weise, seine Fähigkeiten und Talente ungestört und entwicklungsgerecht zu entfalten.

STRAHLUNGSARME NÄCHTE

Verbannen Sie die Wechselfelder aus dem Kinderzimmer:

- **Stecken Sie nachts alle Geräte aus: Computer, Stereoanlage, Modelleisenbahn etc. Ausschalten allein genügt nicht, der Stand-by-Modus noch viel weniger, denn es kommt darauf an, dass der Stromkreis unterbrochen wird, also kein Strom mehr durch das Gerät fließt.**
- **Noch besser: Bauen Sie einen Netzfreischalter ein. Damit können Sie mit einem Schalter das Stromnetz eines Zimmers vom Hausnetz trennen. Fragen Sie Ihren Elektriker danach.**
- **Radio- oder Funkwecker gegen einfache Uhren mit Batterie oder gleich gegen aufziehbare Uhren austauschen.**
- **Telefon und Mobiltelefon gehören nachts nicht ins Kinderzimmer. Den Akku kann man auch in einem anderen Zimmer wieder aufladen lassen. WirelessLAN (drahtloser Internetzugang per Funk im ganzen Haus) ist eine enorme Strahlungsquelle. Bitte nachts unbedingt ausschalten!**
- **Keine Halogenlampen. Die Felder an den Niederspannungstrafos sind besonders stark. Auch Leuchtstoffröhren haben starke Streufelder und darüber hinaus noch ein völlig unnatürliches Lichtspektrum. Normale Glühbirnen sind am vernünftigsten.**
- **Metallschmuck und Armbanduhren nachts wegen des Antenneneffekts ablegen lassen (elektromagnetische Strahlung wird von Metallteilen physikalisch aufgenommen und weitergeleitet).**
- **Metallhaltigen Bettrost durch Holzrost ersetzen, aus dem gleichen Grund.**
- **Keine Spiegel im Kinderzimmer.**
- **Elektrische Heizkissen durch Wärmflasche ersetzen.**

Kinder und Handy

Ich habe nichts gegen Mobiltelefone. Ich habe selbst eins. Sie können ein Segen sein und sogar Leben retten. Und sie sind so praktisch. Wir haben ja unsere komplette Lebensweise darauf eingestellt: Verabredungen werden kurzfristig per Handy getroffen, langfristige Planungen werden überflüssig. Wir können uns viel häufiger mal eben kurzschließen und abstimmen: Unsere Kinder, die im Gegensatz zu uns bereits mit dieser Technologie aufwachsen, nutzen das Handy noch viel selbstverständlicher als wir.

Aber das heißt nicht, dass wir es unseren Kindern komplett alleine überlassen, wie sie mit dem Handy umgehen. Wer sein Handy beherrscht, der weiß, wie man es ausschaltet und wie die PIN lautet, um es beizeiten wieder einzuschalten. Ein Handy zu besitzen bedeutet nicht, rund um die Uhr erreichbar sein zu müssen. Bei einem Notarzt könnte ich das verstehen, aber unsere Kinder sind keine Notärzte!

Das bedeutet natürlich, dass Ihr Kind auch für Sie nicht immer erreichbar ist. Erinnern Sie sich an Ihre eigene Kindheit: Früher sind die Kinder morgens aus dem Haus gegangen und abends wieder heimgekommen – und waren in der Zwischenzeit schlichtweg nicht erreichbar. Den Eltern blieb wohl oder übel nichts anderes übrig, als ihnen zu vertrauen ...

Zu einem vernünftigen Umgang mit dem Handy gehört auch, den Kreis derer, denen man die Handynummer verrät, überschaubar zu halten. Nur so vermeidet man, ständig bei dem unterbrochen zu werden, was man gerade tut. Das Handy ist nämlich nicht nur eine starke, permanente Strahlungsquelle, sondern auch ein psychischer Stressfaktor – Sie können sich nie sicher sein, ob nicht gleich jemand durchklingelt. Ein abgeschaltetes Handy lässt aufatmen! Und auch hier lernt Ihr Kind durch Ihr Vorbild.

WAS DIE WISSENSCHAFT WEISS (VORSICHT, SATIRE!)

Eines Tages stellte die Wissenschaft fest, dass es in der Tiefsee ausschließlich Lebewesen gibt, die größer sind als 2 cm. Eine bahnbrechende Erkenntnis natürlich. Wer hätte das gedacht? Und wie hatte die Wissenschaft das herausgefunden? Nun, sie hatte über viele Jahre und an vielen Stellen des Globus mit großem Aufwand mit Netzen nach Lebensformen in der Tiefsee gefischt. Und sie hatte nie ein Tier gefangen, das kleiner war als 2 cm.

Ein eindeutiger wissenschaftlicher Beweis. Die Erkenntnis musste allerdings Jahre später revidiert werden, als ein weiteres Forscherteam beim Forschen neue Netze verwendete. Die alten hatten eine Maschenweite von 2 cm, die neuen waren doppelt so gut, sie hatten nämlich eine halbierte Maschenweite von nur noch 1 cm. Damit konnte zweifelsfrei bewiesen werden, dass die Mindestgröße der Tiefseelebewesen nur halb so groß ist wie zunächst angenommen, nämlich 1 cm. Was für ein Fortschritt!

Wohlgemerkt: Es ist heute nicht wissenschaftlich geklärt, inwieweit Mobilfunkstrahlen die Gesundheit schädigen. Diese Aussage kann man so lesen, dass es vermutlich unbedenklich ist, ein Handy zu benutzen. Ich aber lese sie so: Es ist gleichfalls bislang nicht wissenschaftlich bewiesen, dass Handys *nicht* die Gesundheit schädigen.

Wenn die etablierte Wissenschaft die Gefährlichkeit von Mobilfunkstrahlen heute noch nicht anerkennt, dann hat sie methodisch beim Fischen im Trüben bislang bildlich gesprochen die »falsche Maschenweite« verwendet. Die funktionelle Diagnostik in unserer Praxis, wie ich sie im Einleitungskapitel (»Das Beste aus West und Ost«) beschrieben habe, kann jedenfalls exakt eruieren, welche Belastung in welchem Element jeweils vorliegt – im Element Holz finde ich bei schlichtweg jedem Kind eine Belastung durch elektromagnetische Strahlung, mal stärker, mal schwächer. Jede Strahlungsquelle, die Sie selbst beeinflussen können, sollten Sie von Ihrem Kind fernhalten oder reduzieren. Das möchte ich Ihnen dringend empfehlen.

Wir können die Uhren nicht zurückdrehen. Die Konsequenz daraus kann nur sein, dass wir selbst vernünftig mit dem Handy umgehen und auch unsere Kinder dazu anleiten. Ein Kind, das durch eine allgemein gesunde Lebensführung über eine robuste Gesundheit verfügt, lässt sich von gelegentlicher Mobilfunkstrahlung nicht umwerfen. Es nützt also nichts, im Namen unserer Kinder gegen Mobilfunkmasten Sturm zu laufen, während wir sie gleichzeitig schlecht ernähren, seelisch unter Druck setzen oder um den gesunden Schlaf bringen und unter Hochspannungsleitungen wohnen. Wenn Sie sich um das Naheliegende kümmern, haben Sie bereits zig Möglichkeiten, die Gesundheit Ihres Kindes zu stärken. (Trotzdem sollten Sie sich natürlich gegen Mobilfunkmasten wehren.)

Edelsteine & Co.

Die positive und harmonisierende Wirkung von Edelsteinen auf die Gesundheit ist seit Langem bekannt. Hildegard von Bingen entwickelte bereits im 12. Jahrhundert eine Edelsteinheilkunde und zeigte, wie mit Edelsteinen heilende Effekte zu erzielen sind. Da könnte es doch sein, dass Edelsteine auch dazu in der Lage sind, schädliche Strahlungsfrequenzen zu neutralisieren. Jedenfalls hört man beispielsweise immer wieder die Empfehlung, Elektrosmog mit Rosenquarz abzuschirmen.

In meiner Praxis habe ich in der Tat gewisse positive Effekte von Edelsteinen im Kampf gegen Elektrosmog beobachten können. Die Wirkung kann man leicht bioenergetisch austesten. Wir haben in meiner Praxis sämtliche auf dem Markt befindlichen »Elektrosmog-Harmonisierer« an uns selbst unter Reizung durch die üblichen Strahlungsquellen geprüft. Eine gewisse Veränderung des Energieniveaus im Meridiansystem lässt sich tatsächlich nachweisen. Allerdings halfen die Steine nur in sehr begrenztem Umfang. In keinem einzigen mir bekannten Fall gelang es, sämtliche auf das Meridiansystem einwirkenden Störfrequenzen auszuschalten. Ein störungsfreies Funktionieren des Meridiansystems unter Strahlungseinwirkung ließ sich mit keinem der Produkte erzielen. Regulationsstörungen von Patienten in den Elementen Holz, Feuer, Metall oder Wasser durch Strahlungsbelastung können damit definitiv nicht ausreichend ausgeglichen werden. Bitte seien Sie also vorsichtig mit »Wundermitteln« gegen Elektrosmog und vor allem mit den damit verbundenen Versprechungen. Allerdings: Dieser Weg des Entstörens und Harmonisierens von Strahlungsbelastungen geht meiner Ansicht nach grundsätzlich durchaus in die richtige Richtung, steht aber eben noch ganz am Anfang. Übrigens sind in diesem Feld österreichische und russische Wissenschaftler am weitesten fortgeschritten.

In unserem Institut für Angewandte, Moderne Chinesische Medizin (AMTCM) haben wir nach langjährigen Forschungen rund um die Strahlungsthematik im Jahre 2000 ein neuartiges bioenergetisches Entstörungssystem für Häuser, Wohnungen, Büros und Handys entwickelt. In einem besonderen Verfahren werden Natursteine mit bestimmten hochreinen Naturenergien in verstärkte Resonanz gebracht. Die negativen, energieabbauenden Strahlungsfelder, die uns tagtäglich umgeben, werden dadurch im feinstofflichen Bereich harmonisiert bzw. verträglich gemacht. Es kann anschließend keinerlei Störung in unserem übergeordneten Meridiansystem getestet werden. Weitere Informationen im Anhang.

Holz und die Kinderseele: Ihr Kind will wissen, woran es mit Ihnen ist

Der Zorn eines im Element Holz gestressten Kindes hat etwas Verzweifeltes. Die Aggression richtet sich wahllos gegen denjenigen, der gerade »in der Schusslinie« steht – ist aber meistens gar nicht persönlich gemeint. Dem Kind geht emotional der Gaul durch und es explodiert – verbal oder durchaus auch mit physischen Gewaltausbrüchen gegen Dinge oder auch Personen. Das ist nur die Entladung der aufgestauten Energien. Was vorangeht, ist für das Kind aber schlimmer: Frustration.

Das Gute ist: Explosive Kinder haben enormes Potenzial. Da schlummern Talente, Phantasie, Kraft und Dynamik. Gerade darin liegt aber auch das Leid: Diese Potenziale sind noch nicht zur Entfaltung gekommen, sie drängen nach vorne, werden aber gebremst. Die Entfaltung wird durch äußere Faktoren gehemmt. Das Kind fühlt sich beengt, vielleicht von Regeln und Vorschriften eingezwängt. Das »junge Yang«, wie das Element Holz in der chinesischen Medizin auch genannt wird, ist bereit, ist auf dem Sprung, ist handlungsbereit – und darf nicht. Dieses Gefühl erlebt ein solches Kind ständig. Der Stress, von dem ich weiter oben geschrieben habe, fühlt sich für das Kind an wie eine Zwangsjacke. Kein Wunder, dass es nicht zur Ruhe kommt.

Stellen Sie sich die Seele Ihres Kindes vor wie einen gespannten Bogen. Der zum Schuss bereite Pfeil liegt auf der Sehne – und darf nicht benützt werden. Dem Kind geht es zunächst überhaupt nicht um die Wirkung des Pfeils und das Ziel, das es treffen könnte. Es will einzig und alleine die Spannung loswerden und ist frustriert, dass es mit dieser ungeheuren Energie nichts Rechtes anzufangen weiß.

Keine hinreichende Lösung wäre es, dem Kind einfach Freiheit zu gewähren, um sich »auszutoben«. Natürlich, jedes Kind muss sich austoben können, das ändert aber an der Problematik des Elements Holz nichts. Denn die verborgene, potenziell eruptive Energie ist richtungslos. Einmal frei gelassen, würde sich das Kind wahllos aus-

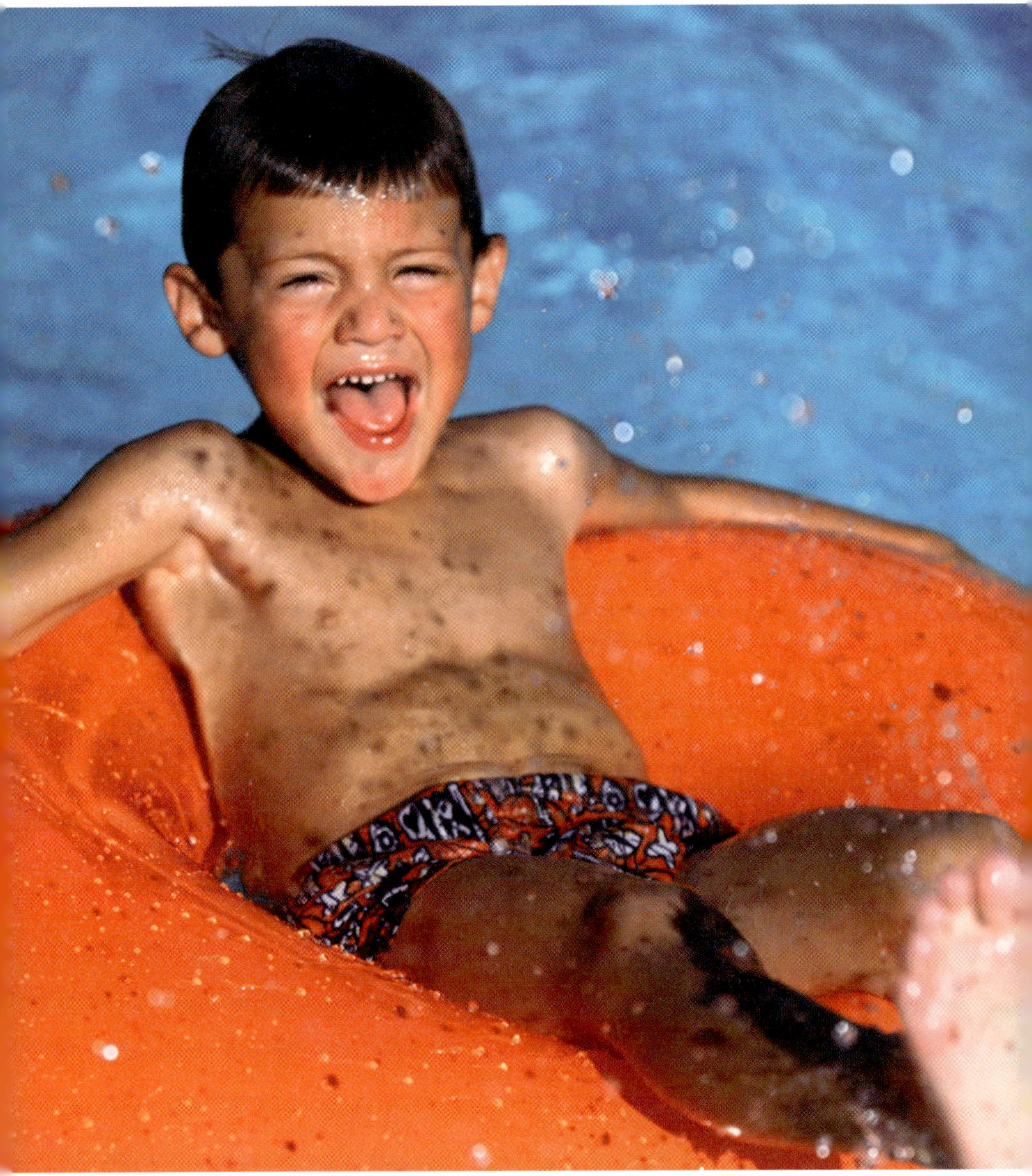

Sein Energiepotenzial ist eine der stärksten Ressourcen für das Leben Ihres Kindes. Wenn Sie so ein Energiebündel als Kind haben, freuen Sie sich – und helfen Sie ihm, die Kraft in eine sinnvolle Richtung zu lenken.

powern, zurück bliebe aber keine Befriedigung, sondern nur Erschöpfung. Außerdem lebt Ihr Kind nicht im rechtsfreien Raum – da sind ja auch noch Sie und die Geschwister und die Kindergartenkinder oder die Mitschüler. Und das menschliche Zusammenleben erfordert nun mal Regeln. Sie haben sicher schon kindliche Wutausbrüche im Supermarkt, an der Eisdiele oder in der Fußgängerzone miterlebt. Ein »durchdrehendes« Kind ist anstrengend – und es hat selbst am wenigsten davon.
Um Ihr Kind im Element Holz zu verstehen, sollten Sie auch wissen, dass es ihm bei seinen überschießenden Reaktionen überhaupt nicht um Machtfragen geht. Es geht dabei für Ihr Kind nicht wirklich darum, etwas für sich zu erreichen, ein Eis zu bekommen, sich bei der Wahl des Spielzeugs durchzusetzen oder was auch immer – auch wenn sich seine Wut vielleicht an solchen Anlässen entzündet. Es ist also nicht so, dass Ihr Kind in solchen Momenten dringend Grenzen bräuchte und in seine Schranken verwiesen werden müsste. Das Thema »Grenzen setzen« ist eher bei Problemen mit dem Element Metall relevant (siehe im Kapitel »Metall«). Hier, beim Element Holz, geht es für Ihr Kind vielmehr darum zu lernen, seine Energien in eine produktive Richtung zu lenken, anstatt sich sinnlos und bisweilen zerstörerisch auszupowern. Beruhigende Worte helfen da mehr als Strenge, Anleitung hilft mehr als Zurechtweisung. Nun, Sie könnten einwenden, das sei in solchen Momenten leichter gesagt als getan. Da haben Sie recht – vor allem, wenn Sie selbst gestresst sind. Schauen wir also genauer hin:

Wie löscht man einen Vulkan?

Bei solchen Zornesausbrüchen gilt also: Bitte keine zusätzliche Reglementierung! Was Ihr Kind von Ihnen jetzt braucht, ist Orientierung. Ihr Kind will wissen, woran es ist und wo es mit sich hinsoll. Und das möchte es von Ihnen erfahren. Ganz ungünstig ist es in diesem Zusammenhang, wenn die beiden Eltern verschiedene Meinungen vertreten und damit dem Kind die Orientierung am Vorbild unmöglich machen. Stimmen Sie sich mit Ihrem Partner immer ab und lassen Sie keine Nuancen und Spielräume zwischen Ihren beiden Positionen offen!

Orientierung möchte ich sogar noch genauer fassen, denn sie meint hier zweierlei. Erstens braucht Ihr Kind von Ihnen Lenkung und Richtung seiner Aktivität. Es will lernen, welche Tätigkeiten und Aktivitäten sinnvoll und befriedigend sind. Gelangweilt und unterfordert Puzzleteile durchs Kinderzimmer zu verstreuen und mit den Füßen unter den Schrank und unters Bett zu kicken und gleich die Teile des nächsten Puzzles hinterher zu feuern, das ist ungerichtete, überschießende, frustrierte Yang-Energie. Die Aktivität bleibt ohne sinnvolles Ergebnis. Das Puzzle gemeinsam mit der Mutter und unter geduldiger Anleitung in Ruhe und bis zum Ende fertig zusammenzusetzen und die Befriedigung zu erhalten, etwas geleistet zu haben, das ist gerichtete, erfüllte Yang-Energie.
Von der Weltmeisterschaft angesteckt und vom Fußballfieber gepackt auf dem Hof herumzubolzen, ohne richtige Mannschaft, ohne Regeln, ohne Anleitung und Training – das kann ein schlummerndes Talent nicht zur Entfaltung bringen. Sich im Fußballverein durchzusetzen, unter Anleitung eines vernünftigen Jugendtrainers Technik, Taktik und Spielverständnis zu entwickeln, seine Position in der Gruppe und auf dem Platz zu finden und Mannschaftsgeist zu spüren, das bringt ein Talent zur Entfaltung und führt zu echten Erfolgserlebnissen. Also: Die richtige Aufgabe wählen, um weder unterfordert noch überfordert zu werden, zielstrebig und erfolgsorientiert an eine Sache herangehen, das kann Ihr Kind nicht einfach so. Das will es von Ihnen lernen, dazu braucht es Sie.
Zweitens braucht Ihr Kind Orientierung hinsichtlich des richtigen Zeitpunkts einer jeden Aktivität und hinsichtlich einer sinnvollen Abfolge von Aktivität und Ruhe. Eine Aktivität zu verschieben auf einen besseren Zeitpunkt oder etwas Aufgeschobenes jetzt gleich zu erledigen, das will gelernt sein. Wann ist der richtige Zeitpunkt für eine Pause?
Sie können sich sicher vorstellen, wie nützlich diese Fähigkeiten für Ihr Kind im späteren Leben, insbesondere im Berufsleben sind. Wer seine Kraft zielgerichtet, ruhig, wohldosiert, beharrlich und konzentriert einsetzt, wird Erfolg und Erfüllung im Leben haben. Wer aber in ungerichteten Aktionismus verfällt, wer sich auspowert ohne ans Ziel zu gelangen, wer sich an Nebensächlichkeiten verschleißt, der wird oft frustriert sein. Die Weichen werden früh gestellt.

»ICH WILL NICHT INS ENGLISCH!«

Tina holt am Mittwoch um 16:00 Uhr ihren fünfjährigen Sohn vom Kindergarten ab, um mit ihm wie jeden Mittwoch zum Volkshochschulkurs »Englisch für Minis« zu gehen. Den Kurs hat sich Jan selbst gewünscht, weil ein Kindergartenkumpel dort auch hingeht und weil Jan sich außerdem sehr für Sprachen interessiert und immer wieder fragt, was dies oder jenes auf Englisch heißt.

Heute aber ist er müde. Es war bereits ein langer, an Aktivitäten reicher Tag. Der Kurs beginnt um 17:00 Uhr. Die Mutter will in dieser Stunde noch schnell was erledigen und fährt mit dem Jungen zur Bank, zur Post, geht mit ihm in den Supermarkt, schnell noch was einkaufen. Sie ist gut gelaunt und voller Elan, fragt ihn aus, was er heute so alles gemacht hat. Ihr Sohn wird immer missmutiger. Kurz vor Beginn des Kurses, direkt vor dem Eingang des Kursraumes bleibt Jan stehen, stampft mit den Füßen auf, macht sein bockiges Gesicht, verschränkt die Arme und ruft vehement: »Ich will nicht ins Englisch!«

Au weia. Wenn Tina jetzt mit ihm da rein geht, wird er unweigerlich einen seiner berüchtigten Wutausbrüche bekommen. Jan wird den Kurs aufmischen, die anderen stören und ihr wird die Situation total peinlich sein. Und er hat ja Recht. Mit seiner Weigerung ist er absolut authentisch, verhält sich im Rahmen seiner Möglichkeiten kompetent und muss ernst genommen werden – denn er ist nicht ausgeruht, sie hat ihm ja gar keine Chance zum Ausruhen gegeben. Beim Englisch mitzumachen ist definitiv im Moment zu viel für ihn, er spürt die drohende Überforderung und wehrt sich dagegen. Eigentlich macht er das hervorragend.

Ihn mit Strenge zum Teilnehmen zu zwingen, wäre unfair, Tina muss selbst die Verantwortung für die Situation übernehmen. Wenn sie aber nicht reingehen, ist das wie eine Niederlage für ihn, dann hätte er vor dem Stress kapituliert und seine Englischstunde verpasst. Außerdem wird so ihre Autorität angekratzt. Wie wird es dann beim nächsten Mal sein? Will er dann überhaupt noch hingehen? Und er ist schließlich angemeldet und ist damit auch eine Verpflichtung eingegangen. Er muss lernen, dazu zu stehen und nicht bei der ersten Schwierigkeit schon aufzugeben. Und eigentlich geht er ja gerne ins Englisch und wäre im Nachhinein traurig, eine Stunde verpasst zu haben. Was tun?

Sie bittet Jan, sich vor der Tür auf die Treppe zu setzen und auf sie zu warten, sie müsse kurz mit der Lehrerin sprechen. Nach drei Minuten kommt sie wieder raus und macht ihm einen Vorschlag: »Hör zu, ich habe mit deiner Lehrerin gesprochen. Es ist okay, wenn du heute nicht mitmachst, nicht mitsingst, nicht mittanzt, nicht antwortest. Du darfst heute einfach bei mir ganz hinten sitzen bleiben und musst nicht in die Mitte zu den anderen. Wir schauen und hören zusammen zu und du musst gar nichts machen. Aber wir gehen zusammen rein. Ist das okay für dich?«

Er nickt und geht mit rein, die Englischstunde beginnt. Nach zwanzig Minuten, als sein Lieblingslied »Incy Wincy Spider« gesungen wird, ist er soweit erholt, dass er von sich aus aufsteht, zu den anderen in den Kreis geht und mitsingt.

In der nächsten Woche nimmt sich die Mutter für die Zeit zwischen 16:00 Uhr und 17:00 Uhr nichts mehr vor, sondern macht mit ihrem Sohn erst mal ganz in Ruhe Pause.

Fangen wir kurz vor dem Schlafengehen noch ein großes Lego-Bauvorhaben an? Abends noch mal etwas naschen, obwohl die Zähne schon geputzt sind? Morgens etwas vorgelesen haben wollen, obwohl es Zeit ist, zum Kindergarten aufzubrechen? Wissen, was die richtige Reihenfolge und der sinnvolle Zeitpunkt für jede Tätigkeit ist, das gibt Sicherheit im Leben und reduziert Stress. Und das kann jedes Kind von seinen Eltern lernen. Sind die Eltern in diesen Dingen konsequent, dann bieten sie ihren Kindern eine große Verlässlichkeit. Das entspannt. Dass dabei niemand perfekt ist, man aber eigene Fehler durchaus selbstkritisch erkennen und ausbügeln kann, soll das Beispiel auf Seite 205 illustrieren.

Wenn Eltern an ihre Grenzen kommen

Kinder, die »am Kabel drehen« – auch so ein treffender Ausdruck aus der jüngsten Zeit –, können uns Eltern zur Weißglut treiben. Wer solche kindlichen Wutausbrüche einmal miterlebt hat, könnte beinahe Verständnis aufbringen für Eltern, denen dann die Hand ausrutscht. Hier möchte ich eine Warnung aussprechen: Körperliche Züchtigung ist immer, aber gerade bei Kindern, die im Element Holz eine Schwäche haben, besonders gefährlich. Denn Gewalt erzeugt Gewalt. Diese Kinder werden »dazulernen« und das Schlagen in ihr Repertoire aufnehmen, um künftig ihre stetig wiederkehrenden Frustrationsgefühle abzubauen. Darunter leiden werden unmittelbar die Geschwister, die anderen Kindergartenkinder, die Mitschüler. Und mittelbar werden die Eltern selbst darunter leiden, denn die Gewalt kommt in verwandelter Form früher oder später wieder zu ihnen zurück. Jedoch ist es keinesfalls so, dass hinter jedem Kind, das Schläge austeilt, Eltern stehen, die ihrerseits das Kind schlagen. Das wäre ein unzulässiger Schluss, den sich niemand anmaßen darf, dem der Einblick in die Familie fehlt.
Den allergrößten Stress bei Eltern können gestresste Säuglinge auslösen: Die sogenannten Schreikinder lösen in vielen Fällen den Impuls aus, das Kind zu packen, es anzuschreien und es zu schütteln. Die meisten Eltern kennen dieses Gefühl. Aber bitte tun Sie das niemals! Das Schütteln ist so gefährlich. Gefäße im Gehirn könnten platzen und die Wirbelsäule geschädigt werden. Wenn ein Kind Sie

an den Rand eines Nervenzusammenbruchs bringt – gehen Sie einfach. Gehen Sie in den Keller und schreien Sie die Wand an. Schlagen Sie auf irgendwelche wertlosen Dinge ein, zertreten und zerfetzen Sie einen alten Karton oder eine Hutschachtel, werfen Sie altes Geschirr an die Kellerwand, gehen Sie Holz hacken. Oder geben Sie sich einem Weinkrampf hin. Aber bitte gehen Sie zu alldem aus dem Kinderzimmer.

WAS TUN BEI SCHREIATTACKEN VON SÄUGLINGEN?

Was ist los, wenn Ihr Baby schreit, es aber eigentlich satt sein müsste? In den meisten Fällen ist entweder das Element Erde oder das Element Holz betroffen. Allerdings: Wenn Ihr Kind nicht nur schreit, sondern auch Fieber hat, dann liegt eine Infektion vor (Element Metall). Wie können Sie die anderen beiden Ursachen unterscheiden?

Wenn Ihr Kind in den ersten drei Lebensmonaten nach dem Stillen und vor allem abends schreit und sich das eher gequält und jammernd anhört, wenn es sich krümmt und windet, die Beine anzieht und es sich durch Trösten und Herumtragen beruhigen lässt, dann hat es mit ziemlicher Sicherheit Bauchschmerzen. Dahinter stecken dann Koliken und Krämpfe im Magen-Darm-Trakt (Dreimonatskoliken). Das betrifft das Element Erde. Gesunde, vollwertige Ernährung der stillenden Mutter, Vermeidung bestimmter Lebensmittel (Kuhmilch!), Pflege der Darmflora und Reduzierung der Schadstoffe in der Nahrung sind da die wichtigsten Maßnahmen. Im Kapitel »Erde« finden Sie Tipps, wie Sie das Element Erde Ihres Kindes harmonisieren können.

Oft stecken hinter Schreiattacken jedoch auch überschießende Reaktionen im Element Holz. Das ist meistens der Fall, wenn Ihr Kind sich nicht gequält, sondern zornig und wütend anhört und wenn es sich durch Herumtragen nicht beruhigen lässt, sich ganz im Gegenteil dadurch noch mehr aufregt. Das kann dann unmittelbare und schnell behebbare Ursachen haben: Strahlung und Stress. Oder grundsätzliche und komplexe Ursachen: Amalgambelastung und Impfschäden. Da geht es dann nur auf homöopathischem Wege und mit ärztlicher Hilfe weiter.

Grundsätzlich gelten hier alle Tipps, die Sie am Ende dieses Kapitels in der Zusammenfassung lesen können. Zusätzlich: Was können Sie selbst und kurzfristig tun, wenn Ihr Baby quasi durchdreht?

- **Bringen Sie als Erstes Ihren eigenen Stress unter Kontrolle: Beruhigen Sie sich, gehen Sie aus dem Zimmer, atmen Sie durch, verschaffen Sie sich Zeit, sagen Sie ggf. Termine ab.**
- **Versuchen Sie es mit einer sanften Gesichtsmassage bei Ihrem Baby und streichen Sie den Leber-3-Punkt Ihres Kindes aus (vgl. Seite 192).**
- **Gehen Sie mit dem Kind spazieren. Das kann zwar peinlich sein, wenn alle Fußgänger sich umdrehen oder die Nachbarn zum Fenster stürzen, weil da eine heulende Sirene durchs Wohngebiet geschoben wird. Aber die Veränderung von Ort, Temperatur, Strahlungsintensität und Luftqualität kann Ihr Kind aus seiner Stress-Spirale herausholen. Und nehmen Sie bitte kein Handy mit.**

Wenn das nichts hilft, die Schreiattacken aber immer wiederkommen, müssen Sie grundsätzlicher und tiefergehender ansetzen. Suchen Sie einen Homöopathen oder TCM-Arzt auf. Am Ende dieses Kapitels steht, was er tun kann.

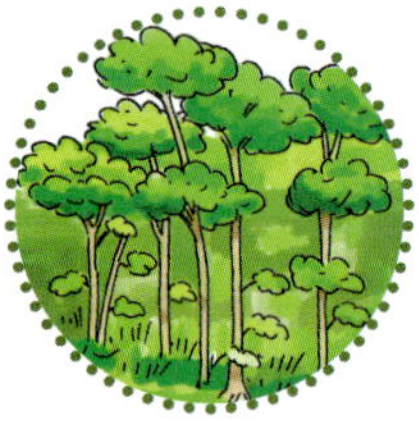

Typische Gesundheitsprobleme im Element Holz ... und was Sie dagegen tun können

Die häufigsten gesundheitlichen Probleme unserer Kinder im Element Holz sind Allergien: Asthma, Heuschnupfen, Neurodermitis, Lebensmittelallergien. In allen Fällen von Allergien stelle ich bei der Diagnose in meiner Praxis eine Störung im Leber-Regelkreis fest, also eine Störung im Element Holz. Das Immunsystem der Kinder reagiert überschießend.

Ich habe weit über 3000 Allergiepatienten in meiner Praxis behandelt. Fast nie lässt sich die Erkrankung auf eine einzige Ursache zurückführen. So gut wie immer liegt eine Kombination von dauerhaften Stressfaktoren vor, die irgendwann den Organismus überfordert haben. Zu diesen Stressfaktoren, die teilweise voneinander abhängen und Ursache und Folge gleichzeitig sein können, gehören:

- Schwermetalle, vor allem durch die Bestandteile von Amalgamfüllungen. Eine Amalgambelastung der Mutter wird während der Schwangerschaft an das Kind weitergegeben. Diese im Lymphsystem »eingelagerten« Fremdsubstanzen stören ganz empfindlich die Signalübertragung in den Meridianen, vergleichbar mit einem Störrauschen oder einem anderen Signal, das die Übertragung einer Radiosendung beeinflusst.
- Elektromagnetische Strahlung aus unterschiedlichen Quellen (Handy, alle elektrischen Geräte im Zimmer, Halogenbeleuchtung etc.) oder geopathische Belastung durch einen Schlafplatz über Wasseradern und Gitternetzen.
- Impfungen, insbesondere frühe Mehrfachimpfungen und vor allem die Impfung zur vermeintlichen Verhütung der Kinderlähmung sowie die Tetanusimpfung.
- Mineralstoffmängel.
- Pilzbefall im Darm, vor allem Candida-Überwucherung der Darmflora.
- Schadstoffbelastung der Nahrung, vor allem Phosphate und Pflanzenschutzmittel.

- Schadstoffbelastungen in den Wohnungen und Häusern, vor allem durch PcP, Lindan und andere Lösungsmittel.
- Psychischer Stress, Hektik, fehlende Pausen.
- Seelischer Stress, Druck, insbesondere Leistungsdruck.

Wenn Allergien behandelt werden sollen, muss also unbedingt als Allererstes der vielfältige Stress des Kindes reduziert werden. Keinesfalls darf die Behandlung selbst neuen Stress auslösen. Ein Negativbeispiel dafür ist die klassische Cortisonbehandlung.

Schulmedizinisch wird eine Neurodermitis als lokale Erkrankung der Haut verstanden und dementsprechend alleine dadurch behandelt, dass die Symptome auf der Haut irgendwie »weggemacht« werden. Am besten hilft hier eine cortisonhaltige Salbe. In der Tat ist der quälende Juckreiz bei einer solchen Behandlung in kurzer Zeit verschwunden. Allerdings ist damit die eigentliche Störung im Organismus keinesfalls behoben, und die permanente Stressbelastung ist immer noch da. Wie geht es dann weiter?

Cortisonsalben dürfen nicht lange angewendet werden, weil die Nebenwirkungen auf Dauer massiv gesundheitsschädlich sind. Nach dem Absetzen tritt dann der alte Juckreiz wieder auf, unter Umständen sogar noch schlimmer als zuvor: Die armen Kinder stehen nachts weinend in ihren Betten, kratzen sich die Haut blutig und lassen sich durch nichts mehr beruhigen. Kein Familienmitglied kann mehr in Ruhe durchschlafen. Das bringt jedes Familiensystem ins Wanken.

Die Ärzte fühlen sich dann durch die akute Verschlechterung oft gezwungen, mit massivem Medikamenteneinsatz die chemische Keule nicht mehr nur von außen durch Salben, sondern von innen anzuwenden, um die Krankheit zu ersticken. Beispielsweise werden müde machende antiallergische Tabletten (Antihistaminika) und hochdosierte Cortisontabletten verabreicht, die das körpereigene Immunsystem beruhigen und unterdrücken sollen.

Solche künstlichen Vergiftungen wirken negativ auf alle Organe und Organsysteme. Nicht das angeschlagenen Element Holz wird hier gestärkt, sondern alle fünf Elemente geschwächt. In der Regel kommen dann schnell die Darmflora und das Immunsystem im Darm aus dem Gleichgewicht – in Begriffen der chinesischen Medizin betrifft das das Element Metall –, dadurch stellt sich schnell eine erhöhte Infektanfälligkeit ein (siehe Kapitel »Metall«), die dann in der Regel von der Allergie und ihrer Behandlung losgelöst betrachtet und mit Antibiotika bekämpft wird.

Allerdings sind schätzungsweise 95 Prozent aller dieser Infektionen viral, nicht bakteriell. Antibiotika wirken aber nur gegen Bakterien, nicht gegen Viren. Meistens ist der Einsatz von Antibiotika bei Atemwegsinfektionen deshalb schlichtweg sinnlos und schädlich, er bringt die Schleimhaut-, Darm- und Hautflora noch mehr aus dem Ruder, denn die Antibiotika töten wahllos, also auch die »guten« Bakterien. Damit wird der ohnehin aus dem Gleichgewicht geratene Organismus noch zusätzlich geschwächt, das Element Metall wird in Grund und Boden bombardiert. Es ist tatsächlich wie Krieg. Und der Körper wehrt sich dabei mit aller Macht gegen jeden vermeintlichen Eindringling.

Eine solche Vorgehensweise ist medizinisch überhaupt nicht nachvollziehbar. Antibiotikaverabreichungen sind in den meisten Fällen keine Behandlung, sondern erschweren die Behandlung von Infektionen.

Beim allergischen Asthma und beim Heuschnupfen ist es nicht anders: Nach demselben Muster werden antiallergische Medikamente, Cortison als Inhalations-Spray und schließlich die sogenannte Desensibilisierungstherapie eingesetzt. Letzteres ist aus meiner Sicht ein ganz besonders verrückter Anschlag auf die Gesundheit unserer Kinder: Hierbei wird über Monate und zum Teil Jahre das Allergen so lange unter die Haut gespritzt, bis der Körper nicht mehr darauf reagiert.

Das ist Stress pur. Das bereits verletzte Element Holz wird sozusagen permanent »verprügelt«. Der Organismus wird dabei so unter Druck gesetzt, dass er es irgendwann aufgibt, gegen das ursprüngliche Allergen anzukämpfen. Das Verrückte ist: Je stärker der Organismus noch ist, desto länger setzt er sich zur Wehr, desto länger dauert also die Behandlung. Und je kaputter das Element Holz bereits ist, desto schneller wirkt scheinbar die Behandlung. Je gesünder das Kind, desto schwieriger die Behandlung – das macht deutlich, wie falsch der Ansatz ist. Nicht die Krankheit, sondern die Gesundheit des Kindes wird in Wirklichkeit bekämpft.

Allerdings gibt der Körper lediglich den offenbar sinnlosen Kampf gegen dieses eine Allergen auf, um sich gegen andere und neue Allergene umso heftiger zur Wehr zu setzen – denn die Ursache der Erkrankung wird ja mit einer Desensibilisierung nicht beseitigt, es wird sozusagen nur ein Weg des Körpers, sich mit Symptomen auszudrücken, verstopft. Der Körper wird gezwungen, sich einen anderen Weg zu suchen. Je stärker dabei die Symptome von der Oberfläche des Körpers nach innen »gedrückt« werden, desto gravierender und gefährlicher fällt die neue Krankheit aus.
Wenn man Allergien schulmedizinisch behandelt, ignoriert man also die Ursachen der Erkrankung und drückt stattdessen lediglich kurzfristig die Symptome weg. Weitere und oft schlimmere Erkrankungen sind die Folge.

Aus meiner Praxis:

FLORIAN KRATZT SICH BLUTIG

Als der vierjährige Florian zu mir in die Praxis kam, litt er schon seit drei Jahren unter schwerer Neurodermitis: Gesicht, Hals und Ellenbeugen waren übersät mit blutigen und honiggelben Krusten, Bauch, Rücken, Kniekehlen und Unterschenkel zeigten ebenfalls schwerste Hautauschläge, zum Teil blutig gekratzt. Und besonders auffällig: Der kleine Kerl konnte sich keine Sekunde stillhalten und fetzte wie von einer Tarantel gestochen im Sprechzimmer hin und her. Die Mutter hatte gleich die Oma zur Verstärkung mitgebracht, um den Burschen zu bändigen.
Bisherige Behandlungsversuche mit den verschiedensten Cortisonsalben, Tinkturen und antiallergischen Medikamenten hatten jeweils nur kurzeitige Besserung ergeben. Selbst stationäre Aufenthalte in Hautkliniken brachten keine durchgreifende Besserung. Je stärker symptomunterdrückend behandelt worden war, desto schlimmer wurde das klinische Bild insgesamt und desto unruhiger wurde der Bub.
Unsere ganzheitliche funktionelle Diagnostik ergab schwerste Irritationen des Leber-Galle-Meridians und damit ein stark überschießendes Yang im Element Holz. Als Hauptirritator des Elements Holz fanden wir eine Schwermetallbelastung (verschiedenste Quecksilbersalze, Eisen, Zink, Kupfer und andere Amalgambestandteile) – die Mutter hatte während der Schwangerschaft zwölf Amalgamfüllungen im Mund! Daneben war auch das Element Erde stark beeinträchtigt: Es fand sich eine hochgradige Allergie auf Kuhmilch und Weizen. Die Analyse der Darmflora zeigte eine schwere Überwucherung der normalen Flora durch Candidapilze und Fäulniskeime. Zudem war der Stoffwechsel völlig übersäuert.
In der Vitalstoffanalyse fand sich ein deutlicher Mangel an Vitamin C und D, Selen, Zink, Calcium und Jod. Phosphat war erhöht. Das durchgeführte Speziallabor zeigte

schweren oxidativen Stress: Die Entgiftungssysteme in den Zellen waren durch den Mineralstoffmangel gestört.

Als Quelle für die diagnostizierte hochgradige Strahlungsbelastung identifizierten wir Erdstrahlen: eine sogenannte Curry-Linie (Gitternetzstruktur), auf der das kleine Kind seit dem ersten Lebensjahr in seinem Bett gelegen hatte. Außerdem eine starke Mobilfunkbelastung durch einen in der Nähe des Wohnhauses stehenden Sendemasten. Erschwerend kam noch eine Irritation der Immun- und Darm-/Haut-Meridiane durch die Tetanus- und Polioimpfung hinzu.

Als Basis für das ganze Dilemma unseres kleinen Patienten fand sich in der homöopathischen Anamnese eine bestimmte erbliche Disposition, welche von Geburt an Haut und Schleimhäute schwächt und empfindlich macht (psorische, medorrhinische und tuberkulinische Belastung).

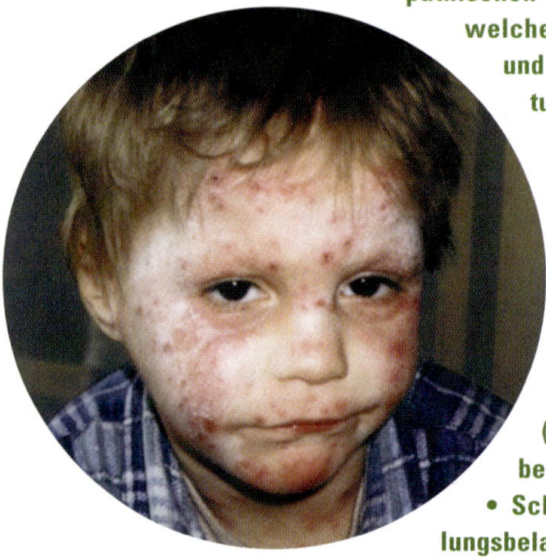

Dieses Foto zeigt in etwa die Schwere der Hauterkrankung, wie sie bei Florian vorgelegen hat.

Unsere Therapie gestaltete sich wie folgt:

- Verabreichung des homöopathischen Konstitutionsmittels.
- Ernährungsumstellung auf zuckerfreie Vitalkost und kuhmilch- und (vorübergehend) weizenfreie Ernährung. Strenge Entsäuerung.
- Hochdosierte Vitamin- und Mineralstoffgaben, zusätzlich Nachtkerzenöl und Phosphatylserin (natürliche Gehirn- und Nervenzellsubstanz, die beruhigend wirkt).
- Schlafplatzänderung und Ausschaltung der Strahlungsbelastung durch ein bioenergetisches Entstörsystem.
- Ausleitung der Schwermetall- und Impfbelastung mittels Homöopathika und speziellen Pflanzenextrakten (Koriander, Löwenzahnblätter und bestimmte Algen).
- Weitere Beruhigung des Elements Holz und Aufbau, Kühlung und Befeuchtung des Yin durch chinesische Pflanzentherapeutika (z.B. Paeonia, die Pfingstrose).
- Anleitung zu langen Spaziergängen und ausgedehnten Mittagsschläfchen.
- Darmfloraaufbau durch die Gabe von bestimmten Joghurtkulturen zur Verdrängung des Darmpilzes.
- Ausgleich der ererbten Schwachstelle »Haut« durch entsprechende Schüßler-Salze.

Auch wenn die ganze Familie durch die Höhen und Tiefen einer durchgreifenden Konstitutionsbehandlung gehen musste, sie hat durchgehalten. Nach eineinhalb Jahren war der ganze Spuk vorbei. Florian wurde vollständig von seiner Neurodermitis geheilt und ist heute ein völlig anderes Kind: intelligent, ruhig, ausgeglichen und zufrieden.

Weitere Erkrankungen im schnellen Überblick

Weitere typische und häufig vorkommende Gesundheitsprobleme bei Kindern, die mit einem überreizten oder geschwächten Element Holz zusammenhängen, sind:

- Aufmerksamkeitsdefizitstörung (ADS), Hyperaktivität (ADHS) bzw. Hyperkinetisches Syndrom
- Rheumatische Beschwerden und Hüftdysplasie
- Augenkrankheiten
- Regel- und Hormonstörungen in der Pubertät
- Verkrampfungen
- Kopfschmerzen
- Konzentrationsstörungen

All diese Gesundheitsstörungen müssen ärztlich behandelt werden. Sie erreichen aber auf jeden Fall immer eine Verbesserung, wenn Sie das Element Holz Ihres Kindes stärken. Nachfolgend finden Sie konkrete Tipps dazu.

Zum Zappelphilipp-Komplex (ADS/ADHS) möchte ich auf die sehr gute und ausgewogene Darstellung im Buch *Gesundheit für Kinder* von Renz-Polster et al. hinweisen. Eine medikamentöse Behandlung des hyperkinetischen Syndroms z.B. durch das viel diskutierte »Ritalin« ist in der Tat problematisch, kann aber in besonders schweren Fällen auch aus meiner Sicht angezeigt sein, um kurzfristig Linderung zu verschaffen. Allerdings: Das Medikament kann gefährliche Langzeitfolgen haben, beispielsweise dürfen hier die Themen Sucht und Kriminalität nicht außer Acht gelassen werden, und darf deshalb nur kurzzeitig eingesetzt werden. Die Therapie sollte aus meiner Sicht unbedingt naturheilkundlich begleitet werden: Auffüllen der Vitamin- und Mineralstoffdepots durch passende Nahrungsergänzung, Entgiftung bzw. Ausleitung von Toxinen und Impfbelastungen, Bekämpfung von Candida- und Pilzbefall, Darmsanierung, homöopathische Konstitutionstherapie. Alle Tipps zur Stärkung des Elements Holz, die Sie in diesem Kapitel lesen, wirken hervorragend auch bei ADS & Co. und geben Ihnen die Möglichkeit, etwas wirklich Hilfreiches für Ihr Kind tun zu können, anstatt sich der Ohnmacht anheimzugeben und die Verantwortung ausschließlich an den Arzt weiterzureichen.

Überreiztes oder geschwächtes Holz bei Ihrem Kind: Was Sie vermeiden sollten

- Keine Impfungen mehr.
- Keine Cortisonbehandlungen.
- Keine Antibiotikabehandlungen – und wenn unbedingt notwendig, dann drei Monate Symbioflor I als Darmschutz verabreichen.
- Strahlenbelastung im Kinderzimmer reduzieren: Steckdosen, Kabel, Babyphon, Radiowecker usw.
- Kein Handy.
- Kein Metallschmuck, keine Armbanduhr mit Metallband.
- Keine koffeinhaltigen Getränke (Cola!).
- Keine Kuhmilch, kein Weißmehl.
- Keine Farbstoffe und Phosphate in der Nahrung.
- Keine Fluor-Prophylaxe bei der Zahnpflege.
- Kein Zeitdruck.
- Leistungsdruck identifizieren und reduzieren.

Was Sie tun können, wenn Ihr Kind unter »Holz-Erkrankungen« leidet

- Zahnpasta ohne Fluor und ohne Menthol bis zum Alter von 4–5 Jahren.
- Sojamilch statt Kuhmilch, Vollkornmehl statt Weißmehl.
- Vollwertige Ernährung (siehe Kapitel »Erde«) mit Betonung der Lebensmittel für ein starkes Element Holz (s.u.).
- Nahrungsergänzung mit Vitalstoffen (siehe Kapitel »Erde«).
- Sport, regelmäßig, am besten im Verein und möglichst eine Ausdauersportart.
- Pausen, Mittagsschlaf, Einschlafrituale.
- Früh ins Bett, ausschlafen lassen.
- Meditations-, Atem- und Entspannungsübungen.
- Massagen.
- Entgiftung, vor allem Schwermetallentgiftung, Darmreinigung, Entsäuerung (siehe Kapitel »Erde«).
- Dreimonatige Darmkur mit Symbioflor I (tgl. 2 x 15 Tropfen).
- Aufstellen und Tragen von bioenergetischen Entstörungssteinen (AMTCM, siehe Anhang).

- Energiesperren in den Meridianen im Gesicht ausstreichen (s. Seite 187), am besten täglich zweimal.
- Leber-3-Punkt am Fuß täglich massieren und ausstreichen (s. Seite 192).

Selbstverständlich helfen alle diese Tipps auch zur Vorbeugung von Problemen und zur prophylaktischen Harmonisierung des Elements Holz.

Was Ihr Arzt tun kann, wenn Ihr Kind unter Allergien & Co. leidet

- Ausgleich von Vitalstoffmängeln durch Vitamine, Spurenelemente und Mineralstoffe als Nahrungsergänzung nach ausführlicher Laboranalyse des Blutes auf oxidativen Stress, Vitalstoffstatus, Entgiftungsleistung etc.
- Durchgreifende homöopathische Ausleitung von Toxinen, vor allem Schwermetallen aus sämtlichen Schleimhäuten, aus den Nebenhöhlen, aus den Mandeln, dem Seitenstrang und dem gesamten Lymphgewebe, aus der Leber und aus den Nieren.
- Bekämpfung der Schimmelpilz- und Candidabelastung im Darm, Darmsanierung.
- Ausgleich der ererbten Schwachstellen durch eine homöopathische Konstitutionsbehandlung und Schüßler-Salz-Therapie.

Ernährungstipps für starkes Holz

Sie können das Element Holz Ihres Kindes stützen und stärken, wenn Sie folgende Lebensmittel bevorzugt verwenden:

- *Getreide:* Grünkern, Couscous, Dinkel, Amaranth und Quinoa
- *Gemüse:* Bambussprossen, Sojasprossen, Gurke, Tomate, Sauerkraut, Süßkartoffeln
- *Obst:* Kiwi, Pflaumen, Himbeere, Brombeere, Erdbeeren, Sauerkirschen, Stachelbeeren, Orangen, Zitronen, saure Äpfel, Granatäpfel, Clementinen/Mandarinen, Heidelbeeren, Johannisbeeren, Ananas, Rhabarber
- *Fleisch:* Huhn, Ente, Hummer

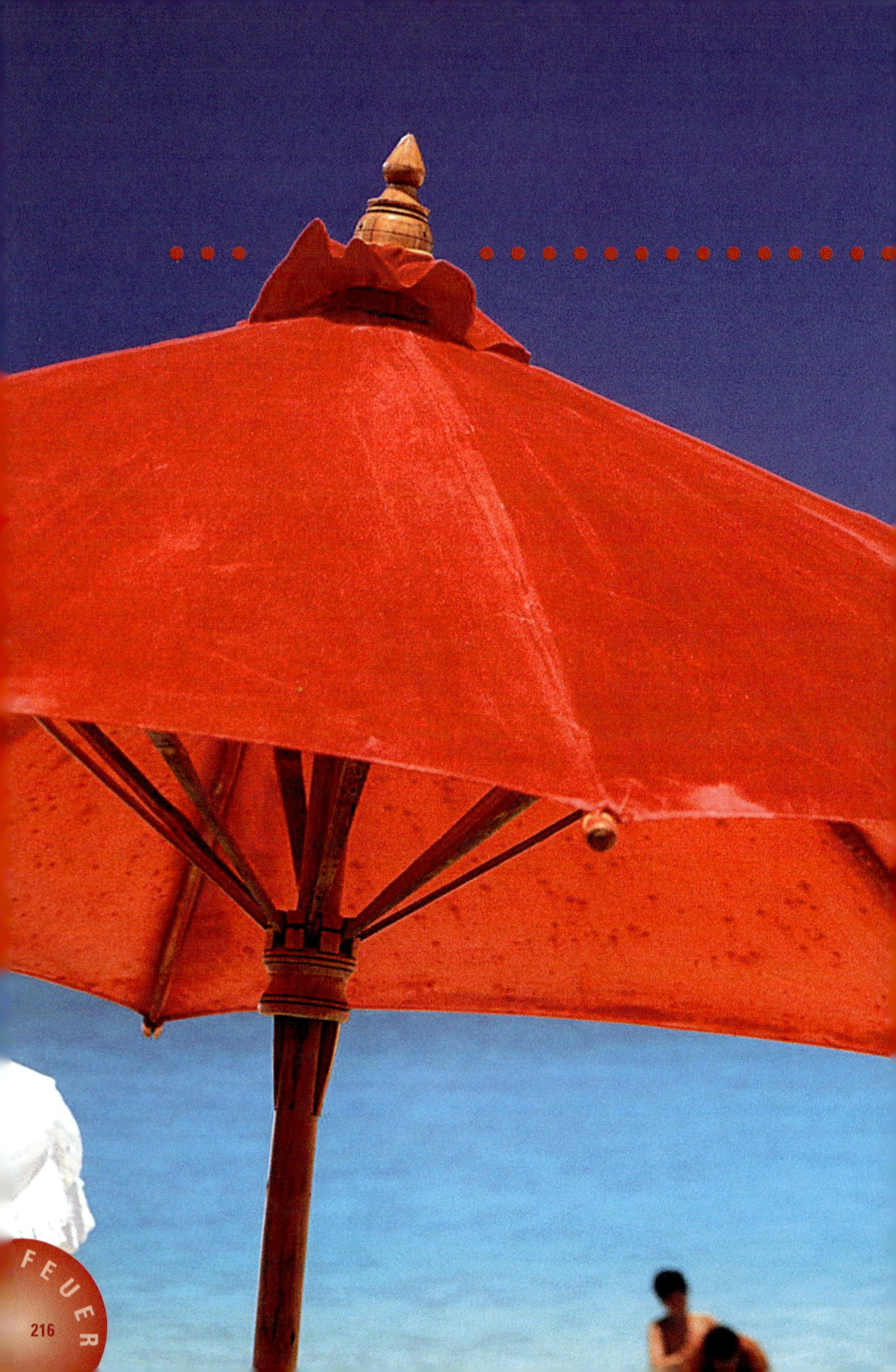

Feuer

FEUER IST ...

Süden, Mittag, Hochsommer, Hitze, rot, Herz, Kreislauf, Dünndarm, lachen, Zunge, Mund, bitter, Freude, Offenheit, Klarheit, Angst, Verwirrung, schwitzen, Entzündungen, Leidenschaft, Gesicht, Freude, Lust, Spaß, Fröhlichkeit, Ruhelosigkeit

In all diesen Bereichen und Attributen ist das Element Feuer ansprechbar, empfänglich und beeinflussbar.

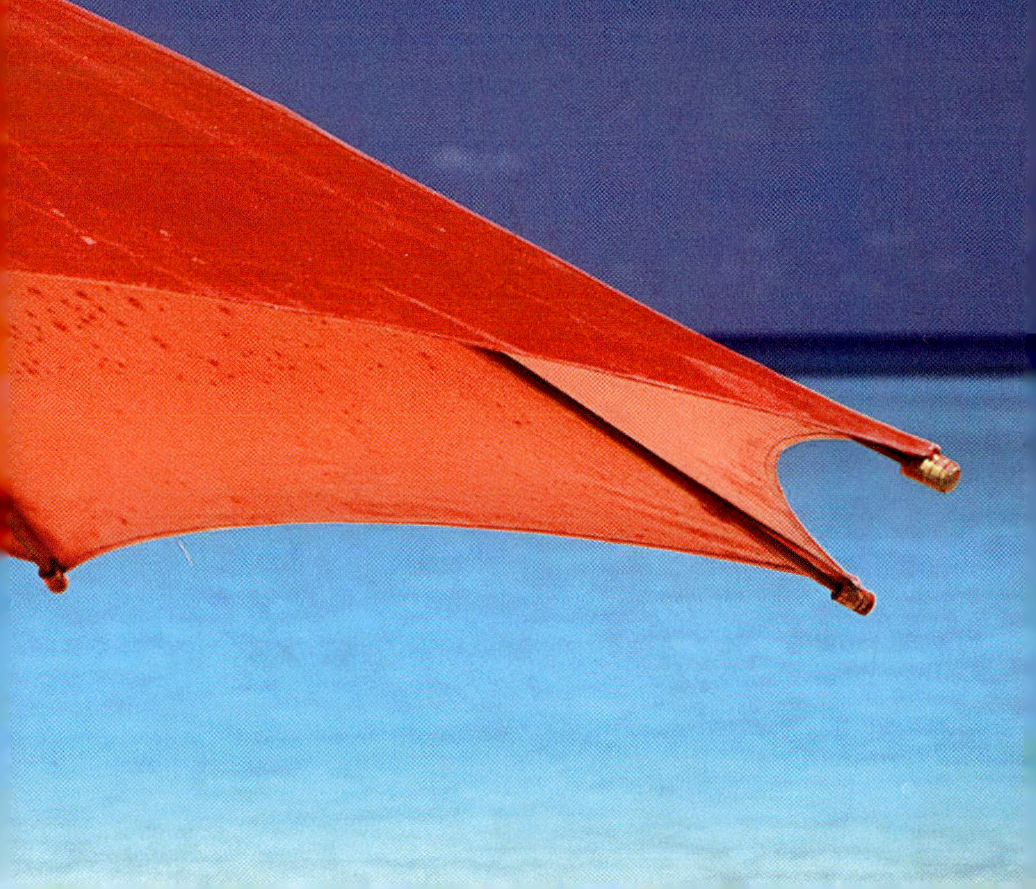

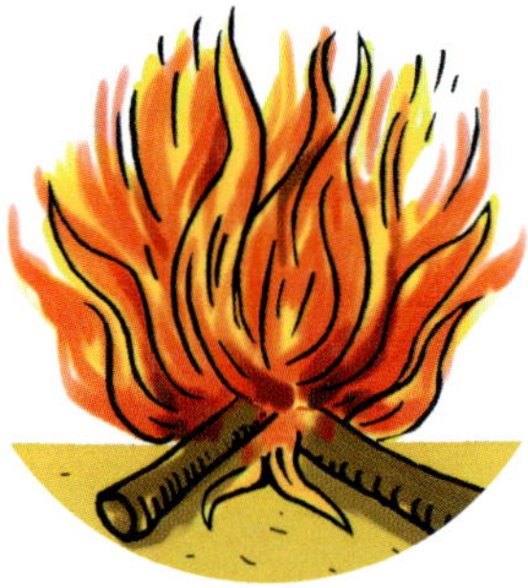

DIE WICHTIGSTEN GESUNDHEITSPROBLEME IM ELEMENT FEUER BEI KINDERN

- **Schlafstörungen**
- **Ängste**
- **Sprachstörungen (Stottern u.a.)**
- **Plötzlicher Kindstod**
- **Unsicherheit, Suchtneigung**
- **Mundfäule, Entzündungen im Mund, auf der Zunge und an den Lippen**
- **Krampfanfälle, Epilepsie**
- **Starkes Schwitzen und Tendenz zur Überhitzung**
- **Herzrhythmusstörungen**

Ein warmes Lachen: Element Feuer

Ein gesundes Kind ist unbeschwert und aktiv. Es lebt seine Energie zielgerichtet aus, es lacht, ist lustig und strahlt herzliche Freude aus. Das Element Feuer ist dafür zuständig, dass die im Körper vorhandene Lebensenergie (Qi) in die richtigen Bahnen gelenkt und in gezielte Aktivität umgewandelt wird.
Vom Element Metall wird die Lebensenergie über die Lunge aus der Luft eingesammelt und im Element Erde wird sie aus der Nahrung gewonnen und aufbereitet. Doch was letztlich aus der Energie gemacht wird, das liegt im Element Feuer. Wenn ein Mensch »sein Herz am rechten Fleck« hat, wenn er »reinen Herzens« ist, dann wird er seine Energie für Gutes, Sinnvolles einsetzen, dann ist er »herzensgut«. Dann kann er Leidenschaft für eine Sache entwickeln, »Feuer und Flamme« sein. Gerade Kinder können das besonders gut, in ihnen ist das Feuer noch nicht erloschen. Andersherum erwarten wir von einem herzlosen Menschen im Endeffekt nichts Gutes.
Unser Sprachgebrauch weist darauf hin: Das Organ, das in der chinesischen Medizin als Symbol für das Element Feuer fungiert, ist das Herz. Es steht dafür, was man aus seinem Leben macht. Die Chinesen bezeichnen das Element Feuer auch als »fürstlichen« Funktionsbereich. Damit ist gemeint, dass uns im Idealfall das Herz regiert und beherrscht, es hat die Kontrolle über das, was wir tun und lassen.

Außer Kontrolle

Bei einem gesundheitlichen Problem im Element Feuer kann diese Beherrschung und Kontrolle über unsere Handlungen verloren gehen. Dann ist beispielsweise die körperliche Koordination, »die Körperbeherrschung«, gestört: Man denke an ungeschickte, un-

sportliche Kinder oder Kinder, die die komplexen Bewegungsabläufe beim Sprechen nicht beherrschen und darum stottern oder nur stockend, langsam und abgehackt sprechen. Auch unbeherrschtes Verhalten, hysterische Lachanfälle oder plötzliches Kreischen und Kieksen, trotteliges Kichern, tölpelhafte oder seltsame Verhaltensweisen, die nicht in den Kontext passen, unbeherrschtes Weinen zu merkwürdigen Zeitpunkten und dergleichen – das alles weist darauf hin, dass dem Kind bisweilen die Selbstkontrolle abhanden kommt oder, anders gesagt: Der Fürst hat sein Reich nicht im Griff.
In einem schlecht regierten Reich kann es an Glück fehlen. Probleme im Funktionsbereich Herz können auch auf die Stimmung durchschlagen: Niedergeschlagene, müde, mürrische, grüblerische, verzagte, traurige Kinder sind auf jeden Fall nicht herzensfroh und glücklich. Für sie ist ein halb volles Glas halb leer. Sie sehen die Dinge erst einmal skeptisch und negativ.
Positives Denken also ist ein Kennzeichen eines guten Regiments des Herzens, eine positive Grundstimmung, eine wohlwollende geistige und seelische Grundhaltung.

Unausgeglichene Stimmung

Das Element Feuer kann also darniederliegen, dann fehlt ein positiver Antrieb. Andererseits kann das Element Feuer aber auch überhitzen. Dann gehen Kinder euphorisch an etwas heran – an ein Spiel, ein neues Spielzeug, einen Sport oder ein neues Schulfach –, doch sie powern sich schnell aus, weil sie kein Maß halten und ihre Energie nicht dosieren können. Irgendwann, eher früher als später, fallen sie in sich zusammen, die Euphorie ist verflogen, das Spielzeug landet in der Ecke, das Spiel ist blöd, der Sport wird nicht weiterverfolgt und die Noten sacken in den Keller.
Auch ein solches Reich ist schlecht regiert. Zur Zielerreichung gehört immer auch Beharrlichkeit und Ausdauer, man muss seine Kräfte einteilen lernen. Das leichte, feurige, heiße Yang braucht seinen Ausgleich durch das schwere, kühle, nasse Yin, um sich nicht zu vergeuden. Das bedeutet: Ein starkes Element Feuer benötigt immer auch ein starkes Element Wasser, um ausgeglichen und harmonisiert zu werden. Diese Verbindung zwischen Feuer und Wasser

– oder symbolisch zwischen Herz und Niere – ist essenziell für ein gesundes Leben. Das weiß auch der Volksmund, wenn er verlangt, dass etwas oder jemand »auf Herz und Nieren« geprüft werden solle.

Wenn wir schlecht geschlafen haben, dann kommen wir nicht so recht in Schwung, dann fehlt uns der Elan, dann können wir uns schlecht vorstellen, uns mit ganzer Leidenschaft und voller Energie und Tatendrang auf eine Aufgabe zu stürzen. Das ist kein Wunder, denn der Schlaf ist die Basis für ein gesundes Element Feuer. Ein guter Schlaf resultiert aus einem ausgewogenen Verhältnis der Elemente Feuer und Wasser. Wenn in diesem Bereich keine Balance herrscht, kommt es zu Einschlaf- oder Durchschlafproblemen, zu mehrfachem nächtlichen Wasserlassen oder zu Bettnässen, zu wenig erholsamem Schlaf, nach dem man sich am Morgen »wie gerädert fühlt«.

Wie also können Sie das Element Feuer Ihres Kindes stärken? Durch guten Schlaf und einen unbelasteten Schlafplatz, durch einen genussreichen und freudvollen Alltag und durch offene und liebevolle Beziehungen in der Familie.

Schlaf dich gesund: Der Schlafplatz und die Nachtruhe sind die Lebensbasis

Wer an Herz und Nieren gesund ist – wer nichts auf dem Herzen hat und wem nichts an die Nieren geht –, der kann nachts gut schlafen. Und umgekehrt, wer nachts gut schläft, der ist gesünder. Der Nachtschlaf ist die Basis für einen glücklichen Tag und ein gesundes Leben. Unsere Kinder haben insgesamt glücklicherweise noch nicht so viele gesundheitliche Probleme im Element Feuer, viel weniger als im Element Metall oder im Element Erde. Mit zunehmendem Lebensalter werden die Probleme im Herz-Kreislaufbereich dann aber immer gravierender, bis sie schließlich den statistisch größten Teil der Menschen im westlichen Kulturkreis hinwegraffen. In den Kindern brennt also meistens noch ein recht kräftiges Feuer. Das Schlafen ist für viele Kinder trotzdem nicht so ganz einfach: Einschlafprobleme, Durchschlafprobleme, Bettnässen, morgendliche Müdigkeit sind recht häufig.

Neugeborene Babys schlafen im Schnitt täglich 16 Stunden, mit einem halben Jahr lernen die meisten Kinder, nachts durchzuschlafen, die einen früher, die anderen später. So angenehm es ist, als Eltern nachts nicht mehr geweckt zu werden: Das Durchschlafen können Sie Ihrem Kind nicht antrainieren. Ja, es gibt Bücher, die das propagieren, z.B. *Jedes Kind kann schlafen lernen* von Annette Kast-Zahn. Es mag Kinder geben, die es mit dem dort vorgeschlagenen »kontrollierten Schreienlassen« irgendwann aufgeben, ihre Mama um Hilfe zu rufen. Die Eltern sind dann froh, mal wieder durchschlafen zu können. Aber das Urvertrauen des Kindes, dass nämlich die Mama immer für das Kind da ist, wenn es ernst wird, wird beschädigt. Je nach Veranlagung des Kindes kann diese Quälerei folgenlos bleiben oder aber einen Knacks im Element Erde oder im Element Wasser hinterlassen. Was nützt es, wenn Ihr Kind alleine einschläft, dafür aber Probleme auf anderer Ebene mit sich herumschleppt? Meiner Meinung nach sollten wir auf das Weinen eines Kindes intuitiv reagieren: Ein Kind, das weint, braucht Zuwendung. Das spüren eigentlich auch die Menschen, die sich dann kopfgesteuert zwingen, nicht darauf zu reagieren … Schreien lassen mag also nicht die beste Lösung sein. Aber Sie können doch einiges tun, damit Ihr Kleinkind nachts gut schläft.

TIPPS FÜR GUTEN SCHLAF BEI KLEINKINDERN

- **Nehmen Sie sich am Abend vor dem Zubettgehen viel Zeit für Ihr Kind. Spielen Sie intensiv, und stillen Sie es danach mit viel Ruhe und ausgiebig. Wenn Ihr Kind nicht (mehr) gestillt wird, geben Sie ihm eine große Mahlzeit.**
- **Lassen Sie von Anfang an das Kind immer um die gleiche Zeit ins Bett gehen.**
- **Sorgen Sie für frische Luft und eine eher kühle Zimmertemperatur: nicht über 20 Grad. Aber keine Zugluft im Zimmer. Bitte achten Sie darauf, dass der Schlafplatz nicht in der Nähe einer kühlen Außenwand liegt.**
- **Seien Sie in den ersten Monaten nachts direkt bei Ihrem Säugling. Lassen Sie ihn z.B. direkt neben Ihrem Bett im Stubenwagen schlafen. Es erleichtert das Stillen ungemein, wenn Sie nicht mehr aufstehen müssen. Manche Mütter werden dabei gar nicht mehr ganz wach. Außerdem lernt Ihr Kind, dass es nachts in Sicherheit und geborgen ist. Nach dem Abstillen sollte Ihr Kind, wenn möglich nicht mehr im Zimmer der Eltern schlafen. Das Abstillen ist das zweite Abnabeln. Auch die Eltern brauchen ihre Intimsphäre.**
- **Gewöhnen Sie Ihr Kind nach ein paar Monaten daran, nicht mehr ausschließlich auf dem Arm und beim Herumtragen einzuschlafen, sondern legen Sie es nach einer ausgiebigen Kuschelphase ruhig auch immer wieder wach (oder halb wach) in sein Bettchen und geben Sie ihm ein Stofftier oder eine Stoffwindel zum Knuddeln. Gehen Sie aus dem Zimmer, bleiben Sie jedoch in der Nähe. Wenn es ruft, kommen Sie ans Bett und beruhigen Sie es, weisen Sie auf das Schmuseobjekt, aber nehmen Sie Ihr Kind nicht immer gleich hoch. Ihr Kind wird lernen, dass es »sicher« ist, im Bettchen einzuschlafen. Und das hilft Ihnen nachts, wenn Ihr Kind zwischendurch aufwacht. Das tut es nämlich natürlicherweise mehrmals pro Nacht, zwischen den Tiefschlafphasen. Wenn es dann merkt, wo es ist, und das aber sicher und gemütlich findet, kann es gleich wieder einschlafen, ohne Sie wecken zu müssen.**

Im Zimmer der Eltern schlafen? Im eigenen Zimmer? Und ab welchem Alter ist was angebracht? Jedes Kind ist anders. Mütter, die drei und mehr Kinder haben, berichten, dass jedes ihrer Kinder unterschiedliche Verhaltensweisen beim Schlafen entwickelt hat. Es gibt also kein Patentrezept. Überlegen Sie zusammen mit Ihrem Partner bei jedem Kind aufs Neue, wie Sie das Thema »Schlafen« am besten handhaben.

Gegen das Schlafen im Bett der Eltern gibt es aus medizinischer Sicht nichts einzuwenden. Ich persönlich bin trotzdem kein Freund davon, weil ich der Meinung bin, dass der Schlaf der Eltern deutlich weniger erholsam ist, wenn ein Kind in der Mitte liegt. Es ist enger, und die Eltern liegen bisweilen verkrampft und wollen sich bewusst oder unbewusst nachts weniger bewegen, um das Kind nicht im Schlaf zu stören.

Außerdem missfällt mir die Symbolik, wenn ein Kind »zwischen« den Eltern liegt. Die Beziehung vieler Paare ist während dieser Zeit, wenn kleine Kinder da sind, in vielen Fällen ohnehin angespannt. Nicht nur der spontane und erfüllende Sex kommt zu kurz, wenn Kinder im Zimmer sind, auch einfach nur das Austauschen von Zärtlichkeit und die vertraute körperliche Nähe zwischen den Eltern, das Kuscheln, Necken, Turteln und Streicheln sind in dieser Zeit eingeschränkt, zeitlich wie räumlich – und schon gar, wenn ein Kind im Bett dazwischen liegt. Gute Beziehungen können solche Zeiten überbrücken, doch sollten die Prioritäten in einer Familie nicht so liegen, dass die Kinder ständig über die Paarbeziehung gestellt werden. Bedenken Sie: Ohne die Paarbeziehung gäbe es keine Kinder ...

Ein gutes Gewissen ist ein sanftes Ruhekissen

Kleinkinder holen sich ihren Schlaf, alleine schon, was die Menge angeht. Doch auch für ältere Kinder ist es enorm wichtig, dass sie genügend Schlaf bekommen. Ganz besonders erholsam ist der Schlaf vor Mitternacht. Das gilt nicht nur für Kinder und Jugendliche, sondern auch für Sie selbst.

Am Abend ist die Zeit, um den Tag auch geistig-seelisch abzuschließen und zu verarbeiten. Von der Aktivität am Tage kommt Ihr Kind dann vor dem Einschlafen in eine kontemplative Phase. Das ist die ideale Zeit für eine Gutenachtgeschichte. Sie können auch – und das ist ein besonders schönes Einschlafritual – sich zu Ihrem Kind ans Bett setzen und mit ihm den vergangenen Tag besprechen. Lassen Sie den Tag noch mal Revue passieren und besprechen Sie vor allem die Dinge, die gut gelaufen sind. Welches Ereignis ist haften geblie-

Ein tiefer, gesunder Schlaf ist nicht nur die Basis für das Wohlbefinden des Kindes – sondern auch für das seiner Eltern.

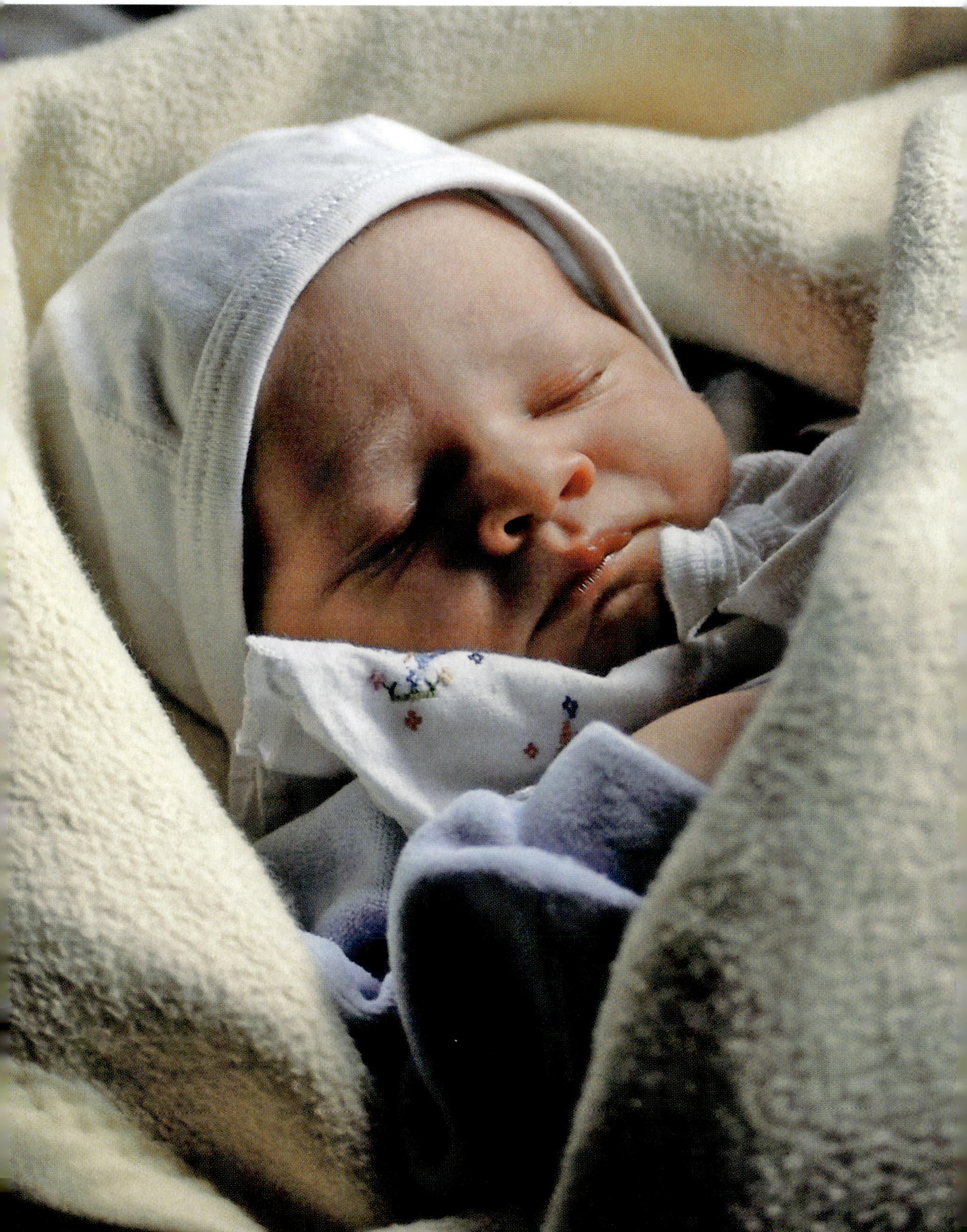

ben? Was war wichtig? Was hat Ihr Kind an diesem Tag zum ersten Mal im Leben gemacht, gesehen, erlebt? Was hat es sich für den nächsten Tag vorgenommen?

Das ist auch die Zeit zum Kuscheln. Aber irgendwann sagen Sie Gute Nacht, machen das Licht aus und gehen aus dem Zimmer. Kinder sind unterschiedlich, doch viele wollen dann noch etwas bei sich haben, ein Schnuffeltuch, einen Teddy, ein besonderes Kissen, ein Kleidungsstück von der Mama. Unser Sohn hatte bis zu seinem zwölften Lebensjahr sein »Schnuffy«. Er hat es sogar heimlich ins Zeltlager oder zur Klassenfahrt mitgenommen. So ein »Schnuffy« hilft auf dem Weg in die Selbstständigkeit.

Plötzlicher Kindstod

Viele Eltern haben Angst vor dem plötzlichen Kindstod. Wenn Sie allerdings ein paar Dinge beachten, können Sie das Risiko praktisch ausschließen. Der wichtigste Punkt ist dabei ein Schlafplatz, der absolut frei ist von geopathischer Strahlung. Dazu komme ich im nächsten Abschnitt. Des Weiteren ist das Rauchen im Zimmer, in dem das Kind schläft, absolut tabu. Kinder sollten auch nicht bei ihren Geschwistern im Bett schlafen, sie sollten nicht auf einer Couch und nicht in einem Wasserbett schlafen. Das alles sind gesicherte Erkenntnisse aus Statistiken, die in verschiedenen Studien erstellt worden sind. Die beste Lage ist demnach die Rücken- oder Seitenlage. Ihr Baby sollte tagsüber beim Spielen im wachen Zustand immer mal wieder auf dem Bauch liegen, um die Muskulatur im Rücken zu stärken, aber nachts besser auf dem Rücken schlafen. Das Schlafen im Bett der Eltern bringt entgegen so mancher Panikmache kein erhöhtes Kindstod-Risiko mit sich. Wenn aber die Eltern im Schlafzimmer rauchen, ist das Risiko auf einen Schlag um ein Vielfaches höher.

Ebenfalls erhöht ist das Risiko durch frühes Impfen, denn eine Impfung bringt immer eine Störung der Meridiane mit sich, durch die zum Teil lebenswichtige Körperfunktionen gesteuert werden. Gerade in einem noch unreifen Organismus kann eine Impfung schwerste Schäden anrichten. Mehr zum Thema Impfen finden Sie im Abschlusskapitel.

Sind Erdstrahlen real? Und sind sie gefährlich?

Viele Schlafplätze sind sehr ungesund. Das liegt meiner Erfahrung nach vor allem an einem Faktor, der in der zeitgenössischen Medizin vollkommen unterbelichtet ist: Erdstrahlen. Hier haben Sie einen der größten Hebel in der Hand, wenn es darum geht, Krankheiten vorzubeugen.

Erdstrahlen? Was genau ist das? Es gibt viele verschiedene Arten von elektromagnetischer Strahlung, wir sind ständig von ihr umgeben. Die meiste davon erreicht uns aus dem Weltall. Astronauten müssen sich davor mit Schutzkleidung und speziellen Verkleidungen an den Raumschiffen schützen, um nicht verstrahlt zu werden. Wir Nicht-Astronauten profitieren vom »eingebauten« Strahlenschutz unseres Heimatplaneten, ohne den es hier kein Leben gäbe: Das Magnetfeld unserer Erde und die Atmosphäre halten den größten Teil der kosmischen Strahlung von der Erdoberfläche fern, jedoch nicht alles. Auch die Erde selbst gibt Strahlung unterschiedlichster Art ab, je nach Untergrund. Und dann gibt es da noch den großen Bereich der technisch erzeugten Strahlung: Radioaktivität, Handy, Rundfunk, Radar, Mikrowellenherde, Röntgengeräte, Stromkabel und Hochspannungsleitungen, Fernsehröhren, Transformatoren usw., alles Emittenden verschiedenster Strahlungsformen. Wir können nur zwei kleine Ausschnitte aus dem ganzen Spektrum wahrnehmen: den kleinen Ausschnitt des sichtbaren Lichts und die Infrarotstrahlung, die wir als Wärmestrahlung auf der Haut spüren. UV-Strahlung spüren wir nicht, nur die Folgeschäden ihrer Zerstörungskraft können wir wahrnehmen, wenn sie unsere Hautzellen zerschossen hat und unser Organismus zur Regeneration der Haut einen Sonnenbrand produziert.

Physiker kennen die verschiedensten Arten von elektromagnetischer Strahlung: langwellige Strahlungsarten, zu denen die Rundfunkstrahlung, die Radarstrahlung, die Mikrowellenstrahlung und die Infrarotstrahlung gehört, sowie die kurzwelligen Strahlungsarten: Gammastrahlen und Röntgenstrahlen.

Die Röntgenstrahlung beispielsweise ist erst vor gut 110 Jahren entdeckt worden. Von ihr wissen wir, dass sie Moleküle verändern kann, auf die sie trifft, z.B. unser Erbgut in den Zellen. Deshalb ist Röntgenstrahlung krebserregend und deshalb gehen die Ärzte und

Krankenschwestern aus dem Röntgenraum, bevor es Klick macht und das Röntgenbild geschossen wird. Aber spüren können wir die Strahlung nicht. Auch die Gammastrahlen, die beim radioaktiven Zerfall frei werden, können wir nicht spüren – krank werden und daran sterben jedoch sehr wohl, Stichwort Hiroshima/Nagasaki und Stichwort Tschernobyl. Diese Strahlung durchdringt genauso wie die Röntgenstrahlung feste Körper, aber ein Teil davon wird von der Materie absorbiert, die dadurch auf atomarer Ebene verändert wird. Die Veränderung nennt man Ionisierung. Ionisierende Strahlung ist erbgutschädigend, wenn sie auf lebende Organismen trifft, d.h. sie löst eine große Anzahl von Krankheiten aus, insbesondere Krebs.

Wir kennen heute die Physik der bekannten Arten von Strahlung, wissen aber nicht, welche Strahlungsformen es sonst noch gibt. Und wir wissen verblüffend wenig über die Wechselwirkung der Strahlungsarten mit lebenden Organismen. Über diese Wirkungen haben wir im Laufe der letzten Jahrhunderte auch wieder einiges vergessen, was jetzt auf wissenschaftliche Weise wieder neu gelernt werden muss. Da stehen wir noch ganz am Anfang. Das Problem dabei ist, dass viele Wissenschaftler annehmen, dass es die Dinge, die sie mit den aktuellen wissenschaftlichen Methoden nicht nachweisen und mit den aktuellen wissenschaftlichen Theorien nicht erklären können, nicht gäbe. Erst wenn sich die Methoden und Theorien verändern und weiterentwickeln und damit auch »neue« Phänomene plötzlich in den Horizont der Wissenschaft treten, werden diese Phänomene von der Wissenschaft akzeptiert. Dabei ist es ja nicht so, dass es vor der Entdeckung der Gravitationskraft keine Gravitation gab oder vor der Entdeckung des Röntgenapparats keine Röntgenstrahlung. Die Entdecker haben die Naturphänomene ja schließlich nicht erfunden, sondern eben lediglich entdeckt.

Was wir wissenschaftlich »wissen«, ist, dass ionisierende Strahlung als sogenannte Hintergrundstrahlung aus dem Kosmos tagtäglich auf uns herabregnet. Und wir wissen auch, dass aus der Erde ionisierende Strahlung von unten her auf uns einwirkt. Die Hintergrundstrahlung auf der Erde liegt seit einigen Jahrzehnten auf dem ganzen Globus höher als normal und steigt weiter, vor allem wegen der Atomwaffentests, den beiden Atombombenabwürfen in Japan und der Atomindustrie. Wir wissen auch, dass das Magnetfeld der Erde nicht gleichmäßig verteilt ist, sondern Anomalien und Verwerfungen aufweist.

Was wir wissenschaftlich nicht »wissen«, ist, wie die Strahlung auf unsere Gesundheit wirkt. Es gibt aber eine Reihe von Phänomenen, die nahe legen, dass es vielfältige Wirkungen gibt. Beispielsweise gibt es Schlafplätze, an denen Menschen über Generationen hinweg immer wieder schwer krank werden. Es gibt Orte, an denen immer wieder Pflanzen krumm und schief wachsen oder gar gespalten oder mit geschwürartigen Wucherungen. Und es gibt Plätze, die von bestimmten Tieren bevorzugt aufgesucht und von anderen Tieren strikt gemieden werden. Beispielsweise scheinen Katzen gerne »Strahlungsnester« aufzusuchen, auch wilde Bienen und Ameisen bauen ihren Stock bzw. Bau bevorzugt über Kreuzungspunkten von Strahlungsfeldern auf. Kühe, Hunde, Pferde, Schweine und Vögel hingegen fliehen Kreuzungspunkte von Strahlungsfeldern und reagieren sehr sensibel darauf. Wir wissen auch, dass viele Tiere Erdbeben und Vulkanausbrüche mehrere Stunden und Tage im Voraus spüren und vom Ort der Katastrophe fliehen, unsere Seismologen dagegen solche Naturereignisse immer noch nicht zuverlässig voraussagen können, weil sie die Strahlungsphänomene, die die Tiere spüren, nicht kennen und nicht messen können.

Die Menschen haben früher mehr von diesen geopathischen Feldern gewusst, beispielsweise gab es auch in dichter besiedelten Gebieten immer Stellen, auf denen niemals Häuser gebaut wurden. In den letzten beiden Jahrhunderten, als keiner mehr glauben wollte, dass es solche »schlechten« Plätze gibt, wurden diese Baulücken bevorzugt geschlossen. Und so finden sich immer wieder ungesunde Schlafplätze gerade in solchen neuen Häusern, während in sehr alten Häusern die Probleme seltener sind.

In allen alten Kulturen, bei den Ägyptern, den Etruskern, den Kelten, den Römern, den Germanen und auch den alten Chinesen wurde vor einem Hausbau immer zuerst der Bauplatz von speziellen Experten genau untersucht, die Baupläne am Erdmagnetfeld ausgerichtet. Sakrale Orte wie Altäre beispielsweise wurden bevorzugt genau über Kreuzungszonen errichtet. In diesen Kreuzungszonen überlagern sich verschiedene Strahlungsformen. Die hier vorherrschenden lokalen elektromagnetischen Felder sind besonders intensiv. In diesen Störzonen ändern sich elektrische und magnetische Feldstärken, Infrarot-, Gamma- und UKW-Strahlung wird verzerrt, die elektrische Leitfähigkeit des Bodens und der Luft verändert sich. Ganz besonders wichtig: In diesen Zonen tritt vermehrt ionisierende Strahlung auf.

Feinfühlige Menschen fühlen sich von solchen Yang-Zonen besonders angeregt, was bei einem Gottesdienst wünschenswert erscheint. Wehe aber, man wählt seinen Schlafplatz aus Zufall über einer solchen Zone. Denn im Schlaf braucht man das Gegenteil, die Yin-Qualität. Dann findet man keinen gesunden Schlaf, und mehr noch: Gesundheitliche Probleme einzelner Organe oder Funktionskreise bis hin zu schlimmen Krankheiten können die Folge sein.

GEOPATHISCHE STRAHLUNG: WAS IST DAS?

Unter einer geopathischen Zone versteht man ein begrenztes räumliches Gebiet, in dem elektromagnetische Strahlungsarten wesentlich intensiver auftreten als in der näheren Umgebung. Diese Reizzonen können in Gitterform (Nord-Südgitter, Diagonalgitter, Hochfrequenzgitter) oder als so genannte Wasseradern, Verwerfungen oder Brüche auftreten.

Zusätzlich wirken stets die Hintergrundstrahlung aus dem Kosmos und die technisch erzeugten Felder auf uns ein. Es können dabei Magnetfeldschwankungen und Magnetfeldwirbel auftreten. Bedeutend für den menschlichen Organismus ist dabei vor allem die gefährliche ionisierende Strahlung (z.B. Röntgenstrahlung), die aus einer diffusen Streuung von subatomaren Teilchen besteht.

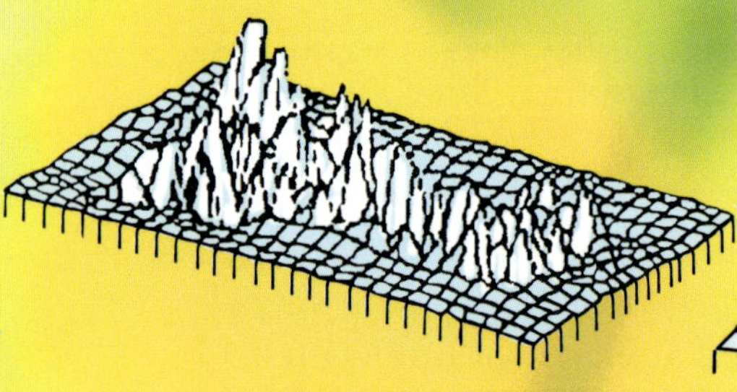

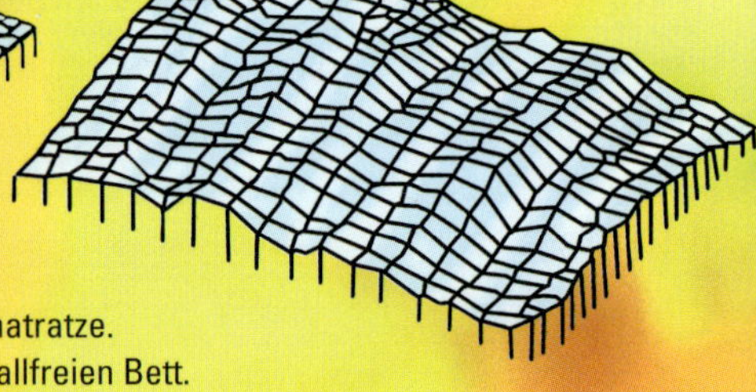

Links eine Darstellung des verzerrten Erdmagnetfelds über einer Federkernmatratze. Rechts dieselbe Stelle über einem metallfreien Bett.

Durch die Möglichkeit einer bioenergetischen Testung des Meridiansystems kann in der Praxis schnell und präzise eine genaue Aussage über die Qualität und die genauen Störeinflüsse eines eventuellen schlechten Standortes gemacht werden. Ich schlage in solchen Fällen eine Verlegung des Schlafplatzes vor, um damit einen der wichtigsten krankmachenden Faktoren auszuschließen. Und ich beobachte in der Folge regelmäßig eine unmittelbare und schnelle Besserung vieler gesundheitlicher Probleme, insbesondere bei den chronischen Krankheiten.

Nach über zehnjähriger intensiver Praxiserfahrung mit diesem Thema würde ich sogar so weit gehen und behaupten, dass eine Krebserkrankung bei Kindern, Jugendlichen und jungen Erwachsenen ohne das Einwirken einer solchen Reizzone nicht möglich ist – zumindest habe ich es in meiner Praxis noch nie gesehen! Wohlgemerkt, ich behaupte nicht, dass es keine anderen Krebsfaktoren gibt. Ich finde bei unseren Diagnosen immer eine Kombination von Ursachen. Aber ich finde in meiner Praxis bei jungen Krebspatienten nie eine Kombination von Ursachen ohne die Beteiligung von geopathischer Strahlungsbelastung.

ZEHN ANZEICHEN FÜR EINEN GESTÖRTEN SCHLAFPLATZ

Die folgenden Kriterien (nach Käthe Bachler, vgl. Literaturverzeichnis) sind Hinweise auf eine Belastung des Schlafplatzes Ihres Kindes mit Erdstrahlen. Kommen mehrere Anzeichen zusammen, sollten Sie unbedingt den Schlafplatz verlegen und Ihr Haus bioenergetisch oder von einem Rutengänger austesten lassen:

- **Abneigung gegen das Bett und das Zubettgehen.**
- **Stundenlanges Nicht-einschlafen-Können.**
- **Unruhiger Schlaf, zerknülltes Leintuch, Angstträume, nächtliches Aufschreien.**
- **Ausweichen im Bett, immer morgens schräg im Bett liegen, oft aus dem Bett fallen, hocken und wippen im Bett.**
- **Flucht aus dem Bett, Nachtwandeln.**
- **Frieren im Bett, Knirschen und Klappern mit den Zähnen, Nachtschweiß.**
- **Müdigkeit und Abgeschlagenheit am Morgen.**
- **Appetitlosigkeit, oft sogar Erbrechen am Morgen.**
- **Missmut, Nervosität, Unbehagen, Depressionen, Weinen nach dem Erwachen.**
- **Krämpfe und Herzklopfen im Bett.**

Ich stelle bei den Diagnosen auch immer wieder fest, dass die krankmachende Wirkung von Amalgambelastungen, technischer elektromagnetischer Strahlung, Wohngiften etc. viel stärker ist, wenn außerdem noch ein belasteter Schlafplatz vorliegt. Die Faktoren scheinen sich gegenseitig zu verstärken.

Besonders für Schwangere ist der Schlafplatz ungemein wichtig. Die Schulmedizin kennt nur direkte Störungen des genetischen Materials (beispielsweise durch direkte Röntgenstrahlung) als Ursache für Missbildungen oder schwere Krankheiten von Ungeborenen. Es ist aber vor allem der Meridian, der das vegetative System und die Hormone steuert, der sogenannte Dreifache Erwärmer, der für Strahlungsbelastungen anfällig ist. Dieser Meridian steuert bereits im Mutterleib und auch später die gesamte Entwicklung des Kindes. Wachstums- und Entwicklungsstörungen können auftreten, wenn der Meridian durch Strahlung blockiert wird.

Ich weiß sehr wohl, dass die meisten meiner Kollegen Erdstrahlen bzw. Geopathie, Überlagerungen von Strahlungsgittern, Wasseradern, Rutengänger usw. nicht ernst nehmen. Von einigen Zeitgenossen wird man sogar belächelt oder verspottet. Nun, das ist nicht weiter verwunderlich, sondern ganz normal. Es war schon immer in der Menschheitsgeschichte so, dass es die etablierten Experten und die Außenseiter gab. Und immer wieder gab es Außenseiter, die am Ende Recht behielten, denken Sie nur an Galileo Galilei.

Viel wichtiger als solche akademischen Fragen ist die Gesundheit unserer Kinder, und da setze ich mittlerweile einfach auf meine Praxiserfahrung. Und die besagt:

Erdstrahlen gibt es, und sie machen krank, wenn man nachts auf ungünstigen Kreuzungspunkten liegt.

Dass wir – ähnlich wie bei der Homöopathie – noch eine Weile warten müssen, bis die etablierte Wissenschaft auch dafür ein allgemein akzeptiertes Erklärungsmodell anbietet, ändert nichts an meinen Empfehlungen an Sie und an meiner täglichen Praxis.

Mein dringender Rat: Holen Sie sich einen Rutengänger ins Haus und lassen Sie die Schlafplätze Ihrer Familie auf geopathische Felder prüfen. Adressen finden Sie im Anhang.

Feuer und Flamme: Wie Kinder das Leben genießen und Spaß haben – wenn sie dürfen

In der Schule wird in jahrelanger, mühevoller und oft schmerzhafter pädagogischer Arbeit die linke Gehirnhälfte unserer Kinder geschult und trainiert: Mathematik, Sprache, Lesen und Schreiben, Logik, seriell eins nach dem anderen abarbeiten, Auswendiglernen von Inhalten, Analyse, Wissenschaft, usw. Das ist alles schön und gut. Unsere Kinder haben aber auch noch eine zweite Gehirnhälfte, die rechte. Daran ist unser Schulsystem weniger interessiert. Dort wird das Kreative, Spiel und Spaß, Intuition, Emotion, Einfühlungsvermögen, Glaube, Körpersprache, Bildsprache, Kunst, Tanz, Musik, Raumempfinden, Gleichzeitigkeit, Zusammenhänge aufspüren etc. verortet. Diese Bereiche sollten genauso gefördert werden, kommen aber ab der Einschulung zu kurz. Sie sind insbesondere für eine gesunde Entfaltung des Elements Feuer Ihres Kindes wichtig. Man könnte auch sagen:
Die Schule vermittelt keine Lebensfreude – sie sieht darin nicht ihre Aufgabe. Umso wichtiger, dass die Familie ein Hort der Lebensfreude ist.

Holen Sie sich mehr Spaß und Freude ins Leben

Wenn Sie sich fragen, was Sie dafür tun können, auch die Lebensbereiche der Lebensfreude, des Kreativen, der rechten Hirnhälfte in Ihrer Familie zu pflegen, dann könnten Sie einmal überlegen, wie viel Prozent Ihrer Wachstunden zwischen Aufwachen und Einschlafen Sie selbst hauptsächlich »rechtslastig« verbringen und wie viel Sie »mit links« denken. Die meisten Tätigkeiten und Berufe in unserer Welt beanspruchen vor allem die logische, rationale linke Gehirnhälfte. Wenn Sie selbst eher wenig Zeit mit Spiel und Spaß, mit starken Emotionen, Freude am Entdecken und Ausprobieren usw. verbringen, dann ist klar, dass sich Ihr Kind daran orientiert. Sie sind für Ihr Kind die Norm, nach der es sich richtet, Sie repräsentieren das, was normal ist.
Natürlich, das Leben besteht nicht nur aus Freizeit. Sie müssen ar-

beiten, den Haushalt versorgen, Erledigungen machen, doch es bleibt die Frage der Balance. Erlauben Sie sich, sich trotzdem täglich mit etwas Kreativem zu beschäftigen – nicht nur, wenn Sie etwas mit den Kindern unternehmen, sondern auch ganz für sich und Ihren eigenen Neigungen entsprechend. Ihr Kind wird sich dann für Sie interessieren und für das, was Sie tun. Indem es sieht, dass Sie Freude haben an dem, was Sie tun, wird es motiviert sein, sich ebenfalls für eine Sache zu begeistern.

Eine sehr schöne pädagogische Haltung, die Sie in vielen Kindergärten finden werden, ist es, aktuelle Themen kreativ zu bearbeiten: der sogenannte Situationsansatz. Das können Sie auch. Die Fußballweltmeisterschaft läuft gerade? Dann könnten Sie mit den Kindern aus Lego ein Stadion bauen. Es ist gerade Herbst? Dann könnten Sie abends eine Geschichte erfinden und erzählen, bei der ein Eichhörnchen im Herbstlaub verloren geht – und wieder auftaucht. Es ist vor Kurzem die Uroma gestorben? Dann könnten Sie mit Ihrem Kind auf einem großen Blatt Papier einen Stammbaum malen und ihn mit Fotos schmücken. Und so weiter. Suchen Sie immer danach, welches Thema gerade bei Ihrem Kind im Vordergrund steht und beschäftigen Sie sich gemeinsam spielerisch damit.

Gehe, wenn du gehst – statt in Gedanken schon am Ziel zu sein

Kindern Freude am Leben vermitteln – das gelingt auch, wenn wir ihnen zeigen, wie man in der Gegenwart lebt. Das ist einfach gesagt, aber für viele Erwachsene nicht genauso leicht umgesetzt. Können wir uns für die eine Aufgabe, die wir gerade erledigen, Zeit nehmen und sie mit Hingabe ausführen? Das heißt z.B. auch, das Gespräch, das Sie in diesem einen Augenblick führen, als das Wichtigste zu nehmen, es nicht zu unterbrechen oder nebenher noch etwas anderes zu tun. Konzentrieren wir uns auf die Dinge, die wir gerade tun, mit allen Sinnen. Tun wir die Dinge, die wir gerade tun, ernsthaft und gewissenhaft und sorgfältig. Die banalsten Dinge können dann

Ganz im Hier und Jetzt: Kinder vertiefen sich völlig in das, was sie gerade tun. Halten wir sie nicht davon ab, auch wenn es z.B. auf einem Spaziergang manchmal lästig erscheinen mag.

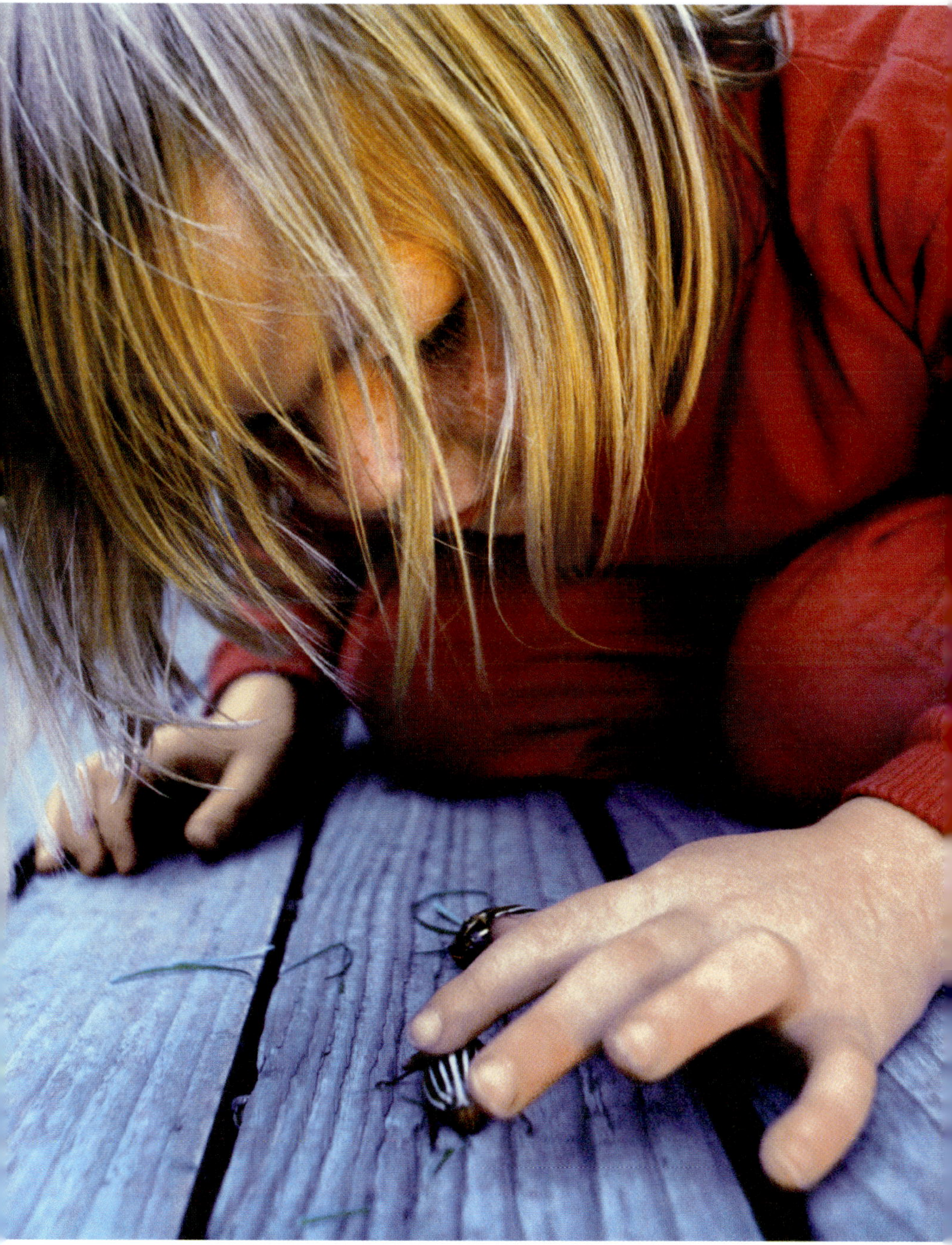

plötzlich Freude machen, z.B. eine Salatsauce zu mixen und sich dabei zu überlegen, welche Kräuter, welches Öl und welchen Essig man denn heute verwenden könnte. Oder eine Postkarte aus dem Urlaub an die Oma zu schreiben und sich dabei Mühe zu geben, etwas mehr als die üblichen Floskeln aufs Papier zu bringen. Ihr Kind beobachtet alles und registriert alles. Durch Ihr Vorbild kann es lernen, was es heißt, sich zu konzentrieren. Und was es heißt, das Leben zu genießen.

Übrigens genießen Kinder das Leben ohnehin, wenn sie von ihren Eltern nicht davon abgehalten werden. Beobachten Sie einfach einmal, wie Ihr Kind ganz im Hier und Jetzt das Leben genießt, wenn es beim gemeinsamen Spazierengehen eine schöne, große Pfütze findet. (Hoffentlich haben Sie dann daran gedacht, ihm Gummistiefel anzuziehen ...)

DIE BEWÄHRTEN SPASS- UND FREUDEKILLER

Wenn Sie das Feuer Ihres Kindes löschen wollen, dann müssen Sie als elterliches Vorbild nur stets folgende Punkte beachten:

- **Schlechtes Zeitmanagement: Keine Zeit, immer zu spät dran!**
- **Leistungsdruck: Es kann nie genug sein!**
- **Unzufriedenheit: Das reicht mir nicht!**
- **Negative Einstellung: Das Schlechte im Guten überwiegt!**
- **Hätte-wäre-wenn: Es wäre anders besser gewesen!**
- **Keine Wertschätzung: Die anderen sind doch sowieso Idioten!**
- **Unkonzentriertheit: Immer alles auf einmal!**
- **Humorlosigkeit: Was gibt's denn da zu lachen?**
- **Langeweile: Haben wir doch schon immer so gemacht!**

Sie werden sehen, das Lachen vergeht so auch dem fröhlichsten Kind. Mit etwas Ausdauer kann Ihr Kind dann die schlechte Grundstimmung verwandeln in Ängste, Verkrampfungen, Ruhelosigkeit, kann unselbständig und unkreativ werden und später eine Suchtproblematik entwickeln beim Versuch, die innere Leere irgendwie auszufüllen.

Feuer und die Kinderseele: Ihr Kind will von Ihnen lernen, wie man miteinander umgeht

Wir haben an der Hauswand unter der Dachrinne ein Schwalbennest. Da können wir sehr schön beobachten, wie die kleinen Schwalben am Anfang umsorgt, gehegt und gepflegt werden. Die Vogeleltern sind permanent unterwegs, schleppen Futter ran und opfern sich auf für ihre Brut. Doch irgendwann wird es Zeit, dann werden die flügge gewordenen Jungvögel einfach aus dem Nest gestoßen. Und die kleinen Kerlchen müssen fliegen, sonst stürzen sie ab! Und sie fliegen ...

Die Voraussetzung dafür, dass Ihr Kind einmal selbstständig und selbstbewusst von zu Hause auszieht und seiner Wege geht, sind gesunde Beziehungen in der Kernfamilie von Anfang an, zwischen den Eltern untereinander und zwischen Eltern und Kind.

Sie als Eltern sind Vorbild darin, was eine Beziehung bedeutet, was es heißt, einander zu lieben und zu achten. Denn wo sonst, wenn nicht zu Hause, soll Ihr Kind lernen, was eine gesunde Beziehung ist?

Wie viel Platz nimmt die Liebe in Ihrem Alltag ein? Das ist natürlich eine komische Frage, ich will sie gerne präzisieren: An wie vielen Stunden pro Tag investieren Sie Zeit und Emotion in Ihre wichtigsten Beziehungen, für Ihren Partner und Ihre Kinder? Wie lange pro Tag freuen Sie sich mit Ihrer Familie, zeigen Ihrem Partner und Ihren Kindern Wertschätzung, interessieren Sie sich aktiv dafür, wie es Ihren Liebsten gerade geht und was sie gerade machen, worüber sie nachdenken, was ihnen gelingt und wo sie Schwierigkeiten haben, was ihnen Freude machen könnte und was sie gemeinsam unternehmen könnten? Wie oft lachen Sie pro Tag gemeinsam mit Ihrem Partner oder Ihren Kindern?

Zeit zu reden

Ein ganz wichtiger Moment, den Familien jedes Mal aufs Neue als Chance betrachten können, sind die gemeinsamen Mahlzeiten. Sie sollten Ihre Sorgen und Nöte von diesen kurzen Zeiten der Gemeinsamkeit möglichst fernhalten. Arbeitsplatzsorgen, Ärger mit dem Chef, Geld- oder Beziehungsprobleme haben am Esstisch nichts zu suchen. Das würde ich sogar zu einer Lebensregel erheben. Auch in schwierigen Zeiten gibt es schöne Dinge und positive Erlebnisse. Und die sollten das Tischgespräch inspirieren.

Wenn Sie am Abend mit Ihrem Kind den vergangenen Tag besprechen, dann ist das eine gute Möglichkeit, auch negative Erlebnisse mit ihm zu besprechen. Das ist eine Chance für Ihr Kind, Psychohygiene vor dem Einschlafen zu betreiben. Um mit den Chinesen zu sprechen: Dadurch kann das reine Yang des Elements Feuer in das Yin eintauchen. Erholsamer Schlaf ist die Folge.

Wenn Vertrauen zwischen Ihnen besteht, dann erfahren Sie am Abend, worüber sich Ihr Kind Sorgen macht und was es umtreibt. Ganz wichtig: Lassen Sie diese negativen Dinge nicht im Raume stehen. Nehmen Sie Ihr Kind ernst. Wischen Sie die Ängste und Sorgen nicht einfach weg, sondern erkennen Sie sie an. Doch in einem zweiten Schritt sollten Sie einen lösungsorientierten Vorschlag machen.

AN LÖSUNGEN AUSGERICHTET, NICHT AM PROBLEM

Die Tochter hat Ärger mit einem Lehrer. Sie hat das Gefühl, ungerecht behandelt zu werden, weil sie sich immer meldet, aber nie drangenommen wird. Die Lehrerin könne sie wohl nicht leiden, meint sie.

Problemorientiert wäre es nun, wenn die Mutter so reagierte: »Die Lehrerin hat doch Recht, die kann dich schließlich nicht dauernd drannehmen, die anderen müssen ja auch mal drankommen.« – Rational stimmt das vielleicht, der Eindruck Kindes, von der Lehrerin nicht wertgeschätzt worden zu sein, bleibt jedoch bestehen.

Problemorientiert wäre auch folgende Antwort: »Ja, das kann ich mir vorstellen, diese Lehrerin ist ja auch eine selten dumme Ziege!« – Gut, auch das kann vielleicht aus Ihrer Sicht so sein, aber erstens löst das nicht das Problem des Kindes, und zweitens kann Ihr Kind so nicht lernen, andere wertzuschätzen.

Lösungsorientiert dagegen wäre vielleicht eine Antwort in diese Richtung: »Hm, ich kann mir gut vorstellen, dass es dich frustet, wenn du dich meldest und nie drangenommen wirst. Du willst ja schließlich zeigen, was du alles weißt. Ich bin aber sicher, dass sie dich mag. Es muss einen anderen Grund geben, warum sie dich nicht drannimmt. Was könntest du machen, um herauszufinden, warum sie dich nicht drangenommen hat?« – Und schon ist die Mutter mit der Tochter mitten im Gespräch darüber, was eine Lösung sein könnte.

Am Ende des Abendgesprächs sollten die positiven Ereignisse und Erlebnisse des Tages stehen. Zeigen Sie Ihrem Kind jeden Tag, welche Fortschritte es wieder gemacht hat, was es gut gemacht hat, loben Sie es. Zeigen Sie Ihre Wertschätzung für die Qualitäten und Talente, die Ihr Kind an den Tag legt. Kinder lassen sich auf diese Weise ganz einfach für Dinge begeistern.

ZEICHEN FÜR PROBLEME IM ELEMENT FEUER

Welches sind Anzeichen dafür, dass auf der seelischen Ebene beim Element Feuer etwas nicht stimmt?

- **Erwartungsspannung, mangelnde Vorfreude oder wenn die Freude auf bevorstehende Ereignisse durch die damit verbundene Last oder Angst getrübt wird.**
- **Prüfungsangst, feuchte Handflächen, übermäßiges Schwitzen in Stresssituationen. Schweiß ist eine körperliche Manifestation des Elements Feuer.**
- **Mangel an Eigenständigkeit und Kreativität.**
- **Vergesslichkeit, unklares Denken, chaotischer Geist.**
- **Geistige Erschöpfung, auch verbunden mit anfänglicher Euphorie.**
- **Übersteigerte Ängste aller Art.**
- **Ruhelosigkeit, die an Manie und Zwangsmuster grenzt.**
- **Irrationale Gedankenmuster, wirre Erklärungen für einfache Dinge.**
- **Wahnvorstellungen.**
- **Unverhältnismäßig lautes unangenehmes Lachen, Kichern, Kreischen oder Kieksen.**
- **Unkontrollierte explosive Energie.**
- **Suchtverhalten.**

Typische Gesundheitsprobleme im Element Feuer … und was Sie dagegen tun können

Schlafstörungen stehen an erster Stelle bei den Problemen, die Kinder im Element Feuer haben. Im Kapitel »Holz« wird dem Thema Elektrosmog ein ganzer Abschnitt gewidmet. Dort steht auch genau, was Sie tun können, um den Schlafplatz Ihres Kindes frei von technisch erzeugter Strahlung zu halten (vgl. Seite 197). In diesem Kapitel »Feuer« finden Sie je einen Abschnitt zum Thema Schlaf und zum Thema Erdstrahlen. Ich möchte hier noch einmal kurz zusammenfassen und einige Tipps hinzufügen, was Sie tun können, um Ihrem Kind einen gesunden Schlaf zu sichern:

- Der Schlafplatz muss (!) frei sein von geopathischen Reizzonen. Verlegen Sie bei Verdacht auf schlechte Erdstrahlen (zehn Anzeichen, vgl. Seite 231) den Schlafplatz Ihres Kindes und lassen Sie Ihr Haus bioenergetisch oder von einem Rutengänger austesten.
- Lassen Sie Ihr Kind wenn möglich mit dem Kopf nach Osten schlafen. Das entspricht der natürlichen Polarität des Körpers: von der untergehenden Sonne zur aufgehenden.
- Halten Sie das Zimmer Ihres Kindes nachts frei von elektrischen Wechselfeldern (Details auf Seite 197).
- Verwenden Sie Glühbirnen statt Halogenstrahler im Kinderzimmer.
- Elektrische Geräte im Nachbarraum wie Heizungspumpen, Elektroboiler, Kühl- und Gefrierschränke, Sicherungskasten usw. strahlen auch durch Wände. Ggf. den Schlafplatz ändern.
- Lassen Sie Ihr Kind in einem metallfreien Bett und auf einer metallfreien Matratze schlafen, denn eine Federkernmatratze oder ein Bettgestell aus Metall wirken wie Antennen, ziehen die Strahlung an, leiten sie weiter und verzerren das Erdmagnetfeld.
- Große Spiegel an der Wand oder an der Schranktüre können ebenfalls ungünstige Störstrahlung verstärken. Entfernen Sie sie aus dem Kinderzimmer.

- Achten Sie auf ausreichende Belüftung vor dem Schlafengehen, mindestens fünf Minuten Durchzug, aber lassen Sie Ihr Kind nicht im Luftzug schlafen.
- Kein schweres Essen am Abend und nicht zu spät essen: nichts mehr nach 19:00 Uhr.
- Lassen Sie Ihr Kind so gut es geht jeden Abend um exakt die gleiche Zeit ins Bett gehen, damit sich seine innere Uhr darauf einstellen kann.
- Ein Abendspaziergang befreit vom Stress des Tages und bringt viel frisches Qi in Form von Sauerstoff in den Organismus.
- Sprechen Sie mit Ihrem Kind vor dem Einschlafen über den vergangenen Tag und bearbeiten Sie mit ihm sowohl die Sorgen und Nöte als auch die positiven Ereignisse.
- Banane und Schokolade essen vor dem Schlafengehen (aber natürlich auch vor dem Zähneputzen) regen Glücks- und Schlafhormone an.
- Massage des Leber-3-Punkts auf dem Fußrücken (siehe Seite 192) entspannt ungemein.
- Sanfte Gesichtsmassage und kleine Meditationsübungen helfen beim Einschlafen (siehe Seite 186 und 187).
- Eine Massage mit Lavendelöl oder ein warmes Bad mit Lavendelöl beruhigt die Nerven und macht schläfrig.

Weitere Erkrankungen im schnellen Überblick

Weitere typische und häufig vorkommende Gesundheitsprobleme bei Kindern, die mit einem geschwächten Element Feuer zusammenhängen, sind:

- Starkes Schwitzen und Tendenz zur Überhitzung
- Entzündungen im Mund, auf der Zunge und an den Lippen (Herpes)
- Sprachstörungen: Stottern, abgehacktes oder extrem langsames Sprechen
- Unsicherheit, Suchtneigung
- Krampfanfälle, Epilepsie
- Herzrhythmusstörungen

All diese Probleme und Krankheiten können gemildert oder geheilt werden, wenn das Element Feuer gestärkt wird.

Ängste

Eine weitere Feuer-Problematik sind Ängste. Angst ist zunächst nichts Negatives, sondern eine sehr sinnvolle Emotion, die uns davor bewahrt, uns in Gefahr zu begeben. Die Angst vor Höhe oder die Angst vor einem dunklen Wald oder vor tiefem Wasser sind Urängste, die uns angeboren sind. Wenn Kinder Angst vor dem Alleinsein haben, ist das ebenfalls nur natürlich, denn das ist ein Zustand, den Säuglinge in den letzten hunderttausenden von Jahren auf gar keinen Fall zulassen durften, wenn sie überleben wollten. Deshalb ist es auch grausam und sinnlos, Säuglinge absichtlich schreien zu lassen, wenn sie sich alleine fühlen.

Wenn aber das Element Metall und das Element Erde bei einem Kind geschwächt sind und deshalb dem Element Feuer zu wenig Energie (Qi) zur Verfügung stellen, dann kann das zu einem Mangel im Element Feuer führen, der Ängste auslösen oder verstärken kann. Das Wort »Angst« ist verwandt mit dem Wort »Enge«. Wenn das Element Feuer eingeschränkt wird, wenn es im Herzen eng wird, kommt es zu Ängsten. Wer aber das Herz eines Löwen hat, fürchtet nichts und niemanden.

Angstzustände ohne Anlass, also beispielsweise Herzklopfen und Zittern, losgelöst von irgendeinem zugehörigen Grund, aber auch »sich vor Angst in die Hose zu machen«, also spontanes, unkontrolliertes Wasserlassen oder unkontrollierter Stuhlgang, deuten auf ein unterversorgtes Element Feuer hin.
In diesen Fällen lässt sich die Angstproblematik meistens sehr gut behandeln, indem zunächst die Elemente Erde und Metall gestärkt werden. Dann kann der Organismus wieder genug Energie aus der Umgebung aufnehmen und umwandeln und so dem Feuer wieder Brennstoff zuführen. Die Ängste verschwinden bzw. schrumpfen wieder auf Normalmaß.
Die Angst-Problematik betrifft übrigens auch das Element Wasser, dort aber insbesondere in Verbindung mit einem Trauma oder wenn einem etwas »an die Nieren geht«. Näheres dazu finden Sie im nächsten Kapitel.

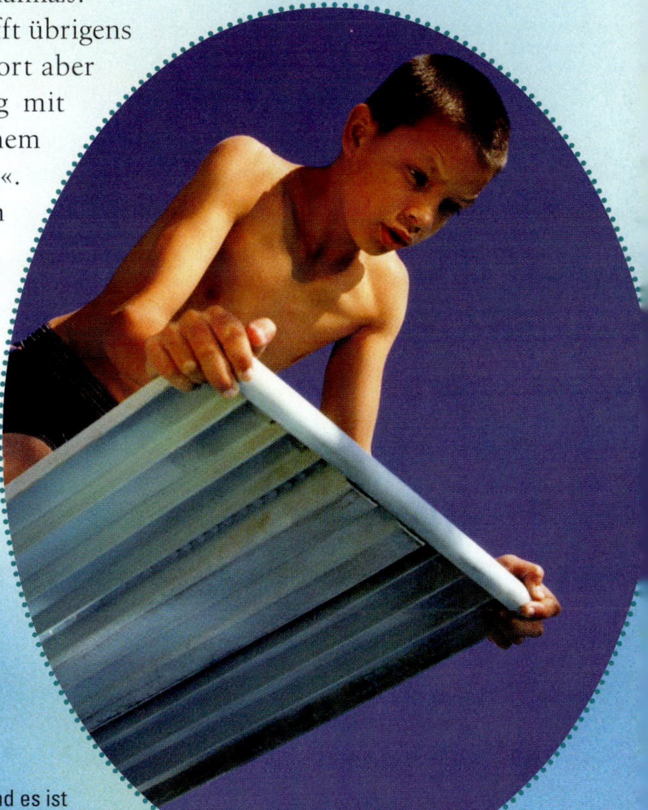

Ängste sind etwas ganz Natürliches und es ist schön, wenn Kinder nicht die Erfahrung machen, dass man sich ihrer schämen muss. Wenn Sie jedoch den Eindruck haben, dass Angst das Lebensgefühl Ihres Kindes bestimmt, kann ein unterversorgtes Element Feuer der Grund sein.

Geschwächtes Element Feuer bei Ihrem Kind: Was Sie vermeiden sollten

- Keine Belastung des Schlafplatzes durch Erdstrahlen, Elektrosmog und Mobilfunkstrahlen.
- Keine unstabilen, von Misstrauen geprägten, freudlosen Beziehungen in der Kernfamilie.
- Keine engen Zeitpläne ohne Raum für Spiel und Spaß.

Was Sie tun können, wenn Ihr Kind unter »Feuer-Erkrankungen« leidet

- Sorgen Sie dafür, dass Ihr Kind gut schlafen kann.
- Achten Sie darauf, dass auch die Elemente Metall und Erde stark sind, damit das Element Feuer mit Energie versorgt wird.
- Achten Sie darauf, dass der Tagesablauf Ihres Kindes Spiel, Spaß, Kreativität und Lebensfreude beinhaltet.
- Achten Sie bei Ihrem Kind auf ein gutes Zeitmanagement: Nicht zu viel auf einmal vornehmen und Konzentration auf die gegenwärtige Aufgabe – erst das eine fertig machen, bevor das Nächste angefangen wird.
- Sorgen Sie für Psychohygiene durch abendliche Gespräche.
- Ängste lassen sich auch mit Bachblüten mildern.
- Fördern Sie eine lösungsorientierte, positive Grundhaltung Ihres Kindes, indem Sie selbst an Ihrer positiven Einstellung arbeiten.
- Genießen Sie das Leben und lassen Sie Ihre Kinder an Ihren Freuden teilhaben.
- Vollwertige Ernährung (siehe Kapitel »Erde«) mit Betonung der Lebensmittel für ein starkes Element Feuer (s.u.).

Selbstverständlich helfen alle diese Tipps auch zur Vorbeugung von Problemen und zur prophylaktischen Harmonisierung des Elements Feuer.

Was Ihr Arzt tun kann, wenn Ihr Kind unter Feuer-Erkankungen leidet

- Ausgleich der ererbten Schwachstellen durch eine homöopathische Konstitutionsbehandlung und Schüßler-Salz-Therapie.

Ernährungstipps für starkes Feuer

Sie können das Element Feuer Ihres Kindes stützen und stärken, wenn Sie folgende Lebensmittel bevorzugt verwenden:

- *Getreide:* Roggen, Buchweizen, Hafer (Haferflocken)
- *Gemüse:* Rosenkohl, Eisbergsalat, Endiviensalat, Feldsalat, Rote Beete, Artischocken, Chicoree, Kopfsalat, Löwenzahn, Radicchio, Ruccola, Gurke, Sellerie
- *Obst:* Holunder, Pampelmuse, Quitte, Hagebutte, Zwetschge
- *Fleisch:* Hammel, Lamm, Schaf, Ziege, gegrilltes Fleisch aller Sorten
- *Gewürze:* Basilikum, Bohnenkraut, Kakao, Kurkuma, Mohn, Oregano, Rosenpaprika, Rosmarin, Thymian, Wacholderbeere, Salbei
- *Außerdem:* Schafskäse, Ziegenkäse
- *Als wärmendes Getränk:* Getreidekaffee

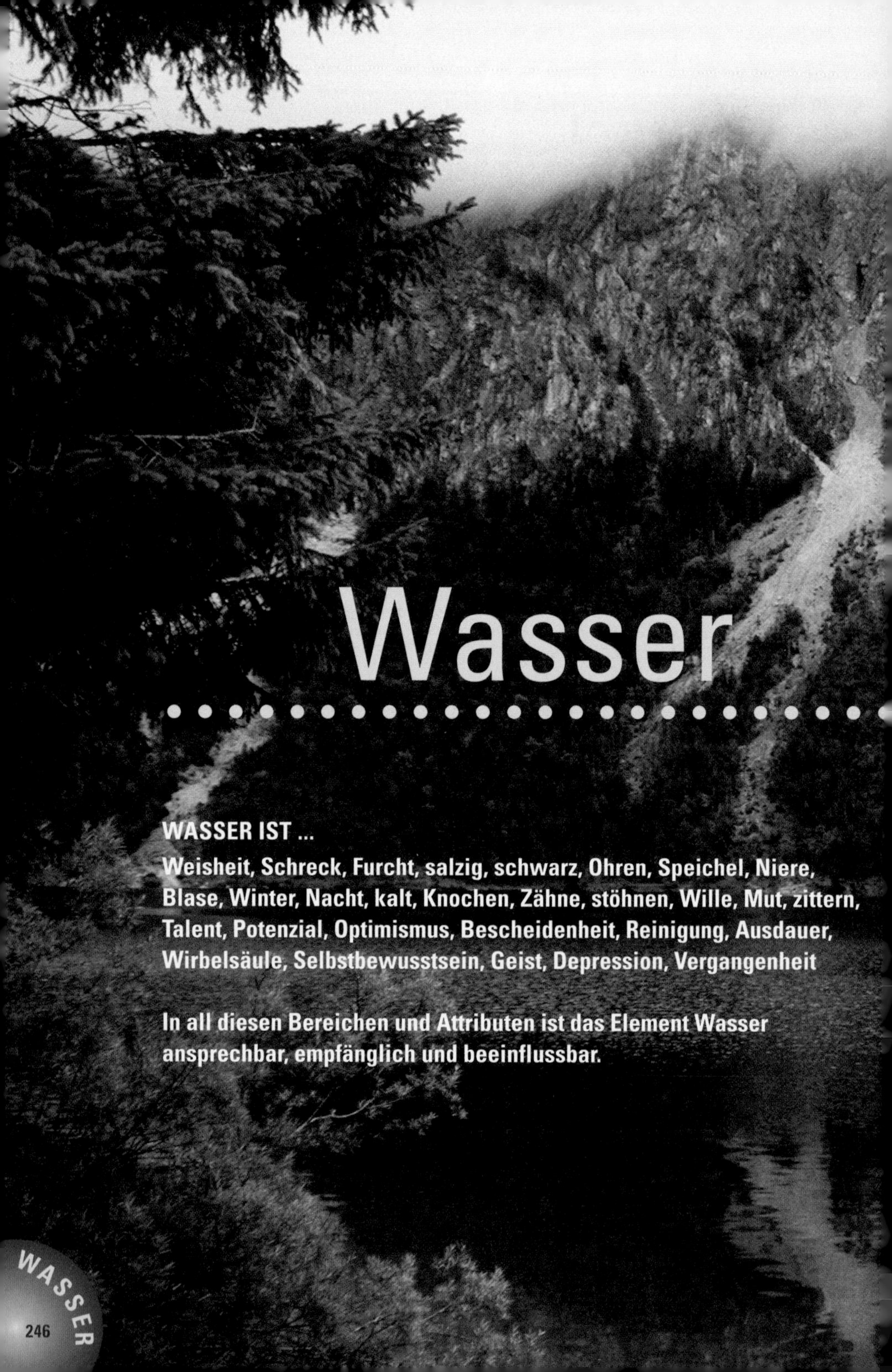

Wasser

WASSER IST ...

Weisheit, Schreck, Furcht, salzig, schwarz, Ohren, Speichel, Niere, Blase, Winter, Nacht, kalt, Knochen, Zähne, stöhnen, Wille, Mut, zittern, Talent, Potenzial, Optimismus, Bescheidenheit, Reinigung, Ausdauer, Wirbelsäule, Selbstbewusstsein, Geist, Depression, Vergangenheit

In all diesen Bereichen und Attributen ist das Element Wasser ansprechbar, empfänglich und beeinflussbar.

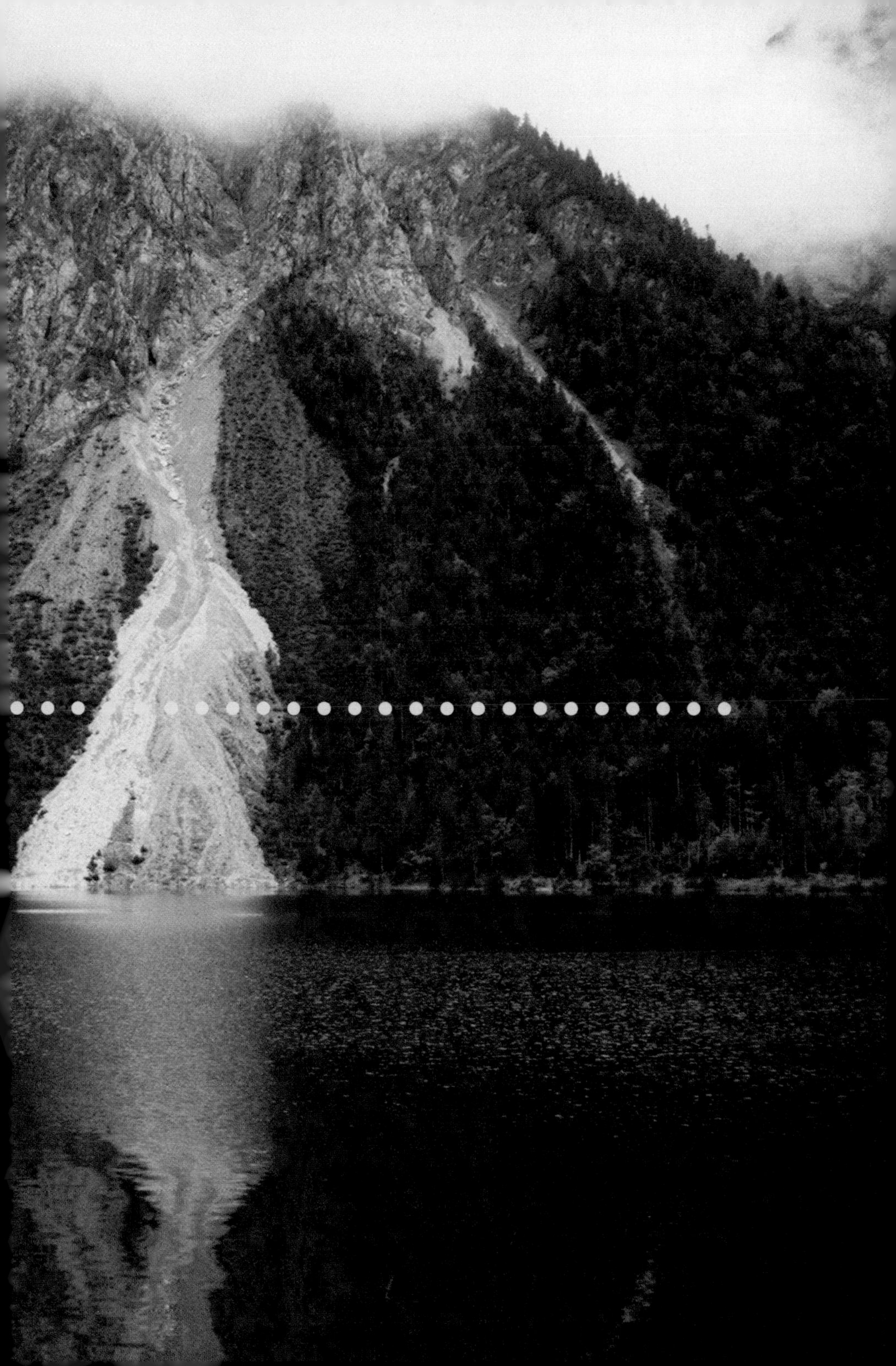

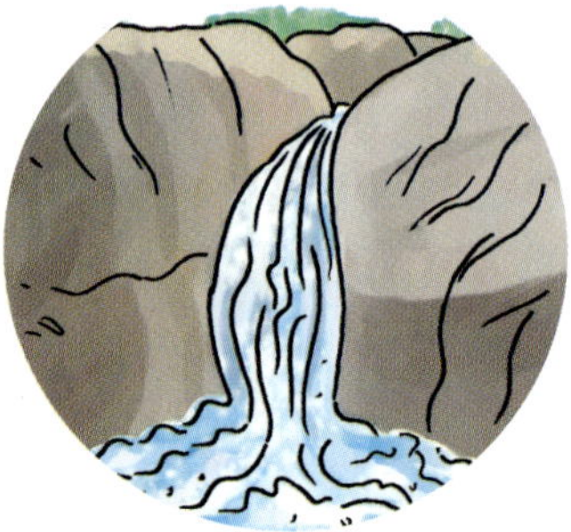

DIE WICHTIGSTEN GESUNDHEITSPROBLEME IM ELEMENT WASSER BEI KINDERN

- Harnwegsinfekte
- Einnässen (Enuresis)
- Plattfuß und andere Fehlstellungen des Fußes
- Fehlhaltung, Wirbelsäulenprobleme
- Lateralitätsstörungen (Zusammenarbeit zwischen rechter und linker Gehirnhälfte, Hand-, Augen-Körperkoordination)
- Lern- und Schulprobleme
- Schwierigkeiten beim Zahnen
- Infektionen der Ohren
- Entwicklungsdefizite bei Frühgeborenen
- Vorhautverengung, Phimose
- Folgen von Traumata (Schreck, Angst)
- Mangel an Energie und Ausdauer

Fundament und Horizont: Element Wasser

In einem Samen steckt ein ganzer Baum – nicht etwa auf winzige Dimensionen verkleinert und eingewickelt, sondern lediglich als Idee, als ein Set von Informationen. Wenn dann die Umweltbedingungen stimmen – Wärme, Wasser, Nährstoffe –, dann keimt der Samen und der Baum entwickelt seine in ihm angelegte Gestalt. Ob der Baum dann groß, schön und gesund wird, das hängt von vielen Faktoren ab. Wenn der Baum es schafft, gesund zu bleiben, wird er jedenfalls sein Potenzial entfalten und das werden, was in ihm angelegt war.

Beim Menschen ist das nicht anders. Ihr Kind hat von Ihnen und Ihren Eltern, Ihren Großeltern und immer so weiter eine unglaubliche Menge von Erbinformationen mit auf die Welt bekommen. In ihm schlummern Talente, Potenziale und Möglichkeiten, die Sie bis jetzt nur erahnen können. Wie viel davon Ihr Kind in seinem weiteren Lebensweg entfalten kann, das steht nicht etwa in den Sternen, sondern hat ganz wesentlich damit zu tun, wie unbeschwert und frei von Krankheiten Ihr Kind aufwachsen kann und wie gut sich das Element Wasser entfalten kann.

Geerbt ist geerbt

Im Element Wasser liegt die ererbte Konstitution Ihres Kindes. Die ist so, wie sie ist, Sie können nichts hinzufügen oder davon wegnehmen – das, was Ihr Kind von Ihnen geerbt hat, das hat es ein für alle Mal. Allerdings kann es sein, dass Teile dieser Potenziale von Anfang an blockiert oder verdeckt sind, wie durch einen Schatten. Das liegt dann entweder an negativen Einflüssen, die Ihr Kind schon im Mutterleib oder bei der Geburt erfahren hat. Stichwörter hierzu sind Vergiftungen, Krankheiten oder ein schlechter Schlafplatz der schwangeren Mutter, Frühgeburten, schwere Geburten. Oder der

Schatten rührt von ererbten »vergifteten« Informationen her, die von Generation zu Generation weitergegeben wurden, aber niemals von einem der Ahnen bearbeitet und überwunden wurden. Das sind die sogenannten Erbgifte, die Samuel Hahnemann, der Begründer der Homöopathie, als Erster erkannt und benannt hat. Sie stammen z.B. aus einer Generation, die einen schweren Kampf gegen die Tuberkulose oder eine andere frühere Volkskrankheit ausgefochten hat, was bis heute noch in allen Nachkommen »steckt«, bis es einer endlich geschafft hat, dieses Generationentrauma seiner Familie zu überwinden.

Bei diesen die Entfaltung Ihres Kindes behindernden Schatten hilft im Grunde nur die Homöopathie weiter, denn die homöopathische Konstitutionsbehandlung ist die einzige mir bekannte Therapieform, die so tief an die Wurzeln des Menschen heranrührt, dass solche angeborenen Handicaps ausgeheilt werden können. Aber wohlgemerkt: Die angeborene Konstitution Ihres Kindes, den Grund der Persönlichkeit, können Sie damit nicht ändern, Sie können sie nur von solchen Schatten befreien.

Das organische Symbol für das Element Wasser ist die Niere. Auch hier wieder zeigt uns unser Sprachgebrauch auf wunderbare Weise, dass die Chinesen im Grunde auf keine anderen Erkenntnisse gekommen sind als wir im Westen auch: Wenn uns etwas an die Nieren geht, dann ist das etwas, das uns schwer trifft und die ganze Persönlichkeit berührt.

Vom Wasser zum Feuer – Fünf Elemente für ein erfülltes Leben

Mit diesem Kapitel haben wir den Kreis der fünf Elemente geschlossen: Die Talente, das Potenzial der Persönlichkeit ist im Element Wasser (großes Yin) vorgegeben. Damit es zur Entfaltung kommen kann, damit also aus dem Samen ein Baum wachsen kann, braucht es den starken Antrieb, den Willen, das Aufwärtsstrebende, das im Element Holz sitzt (junges Yang). Im Element Feuer (großes Yang) entfaltet und verwirklicht sich dann die Persönlichkeit, dort zeigt sich, was der Mensch aus seinen Anlagen letztendlich macht. Damit das Feuer brennen kann, braucht es aber das Element Erde (die Mitte), das durch die Trennung von Gutem und Schlechtem und die

Aufbereitung des Guten das Feuer mit positiver Energie, sozusagen mit wertvollem, reinem Brennstoff versorgt. Ein Feuer braucht aber auch Sauerstoff, und das wird symbolisiert durch die reine Energie, die das Element Metall (junges Yin) aus der Umgebung aufnimmt.

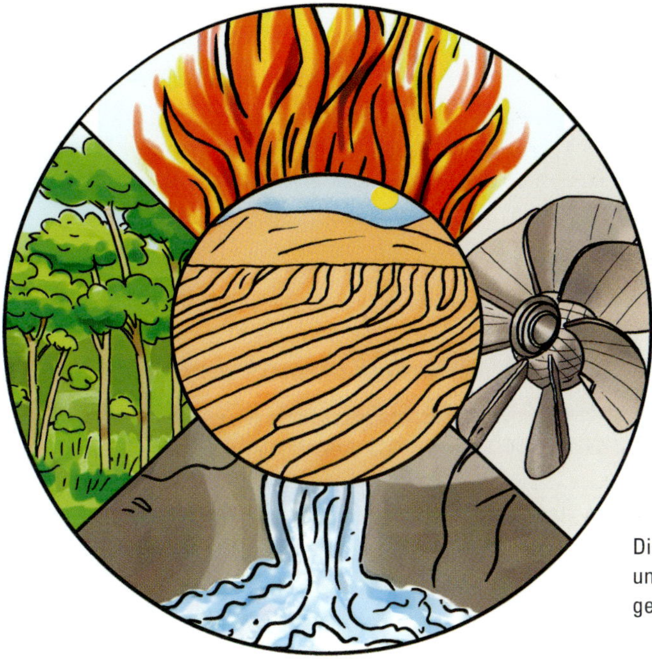

Die fünf Elemente stärken und unterstützen sich gegenseitig.

Zu Beginn des Lebens ist die »Nierenenergie« am stärksten. Sie nimmt im Laufe des Lebens immer weiter ab, bis sie schließlich aufhört, womit auch das Element Feuer und damit unsere Lebensflamme erlischt und wir eines natürlichen Todes sterben. Wenn wir es schaffen, unsere »Nierenenergie«, also die Kraft des Elements Wasser lange zu erhalten und nicht vorzeitig zu verschleißen, dann beschenken wir uns selbst mit einem langen Leben.

Das Element Wasser lässt sich – im Gegensatz z.B. zum Element Holz oder zum Element Metall – nur schwer kurzfristig beeinflussen. Um hier Verbesserungen zu sehen und Schwächen bei Ihrem Kind auszugleichen, braucht es viel Geduld und Beharrlichkeit. Steter Tropfen höhlt den Stein. Erfolge zeigen sich nur, wenn Sie am Ball bleiben. Durch zweimaliges Vorlesen entwickelt sich bei Ihrem Kind kein wacher Geist, durch zwei Jahre Vorlesen dagegen schon. Deshalb ist es so wichtig, dass Eltern geduldig und beharrlich sind.

Wasser-Probleme

Die wichtigsten gesundheitlichen Probleme, die wir bei Kindern im Element Wasser sehen können, betreffen den Funktionskreis Niere, also auch die Harnwege und die Ohren, die mit den Nieren in ganz enger Beziehung stehen. Außerdem ist der gerade Wuchs des Baumstamms ein Thema für das Element Wasser. Übertragen auf den Menschen ist das die Körperhaltung, vor allem Probleme mit den Füßen und der Wirbelsäule. Auf der geistigen Ebene können Angst, Schreck und Traumata einen bleibenden Schaden im Element Wasser hinterlassen, der sich nur mit hartnäckiger Beharrlichkeit wieder auflösen lässt. Ein weiteres Problemfeld betrifft die Lateralität: Probleme mit der Verschaltung der Gehirnhälften führen buchstäblich dazu, dass die eine Hand nicht weiß, was die andere tut. Das zeigt sich insbesondere in den unterschiedlichen Teilleistungsstörungen und Lernschwierigkeiten wie Lese-Rechtschreibschwäche oder Rechenstörung. Nur wenn alle Bereiche des Gehirns intensiv zusammenarbeiten, können Kinder sich gut konzentrieren und ihr geistiges Potenzial voll ausschöpfen.
Betonen möchte ich, dass die beste Pflege des Elements Wasser die Pflege der anderen vier Elemente ist. Beispielsweise gibt es leicht Probleme im Element Wasser, wenn das Element Holz überdreht ist. Anders ausgedrückt: Das Yin (Wasser) kann sich nicht entfalten, wenn das Yang (Holz) übermäßig und unkontrolliert aktiviert ist und übers Ziel hinausschießt. Wenn alle Elemente in Harmonie zueinander stehen, kann das Element Wasser seine ganze ruhige und kühle, langfristig wirkende Kraft entfalten.

Wie also können Sie das Element Wasser Ihres Kindes stärken? Durch eine geistreiche Umgebung, durch das Trinken viel reinen Wassers, durch geduldige und mutige Eltern und durch Harmonie und Ausgeglichenheit der anderen vier Elemente.

Spiel ohne Grenzen: Fantasievolle Kinder sind geistreiche Kinder

Der Geist Ihres Kindes braucht Anregung, Reizung, Förderung. Ein springender Bergbach ist immer klar und frisch, ein stehender Tümpel wird dumpf und trübe. Es genügt also nicht, dem Spiel der Kinder freien Lauf zu lassen. Den Antrieb zu ungestümer Aktivität haben die Kinder so oder so. Wenn Sie dazu das geistige Potenzial, die Fantasie und die Schaffenskraft Ihres Kindes wecken wollen, dann sollten Sie außer Freiraum auch Tätigkeiten fördern, die Ausdauer erfordern und zu einem Ziel hinführen. Nicht die Beschäftigung steht dann im Vordergrund, sondern etwas zu schaffen, also fertig zu machen, zu Ende zu bringen.

Zeit zu lesen

Ein Buch zu lesen ist das schönste und vielleicht auch wirkungsvollste Beispiel. Sie können gar nicht früh genug damit beginnen, Ihrem Kind regelmäßig vorzulesen. Zu Beginn sollte mit jedem Vorlesen das Buch oder die Geschichte auch zum Ende kommen. Die ersten Bilderbuch-»Geschichten« bestehen nur aus einem Bild mit einem Gegenstand und einem vorzulesenden Wort – eine in sich abgeschlossene Einheit: »Ente«, »Auto«, »Baum«. Die nächsten Geschichten bestehen immer noch aus einzelnen in sich abgeschlossenen Bildern, die aber komplexer werden, eine Szene darstellen: Haus, Baum, Vogel, Zaun, Himmel, Sonne. Im nächsten Schritt erstreckt sich eine Geschichte über mehrere Bilder, *Die kleine Raupe Nimmersatt* von Eric Carle etwa: Die kleine Geschichte von der Raupe, die sich durch allerlei Leibspeisen hindurchfrisst, um zu wachsen, erfüllt sich schließlich in der Verwandlung in einen Schmetterling – die Geschichte kommt zum Ziel.
Als Nächstes folgen Geschichten, die nicht Naturphänomene, sondern abstrakte Themen bearbeiten, die die Kinder beschäftigen. Nehmen wir z.B. das Thema Streit und das Buch *Wo die wilden Kerle wohnen* von Maurice Sendak. Auch dieses Buch kommt zu einem Ziel, zu einem logischen Ende, wenn Max von seiner Fantasiereise

ins Land der wilden Kerle wieder heimkehrt ins eigene Zimmer, wo das Abendessen auf ihn wartet. Und es ist noch warm.
Später werden die Geschichten immer länger, die Bilder werden weniger, das bildliche Geschehen verlagert sich immer mehr in die Fantasie Ihres Kindes. Wenn Sie sie vorlesen, können Sie sie nicht mehr in einer Lesesitzung zu Ende lesen. Das Buch begleitet Sie und Ihr Kind dann über Tage oder Wochen. Wichtig ist nur, dass Sie dranbleiben und das Buch in einem überschaubaren Zeithorizont zu Ende lesen, keinesfalls in der Mitte aufgeben und es beiseite legen.
Lesen Sie aber von Anfang an nicht nur Geschichten, sondern auch Sachbücher vor. Erklären Sie Ihren Kindern die Welt. Und wenn Ihr Kind Ihnen Fragen stellt, die Sie nicht beantworten können, dann sagen Sie es, geben Sie es zu. Das ist viel besser, als dem Kind irgendeine halbgare Vermutung als Wissen zu verkaufen. Wenn Ihr Kind Sie also fragt: Mama, warum sieht man tagsüber die Sterne nicht? oder: Warum ist der Himmel am Abend manchmal rot? oder: Warum ist das Meerwasser salzig? und Sie können nicht erklären, warum das so ist, dann sagen Sie einfach: »Ich weiß es nicht.« Aber Sie könnten dafür Ihrem Kind zeigen, wie man so etwas herausfinden kann: Fragen Sie gemeinsam jemanden, der es wissen könnte, gehen Sie ins Internet, in eine Bibliothek oder Buchhandlung. Ihr Kind wird lernen: Es ist gar nicht schlimm, sondern ganz normal, etwas nicht zu wissen. Aber man kann alles, na, sagen wir besser: vieles herausfinden.

Etwas erleben

Urlaub auf dem Bauernhof, zelten, auf einen Berg steigen, einen Erlebnispark besuchen, eine Burgruine, eine Tropfsteinhöhle, einen Wasserfall, ein Fußballspiel im Stadion, einen Zoo, ein Kindertheater, das Meer ... kurz gesagt: Abenteuer erleben, das erweitert den Horizont Ihres Kindes. Überlegen Sie gemeinsam in der Familie

Abenteuer müssen nicht kostspielig sein oder immer Eintritt kosten. Ein Picknick an einem besonderen Ort, eine Nachtwanderung, eine Radtour können Abenteuer genug sein.

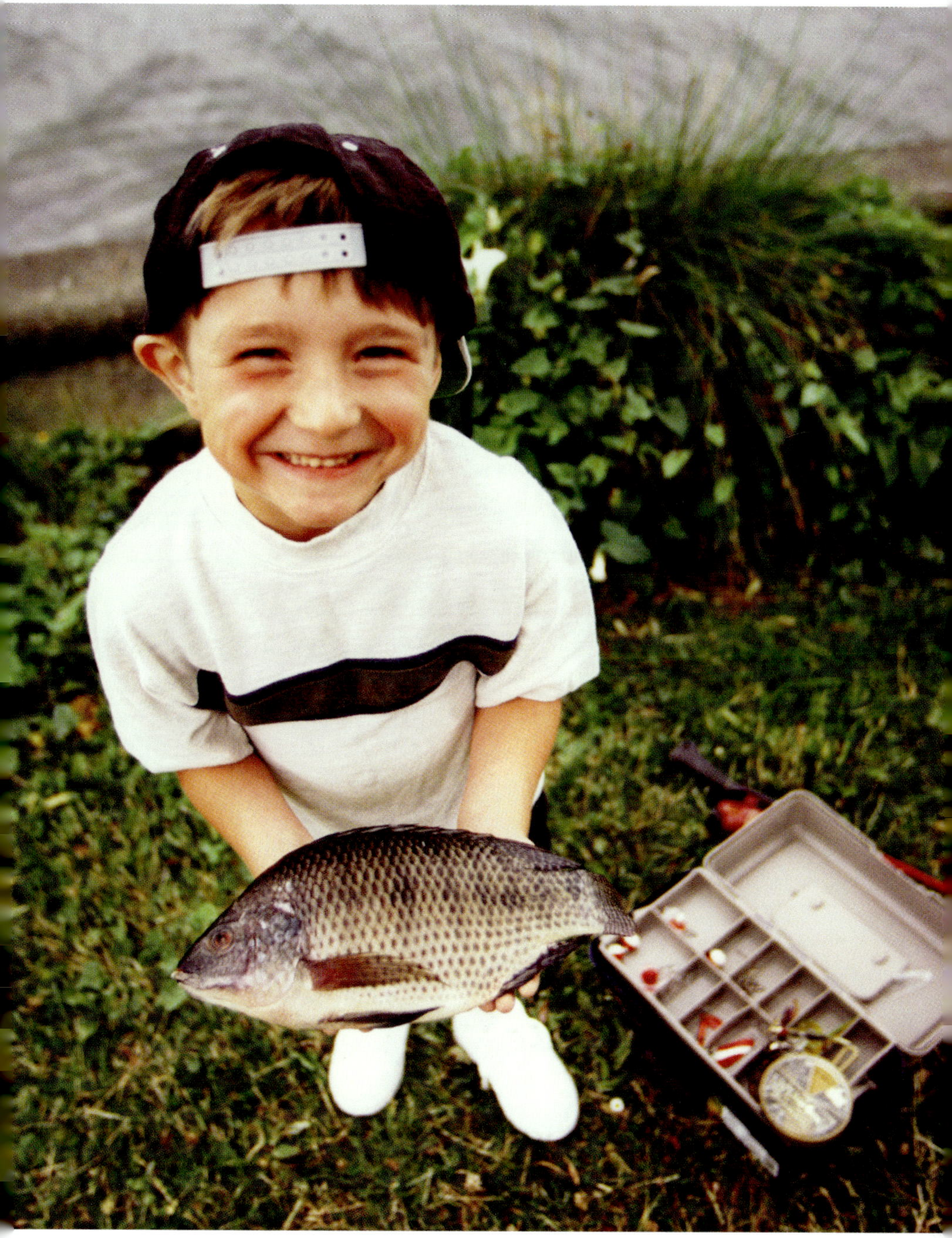

immer wieder, was Sie alles unternehmen könnten, und setzen Sie Ihre Pläne zügig in die Tat um.
Um diese Erlebnisse richtig auszukosten, sollten Sie sie schon vorher ankündigen und besprechen. Lassen Sie Ihr Kind sich das Erlebnis schon vorher vorstellen. Fragen Sie es danach, lassen Sie seine Fantasie spielen und bauen Sie mit Ihrem Kind Luftschlösser.

LUFTSCHLÖSSER BAUEN

Wenn Sie mit Ihrem Kind einen Ausflug, einen Urlaub oder irgendein Vorhaben geplant haben, dann können Sie mit Ihrem Kind schon vorher durchspielen, was es von diesem Erlebnis erwartet:

- **»Nur noch dreimal schlafen, dann fahren wir ans Meer. Was wirst du machen, wenn wir am Meer sind?«**
- **»Am Wochenende wollen wir in den Zoo gehen. Auf welche Tiere freust du dich besonders? Auf die Giraffen? Was machen die Giraffen, wenn wir sie im Zoo besuchen?«**
- **»Morgen will Papi mit dir zur Burgruine laufen. Schade, dass die Burg nicht mehr ganz ist und dass dort keine Ritter mehr wohnen. Stell dir mal vor, die Ritter gäbe es heute noch. Was würde denn dann passieren, wenn ihr morgen da ankommt?«**

Regelmäßige Fantasiereisen fördern das Element Wasser Ihres Kindes.

Ich bin auch sehr glücklich darüber, dass mittlerweile bereits in der Grundschule Fremdsprachen auf dem Lehrplan stehen und in immer mehr Kindergärten auch Sprachangebote etabliert werden. Frühzeitig eine Sprache zu lernen verzögert zwar manchmal die Fortschritte in der Muttersprache zunächst etwas, dafür erweitert sich der Horizont und das Sprachgefühl eines Kindes beträchtlich.
Auch Musikfrüherziehung und das Erlernen eines Instrumentes ist eine wunderbare Sache, die das Element Wasser – und damit die grundlegende Lebenskraft Ihres Kindes stärkt.
Sprachen und Musik, das sind Paradebeispiele für Lebensfelder, die Ihr Kind sich nur erschließen kann, wenn es Willenskraft, Geduld und Ausdauer entwickelt. Sollte es daran hapern, könnte es sein, dass das Element Holz bei Ihrem Kind überaktiviert ist, das euphorische Yang gegenüber dem beharrlichen Yin zu sehr dominiert. (Näheres dazu im Kapitel »Holz«. Dort steht auch, wie Sie das Element Holz Ihres Kindes beruhigen können.)

Ein Ziel vor Augen

Eine gute Hilfe, um den Durchhaltewillen Ihres Kindes zu stärken, ist das Visualisieren. Wenn es z.B. um das Erlernen der englischen Sprache geht, können Sie sich zusammen mit Ihrem Kind ausmalen, wie es wäre, einmal in England zu wohnen. Wie sieht es dort aus? Was gibt es dort zu sehen? Wie wäre es, dort zu leben? Schaffen Sie vor dem geistigen Auge Ihres Kindes gemeinsam mit ihm ein klares Bild von der Zeit, in der das Ziel bereits erreicht ist. In diesem Fall: Ihr Kind spricht fließend Englisch und bewegt sich in London wie ein Fisch im Wasser. Rufen Sie dieses Bild immer wieder hervor, sprechen Sie immer wieder darüber.

Visualisieren Sie auch Teilziele. Beispielsweise könnte ein Teilziel beim Erlernen eines Musikinstruments sein, an Weihnachten ein bestimmtes Stück im Familienkreis vorzuspielen. Es genügt nicht, Ihr Kind dann immer nur ans Üben zu erinnern. Besser ist es, Sie erleben mit Ihrem Kind zusammen immer wieder aufs Neue in allen Einzelheiten und mit allen Sinnen die Szene, wie Ihr Kind das Stück an Weihnachten vorspielt: die ideale Motivation.

HÖRSPIELE ZUR STABILISIERUNG DES ELEMENTS WASSER

Wenn Ihr Kind Probleme mit dem Element Wasser hat, es beispielsweise immer wieder nachts ins Bett macht oder immer wieder Harnwegsinfekte oder Ohreninfekte bekommt oder Konzentrations- und Lernstörungen hat, dann sollte Ihr Kind so viel wie möglich zuhören.

Die Ohren sind neben den Nieren die körperliche Manifestation des Elements Wasser. Das regelmäßige Zuhören ist ein solider Beitrag zur Überwindung der Probleme. Allerdings führt auch hier der Weg zum Erfolg nur über die Regelmäßigkeit.

So viel Vorlesen können Sie gar nicht. Deshalb ist es ideal, wenn Sie Ihr Kind täglich zusätzlich zum Vorlesen Hörspiele bzw. Hörbücher anhören lassen – viel besser als Fernsehen! Je mehr Fernsehzeit Sie durch Zuhörzeit ersetzen, desto besser.

Was den Unterschied ausmacht? Zuhören ist eine aktive Tätigkeit. Die Bilder entstehen im Kopf. Geistige Aktivität klärt das Element Wasser. Fernsehen dagegen ist passive Berieselung. Das Element Wasser versumpft und trübt sich ein. Wer permanent zuhört, wird geistig frisch, wer permanent fernsieht, wird blöd.

Völlig durch den Wind

Was aber können Sie tun bei Kindern, die nicht stillsitzen und zuhören können, die immer herumzappeln und das Zuhören schnell abbrechen, indem sie aus dem Zimmer laufen? Kinder, die partout nicht zuhören und stillsitzen können, haben in der Regel Zeichen von Wind-Symptomen, um mit der chinesischen Medizin zu sprechen. Im deutschen Sprachgebrauch sagt man auch: »Jemand ist durch den Wind.« Das weist auf ein überschießendes Yang im Element Holz hin. Die Kinder sind überdreht und finden keine Ruhe. Hier geht es dann nicht in erster Linie um eine Stärkung des Elements Wasser, sondern um eine Harmonisierung des Elements Holz. Was Sie da tun können, finden Sie im Kapitel »Holz«. Hier nur so viel: In erster Linie finden wir bei Wind-Symptomen im Element Holz Schwermetallbelastungen (Amalgam) und Impfbelastungen. Ganz ähnlich liegt die Problematik beim Hyperkinetischen Syndrom bzw. ADHS.

Und genauso verhält es sich mit Kindern, die beim Spielen leicht aggressiv werden und beim kleinsten Anlass zum Schreien, Weinen, Toben und Schlagen neigen. Diese Kinder sind schnell frustriert, was ebenfalls auf eine Wind-Problematik im Element Holz hindeutet. Kleinste Belastungen führen bei ihnen zu einer Störung der Steuerung im Leber- und Gallemeridian. Ihnen läuft sozusagen die Galle über.

»Wind-Schädigungen« müssen dringend ausgeleitet werden. Sie behindern die persönliche Entwicklung des Kindes, denn das Element Wasser kann sich nicht in Ruhe entwickeln, die Talente und Potenziale können sich nicht ungestört entfalten. Neben der Beruhigung des Elements Holz sollten Sie Ihrem Kind dann möglichst oft in kurzen Sitzungen vorlesen, soweit die Konzentration eben reicht. Sie werden sehen, dass man die »Dosis« pro Lesesitzung mit der Zeit vorsichtig steigern kann und die Konzentrationsfähigkeit Ihres Kindes langsam zunimmt. Wie immer bei diesem Element:

Beim Thema »Wasser« ist Ihre Geduld gefragt.

Um Länge, Beharrlichkeit und Ausdauer bei Ihrem Kind zu etablieren, ist es zudem ungeheuer wertvoll, einen Ausdauersport zu betreiben. Auch Spaziergänge und Wanderausflüge in die Berge helfen, das junge Yang (Holz) zu beruhigen und das große Yin (Wasser) aufzubauen.

Reines Wasser, klarer Kopf: Das Thema Trinken

Wasser ist das Lebensmittel Nummer eins. Wir bestehen zu 70 Prozent aus Wasser, unser Gehirn sogar zu 90 Prozent. Wasser ist die wichtigste Trägersubstanz im Körper für Informationen aller Art. Es spielt eine entscheidende Rolle beim Sauerstoff- und Nährstofftransport und bei der Entgiftung. Wenn wir zu wenig Wasser im Körper haben, sterben wir.

Doch nicht nur die Menge macht's. Die Trinkwasserqualität spielt eine entscheidende Rolle dabei, welche Informationen wir unserem Organismus geben. Trinkwasser ist hierzulande das am besten überwachte Lebensmittel überhaupt. In chemischer Hinsicht können wir also sagen: Das Wasser, das von den Wasserwerken an unseren Hausgrundstücken angeliefert wird, ist sauber. Es gibt aber trotzdem zwei Probleme: Zum einen sagen die Tests nichts darüber aus, wie es auf Ihrem Grundstück und in Ihrem Haus weitergeht. Sauberes Wasser wird angeliefert. Doch welche Schadstoffe geben unter Umständen die Rohrleitungen Ihres Hauses ins Wasser ab? Zum anderen ist das vom Wasserwerk angelieferte Wasser nur in chemischer Hinsicht sauber und gesund, nicht aber in physikalischer Hinsicht.

Wann ist Wasser gutes Wasser?

In physikalischer Hinsicht? Was ist damit gemeint? Nun, eine besondere Eigenschaft von Wasser ist die Tatsache, dass es sich im flüssigen Zustand nicht um einzelne Moleküle handelt, sondern quasi um ein Gitter oder Netz von frei beweglichen Molekülen, die miteinander durch elektromagnetische Kräfte verbunden sind. Jedes Wassermolekül ist quasi wie ein winziger Magnet, mit Nord- und Südpol, und steht mit seinen Nachbarmolekülen in ständiger Wechselwirkung. In dieser Struktur ist Wasser in der Lage, Informationen aufzunehmen.

Genauso ist es in der Homöopathie, wo die Globuli Informationsträger sind – und nicht etwa Wirkstoff-Behälter. Denn chemisch

KLEINER WASSERTEST

Um die bioenergetische Qualität Ihres Leitungswassers zu prüfen, machen Sie bitte folgenden kinesiologischen Test: Beißen Sie in einen (Bio-)Apfel, kauen Sie das Stück und schlucken Sie es hinunter. Dann formen Sie mit dem Daumen und dem Zeigefinger der linken Hand ein »O«. Mit dem Zeigefinger der rechten Hand formen Sie einen Haken. Greifen Sie mit ihm in das »O« und haken Sie sich fest. Ziehen Sie nun kräftig an Ihrem Haken und versuchen Sie, das »O« auseinanderzuziehen. Gleichzeitig versuchen Sie natürlich, mit der linken Hand das »O« zusammenzuhalten. Na, welche Hand gewinnt?
Wenn Sie bioenergetisch »stark« sind, hält das »O«. Jetzt trinken Sie bitte einen Schluck Leitungswasser. Wiederholen Sie den Test. Sind Sie nach wie vor »stark« oder jetzt plötzlich »schwach«?
Wenn Sie »schwach« waren, beißen Sie bitte wieder in den Apfel und wiederholen Sie dann den Test. Sind Sie jetzt wieder »stark«?
Versuchen Sie den Test einmal mit verschiedenen Mineralwassern aus der Flasche. Lassen Sie verschiedene Personen aus Ihrer Familie die Tests machen. Versuchen Sie auch, sich gegenseitig die »O«s auseinanderzuziehen, und messen Sie, ob der Organismus des Probanden »stark« oder »schwach« ist. Kommen Sie zu übereinstimmenden Ergebnissen?
Auf diese Weise können Sie die verschiedensten Lebensmittel »austesten«. Ihr Körper »weiß«, ob ein Lebensmittel gut oder schlecht für ihn ist. Nur ist es Ihnen nicht bewusst. Mit diesem kinesiologischen Verfahren können Sie es sich bewusst machen.
Übrigens: Die Tests funktionieren am besten, wenn wir fit und gesund sind. Wenn der Organismus unter einer Dauerbelastung leidet (z.B. Handystrahlung), kann er die Information »stark« nicht zurückmelden bzw. die Unterscheidung zwischen »stark« und »schwach« ist undeutlich.

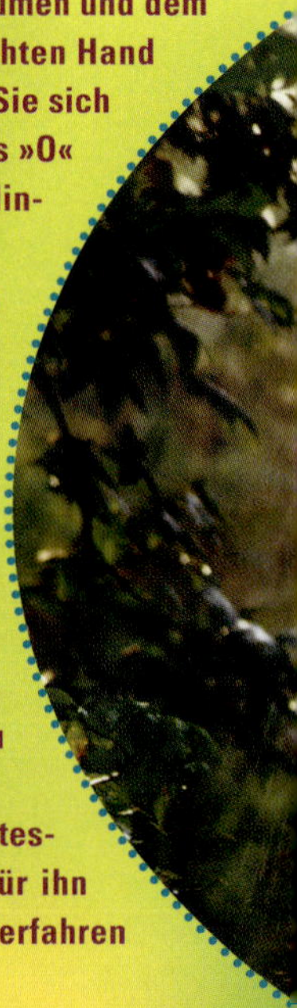

sind in den Globuli durch die homöopathische Verdünnung keine Wirkstoffe mehr nachzuweisen. Die Homöopathie wirkt alleine durch Informationsübertragung. Und auch Wasser überträgt Informationen. Dabei spielt es überhaupt keine Rolle, ob im Wasser eine chemische Substanz nachweisbar ist oder nicht, es kommt nur auf die Information an. Es lässt sich zwar nicht chemisch, aber auf anderem Wege nachweisen: Wenn frisches Quellwasser durch kilome-

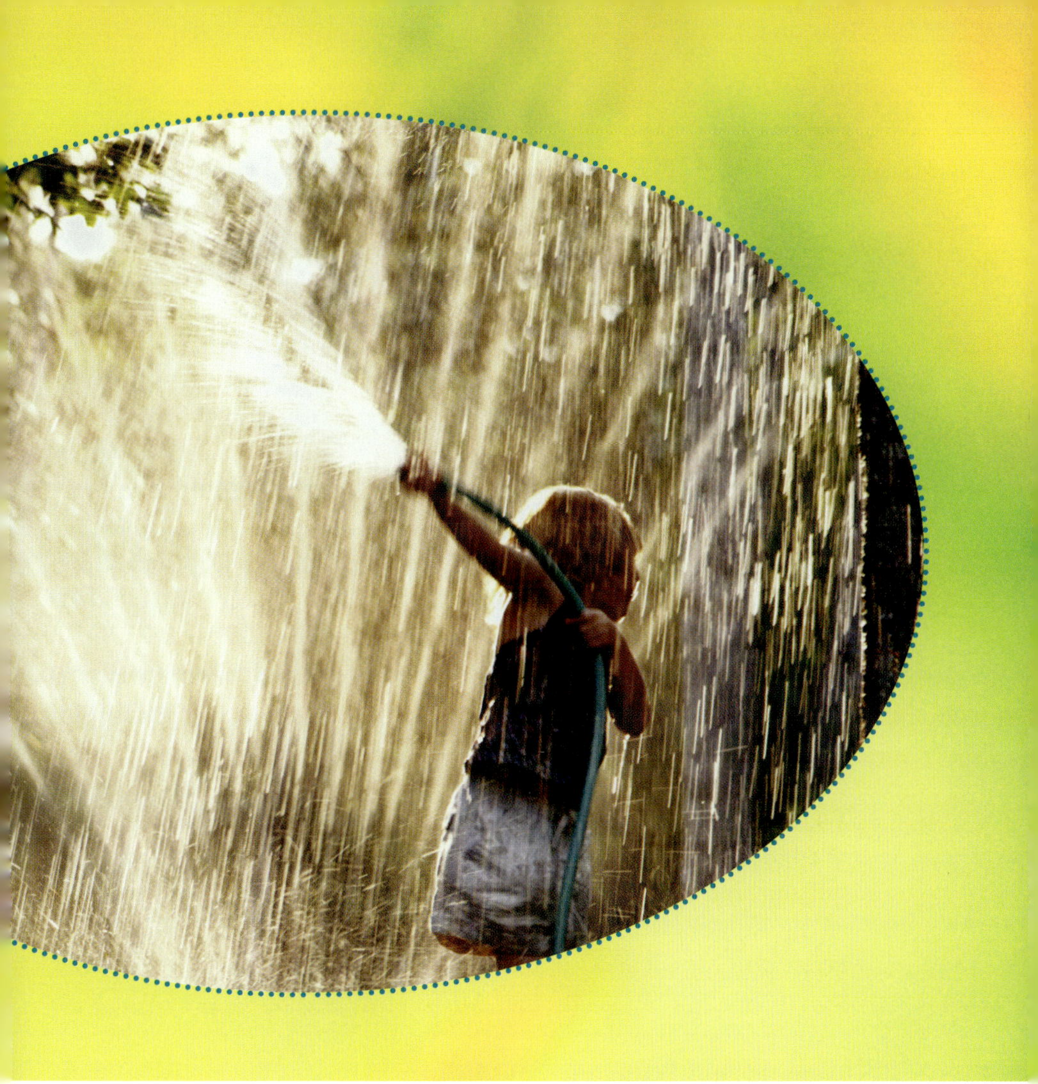

terlange Leitungen geschickt wird, dann ist es am Ende der Leitung anders als am Anfang.

Die allgemeine wissenschaftliche Forschung ist leider noch meilenweit davon entfernt, solche Fragen überhaupt in Betracht zu ziehen, denn sie kann sie nicht mit den aktuellen Theorien erklären. Aber wie bereits an anderer Stelle festgestellt: Wenn wir ein Phänomen beobachten, es aber nicht erklären können, heißt das nicht, dass es

das Phänomen nicht gibt, sondern lediglich, dass uns noch eine Erklärung fehlt.
Auch der Leitwert ist wichtig: Hat das Wasser einen hohen elektrischen Widerstand (über 6000 Ohm) bzw. einen niedrigen elektrischen Leitwert (unter 200 Mikrosiemens), dann befinden sich in ihm sehr wenige gelöste Stoffe, und es kann seine Entgiftungsfunktion im Körper optimal wahrnehmen. Bei vielen Leitungswassern liegt der Leitwert höher. Die Telefonnummer und ggf. die Website Ihres Wasserwerks finden Sie beispielsweise auf der Website www.wasser.de unter »Versorgersuche«. Die meisten Wasserwerke führen mittlerweile die Eckdaten ihrer Wasserqualität schon auf ihrer Website auf und geben ansonsten gerne Auskunft per Telefon.
Wenn Ihr Leitungswasser bioenergetisch sauber ist, also keine schädlichen Informationen mit sich trägt und bei bioenergetischen Tests gut abschneidet, dann haben Sie Glück. Unglaubliches Glück. Ganz ehrlich: Ich habe es noch nie erlebt, dass irgendein Leitungswasser bioenergetisch in Ordnung ist. Ich vermute, dass das durch den Transport über so lange Leitungsstrecken gar nicht möglich ist. Direkt an den Quellen ist das Wasser meistens sehr gut.
Welches Mineralwasser ist generell empfehlenswert? Sie können normale Mineralwasser mit leichtem Sprudel verwenden, z.B. Adelholzner, manchmal heißen die Marken »Sport« oder »Medium«. Ein wenig Kohlensäure ist durchaus in Ordnung, sie regt die Elemente Feuer und Metall an. Gut sind vor allem stille Wasser wie Evian oder Volvic. Suchen Sie nach einer Mineralwassermarke, die Ihren persönlichen Test besteht.
Wem das auf Dauer zu teuer ist, der kann auf energetische Wasservitalisierungsgeräte ausweichen. Diese versuchen, schädliche Informationen aus dem Leitungswasser zu »löschen«. Nach den Untersuchungen in unserem Institut sind sie alle wirksam, jedoch in unseren Augen oft nicht ausreichend, um alle schädlichen Wirkungen des belasteten Wassers auf unser Meridiansystem vollständig aufzuheben, so dass wir Ärzte ein eigenes System entwickelt haben (Info im Anhang).

Ausschließlich Wasser? Andere Getränke

Beim Thema Trinken darf auch hier der Hinweis nicht fehlen, dass Milch kein Getränk ist, sondern eine Mahlzeit, die allerdings die meisten Kinder nur schlecht oder gar nicht vertragen. Kuhmilch ist entgegen der weit verbreiteten Meinung nicht gesund, schon gar nicht stärkt sie das Element Wasser Ihres Kindes. Vom Trinken von Milch rate ich generell ab. Näheres dazu finden Sie im Kapitel »Erde«.

Genauso wichtig ist der Hinweis, dass gesüßte Getränke oder Getränke, die Süßungsmittel enthalten, generell von Ihrem Kind nicht getrunken werden sollten, außer als seltene Ausnahme. Ich bin oft erschrocken, wie viele Kinder Limonade und ähnliches Zuckerzeug regelmäßig sozusagen als Grundgetränk angeboten bekommen. Auch hierzu weitere Informationen im Kapitel »Erde«.

Ein Wort zum Thema Cola aus der Sicht der chinesischen Medizin: Cola treibt durch seine Inhaltsstoffe das Yang im Element Holz an. Da die meisten Kinder sowieso in der Regel ein eher überschießendes Element Holz haben, würde man mit Cola sozusagen Öl ins Feuer gießen. Cola, egal von welcher Marke, ist deshalb unter zehn Jahren tabu. Später sollte man es handhaben wie mit Süßigkeiten: gelegentlich ein kleines Glas, als Ausnahme. Auch die mittlerweile weit verbreiteten »Energy Drinks« haben meiner Ansicht nach bis zum 16. Lebensjahr bei Kindern nichts zu suchen, denn sie jagen das Yang im Element Holz durch die Decke.

Ebenso ist Alkohol unter 16 Jahren definitiv nicht in Ordnung. Es besteht bei Kindern je nach Konstitution ein mehr oder minder starkes Alkoholsuchtrisiko, aber Sie können sicher sein: Es besteht. Wenn die Kids in der Clique unterwegs sind und sich daran gewöhnen, abends Alcopops oder Bier zu trinken, kann das ganz schnell eine heikle Angelegenheit werden. Kinder bzw. Jugendliche können den Genuss von Alkohol nicht steuern, sie merken nicht, wann es über Tage und Wochen hinweg zu viel ist.

Doch es gibt neben Wasser auch andere »gute« Getränke: ungesüßte Kräutertees und Fruchtsaftschorle, optimalerweise mit Fruchtsäften, die aus frisch gepresstem Obst hergestellt wurden, sogenannter »Direktsaft«, also keine aus Konzentraten hergestellten Säfte oder gar Fruchtnektare. Und ganz wichtig: ohne Zuckerzusatz.

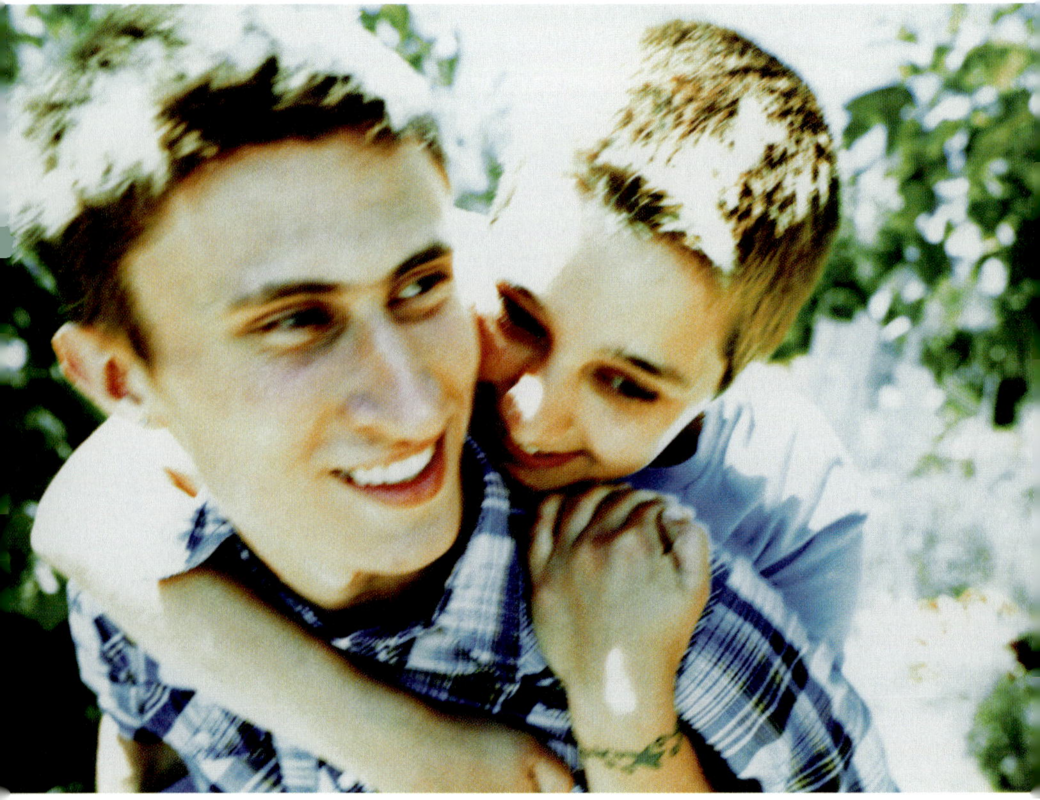

Kinder brauchen verlässliche Bezugspersonen, denen sie vertrauen und denen sie alles erzählen können.

Achten Sie darauf, dass Ihr Kind nicht nur zu Hause, sondern auch im Kindergarten bzw. in der Schule ausreichend gutes Wasser oder gute Saftschorle trinkt. Übrigens haben gesunde Kinder ein sehr gutes Gespür dafür, wie viel sie trinken sollen. Zu wenig trinken meistens eher die Erwachsenen. Wir Erwachsenen sind jedoch dafür zuständig, *was* die Kinder trinken, denn sie trinken alles, was wir ihnen vorsetzen, und je süßer je lieber.
Sie werden in der Familie keinerlei Diskussionen zum Thema Getränke haben, wenn Ihr Kind von Anfang an in einer Umgebung aufwächst, in der das normale Grundgetränk Wasser ist. Das bedeutet aber, dass auch Sie selbst hauptsächlich Wasser trinken.

Wasser und die Kinderseele: Ihr Kind braucht geduldige und mutige Eltern

Wie gesagt, das Element Wasser ist nur mit Beharrlichkeit und Ausdauer positiv zu beeinflussen. Es negativ zu beeinflussen, das geht allerdings schnell: Durch einen tüchtigen Schreck, der Ihrem Kind in die Glieder fährt, oder durch große Angst kann das Urvertrauen, mit dem Kinder auf die Welt kommen, erschüttert werden. Das Gegenteil von Angst ist Mut. Oder besser gesagt: Eine Angst zu überwinden, das ist Mut.

Stellen wir die Adjektive einander gegenüber. Auf der einen Seite steht: ängstlich, feige, erschrocken, geschockt, traumatisiert, unsicher, pessimistisch, verschlossen, misstrauisch, zweifelnd, hoffnungslos. Auf der anderen Seite steht: mutig, zuversichtlich, tapfer, ausdauernd, willig, durchsetzungsfähig, sicher, offen, vertrauend und vertrauenswürdig, entschlossen, optimistisch, hoffnungsvoll. Beide Seiten gehören zu einer Medaille. Die erste Liste kennzeichnet ein gestörtes, die zweite Liste ein starkes Selbstvertrauen. Irgendwo zwischen diesen beiden Polen liegen die Eigenschaften Ihres Kindes.

Ein Kind, das viele Eigenschaften aus der ersten Liste aufweist, fühlt sich auf dieser Welt nicht sicher. Entweder gab es einen fortdauernden Umstand oder ein plötzliches Ereignis, das dem Kind das Urvertrauen geraubt hat, dass alles mit ihm und um es herum in Ordnung und sicher ist.

In einer akut gefährlichen Situation ist Verunsicherung sinnvoll: Sie führt zu erhöhter Aufmerksamkeit und dazu, allem zu misstrauen, um eine Gefahr möglichst schnell zu erkennen und darauf reagieren zu können. Im Kern geht es also dabei um den Selbsterhaltungstrieb. Wenn sich aber diese Verunsicherung nicht nur auf eine Situation bezieht, sondern sich tiefer in die Psyche eingräbt, dann hört die Unsicherheit auch nicht mehr auf, sobald die gefährliche Situation vorbei ist, sondern dauert fort. Man könnte sagen, die ganze Welt und die Person selbst ist permanent infrage gestellt.

TRAUMATA

Welche schlimmen Ereignisse können bleibende Schäden im Element Wasser hinterlassen?

- **Der Geburtsschock. Wenn bei der Geburt intensivmedizinische Maßnahmen notwendig werden, also Intubation, Beatmung oder gar Operationen, und wenn das Baby über zu lange Zeit vom körperlichen Kontakt zur Mutter ferngehalten wird.**
- **Frühgeburten. Die Kinder sind nicht nur körperlich, sondern auch seelisch eigentlich noch nicht reif für die Geburt.**
- **Die Hospitalisierung in früher Kindheit. Wenn Kinder ins Krankenhaus müssen, sollte die Mutter unbedingt so oft und lange es geht dabei sein. Glücklicherweise gibt es heute das »Rooming-in«, so dass Eltern sogar bei dem Kind im Zimmer wohnen können.**
- **Lebensbedrohliche Unfälle.**
- **Krankheit und Tod in der Kernfamilie (Eltern, Geschwister).**
- **Lebensbedrohliche Situationen, wie sie vor allem in Kriegszeiten passieren. Glücklicherweise liegt der letzte Krieg, den Kinder hierzulande miterleben mussten, schon über 60 Jahre zurück. In anderen Gegenden der Welt werden Kinder nach wie vor durch Kriegstraumata seelisch geradezu verstümmelt.**
- **Frühe Trennungen von der Mutter, z.B. zu frühes Weggeben an Babysitter, Tagesmütter oder die Oma aus beruflichen Gründen.**
- **Scheidungen, die die Familie auseinanderreißen.**
- **Umzug und Wohnungswechsel.**
- **Sexueller Missbrauch.**

Sollte Ihr Kind eine tiefe Verunsicherung an den Tag legen, denken Sie vielleicht einmal nach, ob Ihr Kind nicht auch ein frühes seelisches Trauma erleiden musste. Man könnte meinen, darüber müsse man nicht nachdenken, so etwas wisse man schließlich. Aber gerade schlimme Ereignisse werden von uns am stärksten verdrängt. Meiner Erfahrung nach denken Eltern daran oft zuletzt, auch weil solche Erlebnisse für Kinder so gut wie immer mit Schuldgefühlen bei den Eltern verbunden sind. Und was bringt Heilung?

Die Therapie tief gehender psychosomatischer Krankheiten ist auch in der Ganzheitsmedizin nicht ganz einfach. Viele psychosomatische Störungen von Erwachsenen haben meiner Erfahrung nach ihre Wurzeln in den ersten vier Lebensjahren, viel mehr als man gemeinhin annimmt. Da es bei solchen Erschütterungen nicht nur zu Störungen in den Funktionskreisen (Blockaden in den Meridianen), sondern darüber hinaus stets zu Blockaden in unseren Chakren kommt, ist die Therapie schwierig. Die sieben Chakren sind die Hauptenergiekreise des Menschen, die sich entlang der senkrechten

Mittelachse des Körpers befinden. Sie verbinden die körperliche Erscheinung des Menschen mit der geistigen und seelischen Ebene. Störungen in diesen Energieschalt- und -verteilzentralen lassen sich nur mit homöopathischen Hochpotenzen ausgleichen und heilen. Für diese Erkenntnis habe ich über 15 Jahre Beobachtung und Praxiserfahrung benötigt. Ich habe mich auch deshalb intensiv mit diesem Thema beschäftigt, weil ich selbst von schweren Traumen betroffen war. Ich war sozusagen selbst ein Fall aus meiner Praxis.

Aus meiner Praxis:

FRÜHES LEID – LANGES LEIDEN

Im Alter von vier Jahren musste ich mit ansehen, wie mein Vater durch einen tödlichen Stromschlag ums Leben kam. Ich war unmittelbarer Zeuge seines Unfalls. Als ich sechs Jahre alt war, starb meine Mutter durch einen Verkehrsunfall. Anschließend wurde ich von meiner Schwester getrennt, weil wir nicht beide zusammen in der Verwandtschaft unterkommen konnten.

Diese Schockerlebnisse führten zu einer tiefen Chakrablockade. Ich bekam krampfartige Schmerzzustände im linken Oberbauchbereich und im Nierenbereich mit Ausstrahlung zur linken Leiste – vor allem in Stresssituationen. Die Schulmedizin stand meinen Problemen völlig hilflos gegenüber. Untersuchungen ergaben keine organisch fassbaren Ursachen. Symptomatische Maßnahmen griffen verständlicherweise nur vorübergehend. Ein Urologe tippte schließlich auf einen psychosomatischen Zusammenhang. Sein wenig hilfreicher Therapievorschlag: süchtig machende Tranquilizer. Auch Sitzungen beim Psychotherapeuten fruchteten nicht.

Erst durch das Studium der chinesischen Medizin sowie durch meine berufliche Erfahrung in der Beschäftigung mit dem ganzen Menschen konnte ich nach 30 Jahren voller Beschwerden die Blockaden auflösen. Die chinesische Medizin ermöglichte mir die exakte Diagnose der krankmachenden Ursachen, die mir zuvor nicht bewusst waren. Die Elimination dieser negativen Energien, die in das Element Holz (linker Oberbauchbereich und Leistenbereich) sowie in das Element Wasser (Schmerzen im Nierenbereich) eingedrungen waren, vor allem mit Heilmeditationen und homöopathischen Hochpotenzen jenseits der 100.000er-Potenz brachten die Heilung.

Wenn also bei Ihrem Kind ein Trauma vorliegt, worauf die eingangs beschriebene tiefe Verunsicherung der Persönlichkeit hindeuten kann, dann sollten Sie nicht zögern und mit Ihrem Kind zu einem erfahrenen klassischen Homöopathen gehen, um so früh wie möglich an der Auflösung des Traumas zu arbeiten.

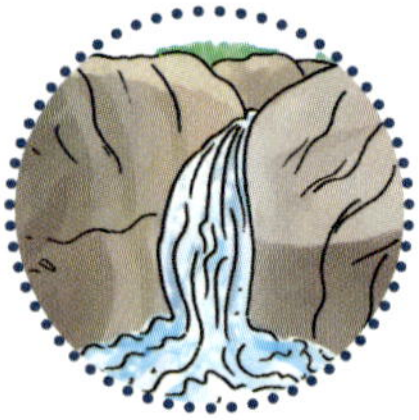

Typische Gesundheitsprobleme im Element Wasser ... und was Sie dagegen tun können

Abgesehen von den Folgen von Schreck und Angst, die sich auf der seelischen Ebene tief eingraben, gibt es im Element Wasser auch Probleme, die weniger schwer wiegend sind, aber ebenso Geduld erfordern, wenn es darum geht, sie zu beseitigen.

Recht viele Kinder machen nachts ins Bett, obwohl sie eigentlich schon »trocken« waren. Die Eltern zerbrechen sich den Kopf darüber, woran das liegen könnte. Ist das ein unbewusstes Machtspielchen, mit dem es versucht, die Eltern unter Druck zu setzen? Ist es schlicht Faulheit, nachts auf die Toilette zu gehen? Oder ist es ein körperlicher Defekt? Oder ist das arme Kind seelisch angeknackst? Wenn das Einnässen sich über Wochen hinzieht, kann das die Eltern viele Nerven kosten und oftmals die innerfamiliären Wellen ziemlich hochschlagen lassen. Denn Hilflosigkeit erzeugt Frustration und Aggression.

Das Schlechteste, was Eltern in einem solchen Fall tun können, ist, den Druck und Stress, den sie selbst durch den Ärger mit dem permanenten Bettenwechseln und Schlafanzugwaschen spüren, auf das Kind abzuladen: Strafen, schimpfen, das Kind bloßstellen, das hilft nichts und schadet viel. Unter Umständen verschlimmert man dadurch das Problem, weil das Selbstvertrauen des Kindes und damit das Element Wasser einen Dämpfer bekommt. Kein Kind macht absichtlich ins Bett!

Einem großen Kind, das schon aus den Windeln draußen ist, wieder Windeln anzuziehen, halte ich auch für eine äußerst ungünstige Maßnahme. Damit signalisieren Sie Ihrem Kind, dass Sie es für ein Baby halten, und nehmen ihm das Selbstvertrauen.

Jede Nacht zweimal aufzustehen und prophylaktisch mit dem Kind auf die Toilette zu wandern kostet das Kind und die Eltern wertvollen Nachtschlaf, das kann unmöglich die Lösung sein.

Und einfach Gummilaken aufzuziehen und resigniert abzuwarten, ob das Einnässen von selbst wieder aufhört, finde ich ebenfalls

keine gute Idee. Denn das Kind leidet meistens selbst unter dem Problem, es ist einfach sehr peinlich und unangenehm. Das Kind fühlt sich unzulänglich und genau das verstärkt die Problematik im Element Wasser.
Was aber steckt wirklich dahinter? Wo liegt die Lösung? Bis auf wenige Ausnahmen finde ich beim Einnässen eigentlich immer eine Blockade des Blasenmeridians auf Höhe der Mandeln. Durch ein angeschlagenes Element Metall haben die Kinder eine starke Schleimproduktion in den Nebenhöhlen, im Mandelgewebe und im Lymphsystem. Das beeinträchtigt die Steuerung des Funktionskreises »Niere«. Ganz schlicht und einfach: Die Kommandos an den Schließmuskel der Blase kommen nicht richtig durch.
Beheben lässt sich das Einnässen also am einfachsten, indem man das Element Metall des Kindes behandelt und die Ursache für die starke Schleimproduktion angeht. Alles weitere zu den Ursachen und zu den Möglichkeiten, das Element Metall Ihres Kindes zu stärken, lesen Sie im Kapitel »Metall«.
Aber das ist noch nicht alles. Ich finde bei den meisten Kindern, die mit dem Einnässen kämpfen, außerdem eine Lateralitätsstörung. Lateralität heißt übersetzt »Seitigkeit«. Damit ist gemeint, dass bei diesen Kindern die linke und die rechte Hirnhälfte nicht gut zusammenarbeiten. Das drückt sich z.B. in einer mangelhaften Hand-, Augen- und Körperkoordination aus, die etwa das Schreibenlernen, aber auch das Malen und Zeichnen erschwert. Die Kinder haben beispielsweise im Grundschulalter hartnäckige Probleme, einen Kreis zu zeichnen. Typisch ist auch, dass die Kinder beim Schreibenlernen in Spiegelschrift schreiben, ohne es zu merken, und die Buchstaben b und d nicht auseinanderhalten können. Rechts und links zu unterscheiden fällt ihnen schwer. Lateralitätsstörungen führen zu Konzentrations- und Lernschwierigkeiten, Teilleistungsstörungen wie Legasthenie oder Dsykalkulie (Rechenschwäche), Vergesslichkeit und Unruhe.
Und was hilft bei Lateralitätsstörungen? Neben der Behandlung des Elements Metall, um die auch hier oftmals vorliegende Blockade des Blasenmeridians aufzuheben, empfehle ich – Musik. Lassen Sie Ihr Kind ein Instrument lernen. Vor allem Klavier und Schlagzeug sind geeignet: Bei beiden müssen die Kinder mit ihren Händen verschie-

dene Takte spielen und somit beide Gehirnhälften einsetzen. Einfacher geht es mit speziellen Übungen, die die Verschaltung zwischen den beiden Hirnhälften fördert.

ÜBUNGEN ZUR LATERALITÄT

Wenn Ihr Kind Probleme mit dem Schreibenlernen, Rechnen, Auswendiglernen, Rechtschreiben hat und außerdem nachts oft ins Bett macht (Einnässen), dann sollten Sie zum einen das Element Metall stärken (siehe Kapitel »Metall«) und zum anderen folgende Übungen regelmäßig, am besten täglich mit Ihrem Kind durchführen:

- Überkreuzturnen: **Das Kind steht aufrecht, hebt das linke Knie an, bis der Oberschenkel waagrecht ist, gleichzeitig berührt es das Knie mit der rechten Hand. Der linke Arm schwingt dabei zurück, um das Gleichgewicht zu halten. Dann genau umgekehrt. Zügig und flüssig immer links und rechts abwechselnd, 20 mal links und 20 mal rechts.**
- Schuhplattler: **Das Kind steht aufrecht, hebt den linken Fuß hoch bis fast zum Po, wobei der Oberschenkel sich kaum bewegt, also senkrecht bleibt, das Knie zeigt nach unten. Gleichzeitig klatscht das Kind mit der rechten Handfläche auf die Fußsohle. Dann genau umgekehrt. Zügig und flüssig immer links und rechts abwechselnd, 20 mal links und 20 mal rechts.**
- Luftachter: **Das Kind steht aufrecht und zeichnet mit dem Daumen der rechten Hand einen großen, liegenden Achter in die Luft, erst in die eine Richtung zehnmal, dann in die andere Richtung zehnmal. Dann die andere Hand. Auch gut: Auf einem großen Stück Papier mit einem Stift einen großen liegenden Achter malen und mit Schwung und zügiger, flüssiger Bewegung den Achter immer wieder mit dem Stift nachfahren. Dann das Gleiche mit der anderen Hand.**
- Kopfklopfen-Bauchreiben: **Das Kind steht aufrecht. Mit der linken flachen Hand klopft es sich leicht und rhythmisch oben auf den Kopf. Nach ein paar Sekunden beginnt es, sich mit der rechten flachen Hand den Bauch kreisförmig und langsam zu reiben – während das Klopfen auf dem Kopf weitergeht. Zuerst Bauchreiben in die eine Richtung, dann in die andere. Dann die Hände wechseln.**
- Ohr-Massage: **Zum Schluss mit Daumen und Zeigefinger an beiden Ohren die gesamte Ohrkrempe von der Ohrspitze bis zum Ohrläppchen immer wieder von oben nach unten ausmassieren, dabei das Ohrläppchen ausstreichen (3- oder 7- oder 9-mal).**

Außerdem hilft es bei den genannten Problemen, das Element Wasser insgesamt zu stärken, mit allen Tipps, die in diesem Kapitel genannt werden. Insbesondere: das Trinken reinen Wassers und die homöopathische Konstitutionsbehandlung.

Weitere Erkrankungen im schnellen Überblick

Weitere typische und häufig vorkommende Gesundheitsprobleme bei Kindern, die mit einem geschwächten Element Wasser zusammenhängen, sind:

- Häufige Harnwegsinfekte
- Häufige Infektionen der Ohren
- Haltungsfehler, insbesondere Füße und Wirbelsäule
- Schwere Erkrankungen (Krebs) und Fehlbildungen
- Zahn- und Zahnungsprobleme
- Vorhautverengung (Phimose)
- Mangel an Energie und Ausdauer

All diese Probleme und Krankheiten können gemildert oder geheilt werden, wenn das Element Wasser gestärkt wird.
Bei den Harnwegs- und Ohreninfekten ist immer auch das Element Metall beteiligt. Bei einem Mangel an Energie und Ausdauer ist auch an das Element Holz zu denken, insbesondere, wenn zu Beginn oft eine große Euphorie herrscht, die sich dann aber rasch verflüchtigt. Bei schweren, lebensbedrohlichen Erkrankungen sind meistens alle Elemente betroffen, hier sind pauschale Aussagen nicht angebracht.
Die Vorhautverengung macht ein Zurückziehen der Vorhaut bei Jungen unmöglich, die Öffnung vorne in der Haut ist schlicht zu klein. Bitte versuchen Sie vor dem dritten Geburtstag nicht, die Vorhaut zurückzuziehen. Denn bis dahin ist die Vorhaut mit der Eichel verklebt, was sehr sinnvoll ist und vor Infektionen schützt. Das gewaltsame Zurückschieben kann zu kleinen Rissen führen, die dann vernarben und in der Folge tatsächlich zu einer Vorhautverengung führen können. Wenn sich im vierten Lebensjahr, also nach dem dritten Geburtstag, die Vorhaut nicht zurückschieben lässt und wenn sich die Vorhaut beim Wasserlassen ballonartig aufbläht, dann sollten Sie mit viel Geduld das Element Wasser Ihres Kindes stärken. Erfahrungsgemäß gibt sich das Problem dann in den folgenden Jahren. Eine operative Entfernung der Vorhaut durch eine Beschneidung ist dann unnötig.
Plattfüße & Co. sind leider ziemlich häufig. Das liegt hauptsächlich am mangelnden Training der Fußmuskulatur beim Gehen auf un-

seren harten Böden. Die Evolution hat unseren Fuß auf Wiesen, Erde und Sand und wechselnde Untergründe optimal vorbereitet, auf Asphalt, Fliesen und Laminatböden kommt es auf Dauer in vielen Fällen zu Fehlhaltungen und -stellungen, insbesondere wenn das Element Erde nicht gut ausgebildet ist – und damit die allgemeine Muskelspannung zu schwach ist. Die meisten dieser Kinder, über 90 Prozent, erhalten vom Orthopäden die falschen Einlagen, nämlich Einlagen, die nicht die Muskulatur aufbauen, sondern sogar noch den Fuß stützen und damit die Muskeln dadurch weiter entlasten. Die meisten Einlagen machen alles nur noch schlimmer, und die Folge sind krumme Füße und eine krumme Haltung. Mit einer strahlungsfreien 3D-Wirbelsäulenanalyse in Verbindung mit einer Diagnose nach den fünf Elementen kann man sehr genau diagnostizieren, wo das Problem liegt – und maßgeschneiderte Einlagen herstellen, die die Fußmuskulatur kräftigen und über die Reflexzonen der Fußsohle stimulierend auf alle fünf Elemente einwirken (Infos dazu im Anhang).

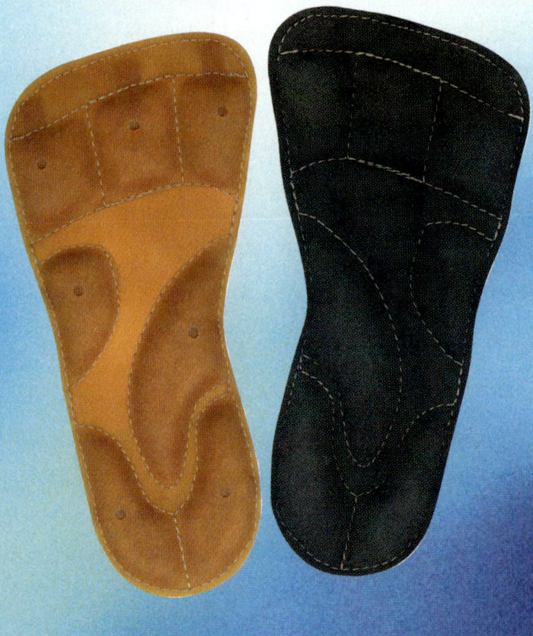

Individuell angepasste Schuh-Einlagen unterstützen den Aufbau der Fußmuskulatur, statt ihn zu bremsen.

Sollte Ihr Kind erst eine leichte Schwäche der Fußmuskulatur und deshalb einen leichten Plattfuß haben, dann sollten Sie mit ihm regelmäßig auf einem weichen Kautschukfußkissen (Balancepad) die Fußmuskulatur trainieren: Dreimal pro Woche für 10 Minuten auf dem Kissen gehen, stampfen, laufen und springen genügt (Bezugsquelle im Anhang).

Geschwächtes Element Wasser bei Ihrem Kind: Was Sie möglichst vermeiden sollten

- Gesüßte Getränke.
- Koffeinhaltige Getränke.
- Alkohol unter 16 Jahren.
- Das Selbstvertrauen Ihres Kindes untergraben durch Necken, Aufziehen, Ärgern, Bloßstellen.
- Kurze, unvollständige, ziellose Beschäftigungen.
- Schränken Sie das Fernsehen so weit wie möglich ein.
- Trennungen des Kindes von der Mutter vor dem zweiten Geburtstag.
- Auseinanderreißen der Familie durch Trennung und Scheidung.
- Krankenhausaufenthalte bei kleinen Kindern. Wenn es sich nicht vermeiden lässt: So spät wie möglich und konsequentes Rooming-in.

Was Sie tun können, wenn Ihr Kind unter »Wasser-Erkrankungen« leidet

- Stets warm halten, vor allem Füße und Rumpf.
- Ansteigende Fußbäder: Über 20 Minuten hinweg immer wieder heißes Wasser in eine kleine Fußwanne zugießen, bis die Temperatur von 38 bis auf 42 Grad gestiegen ist.
- Beschäftigung mit Geduld und Ausdauer erfordernden Tätigkeiten, insbesondere Zuhören (Vorlesen, Hörbücher).
- Förderung der geistigen Fähigkeiten (Sprachen, Musik, Rechnen, Lesen, Malen, Auswendiglernen, Zusammenhänge erklären).
- Viel reines Wasser trinken lassen sowie Fruchtschorle ohne Zuckerzusatz.

- Talente erkennen und gezielt fördern.
- Lateralität fördern mit entsprechenden Übungen (vgl. Seite 270).
- Vollwertig Ernährung (siehe Kapitel »Erde«), mit Schwerpunkt auf den Nahrungsmitteln, die das Element Wasser stärken (siehe unten).

Was Ihr Arzt tun kann, wenn Ihr Kind unter Wasser-Erkankungen leidet

- Ausgleich der ererbten Schwachstellen durch eine homöopathische Konstitutionsbehandlung und Schüßler-Salz-Therapie.

Ernährungstipps für starkes Wasser

Sie können das Element Wasser Ihres Kindes stützen und stärken, wenn Sie folgende Lebensmittel bevorzugt verwenden:

- *Gemüse:* Erbsen, Linsen, Saubohnen, Sojabohnen, Kichererbsen, Mungobohnen, Oliven
- *Obst:* Kirschen, Himbeeren, Pflaumen, Weintrauben
- *Fleisch:* Gepökeltes, geräuchertes, gesalzenes und luftgetrocknetes Fleisch
- *Fisch und Meeresfrüchte:* Alle Sorten
- *Nüsse und Samen:* Alle Sorten
- *Als Getränk:* Kühles Wasser

Zum Schluss: Verantwortlich entscheiden

Die routinemäßigen Untersuchungen beim Kinderarzt sind Gold wert. Bitte nehmen Sie sie regelmäßig wahr. Je gründlicher sie durchgeführt werden, desto besser, denn je früher gesundheitliche Störungen behandelt werden, desto geringer ist die Gefahr von Entwicklungsverzögerungen.

Aus meiner Praxis:

PAUL KANN HÖREN

Als Paul im Alter von vier Monaten zu mir in die Praxis kam, war er ein ausgesprochen fröhlicher, gelassener und in sich ruhender Säugling. Seine Eltern machten sich trotzdem Sorgen. Sie hatten schon zwei größere Buben und deshalb einige Erfahrung mit kleinen Kindern. Seine Mutter behauptete fest: Er hört nichts. Und in der Tat, er wendete den Kopf nicht in die Richtung von leisen Geräuschen und auch auf sehr laute Geräusche zeigte er keinerlei Reflex, kein Zucken, kein Erschrecken. Der Blick in die Ohren zeigte keinerlei Auffälligkeit. Die Ohren sahen gesund aus. Der Junge hatte allerdings viel Schleim in der Nase und in den Nasennebenhöhlen, die Schleimhäute waren belastet. Wie seine Eltern berichteten, hatte er seit der Geburt permanent eine verstopfte Nase und erkältete sich leicht.

Die homöopathische Anamnese und die funktionelle Diagnose nach den fünf Elementen ergab eine angeborene Schwäche im Element Metall, weil Paul das tuberkulinische Erbgift mit auf die Welt gebracht hatte. Sein aktuelles Symptombild deutete auf das Mittel Calcium carbonicum. Ich verabreichte es in abgestimmter Potenz und der Erfolg war durchschlagend. In wahren Sturzbächen quoll ihm schon wenige Tage später der Schleim aus der Nase und vorbei war es mit der Gelassenheit. Paul brüllte, weinte und wirkte völlig verschreckt. Kein Wunder: Er hörte zum ersten Mal in seinem Leben seine Umwelt – eine beeindruckende Erfahrung. Rasch gewöhnte er sich in den folgenden Wochen an die Geräuschkulisse und ist heute ein völlig normal entwickeltes, pfiffiges Kind.

Ein Glück, dass Paul so früh in meine Praxis gekommen war. Er hatte durch die von Geburt an angeschwollenen Schleimhäute einen verstopften Abfluss des Mittelohrs gehabt, daraufhin hatte sich ein Erguss von Schleim und Sekret gebildet. Sein Gehör war sozusagen flüssig abgepuffert. Wäre dieser Zustand länger so geblieben, hätte sich irgendwann unweigerlich ein Entwicklungsdefizit spürbar gemacht, spätestens beim Spracherwerb – ganz zu schweigen von den durch die Stauungen blockierten Meridianen, die auf Dauer noch weitere funktionale Störungen im Organismus und möglicherweise chronische Erkrankungen verursacht hätten.

Es kann also nicht früh genug nachgeschaut werden, ob sich der Organismus normal entwickelt. Bei den Routineuntersuchungen geht es um Vorsorge und Vorbeugung, und das ist gut so.

Allerdings werden Sie beim Kinderarzt unweigerlich mit dem Thema Impfen konfrontiert. Viele Ärzte werden da zum Teil sehr massiv und appellieren sofort an Ihr Verantwortungsbewusstsein, wenn Sie Zweifel an der Impfpraxis anmelden: »Nicht impfen? Sie gehen bei Ihrem Kind das Risiko schwerster Erkrankungen ein. Das können Sie nicht verantworten!«

Impfen oder nicht? Im Clinch mit dem Kinderarzt

Es geht bei Gesprächen über das Impfen immer sehr schnell um das Thema Verantwortung für die Gesundheit Ihres Kindes. Und die können Sie in der Tat nicht an den Kinderarzt delegieren, sie liegt voll und ganz bei Ihnen. Meiner Ansicht nach können Sie diese Verantwortung nur übernehmen, wenn Sie sich gut und unvoreingenommen informieren, auch über den Nutzen und die Auswirkungen des Impfens. Denn die Verantwortung für Impfschäden übernehmen die Ärzte nicht.

Wenn Sie Informationsbroschüren über die Segnungen des Impfens von Ihrem Kinderarzt bekommen, schauen Sie bitte einmal in das Impressum bzw. den Herkunftsnachweis. In fast allen Fällen handelt es sich um Broschüren, die von der Pharmabranche hergestellt oder in Auftrag gegeben wurden. Bilden Sie sich Ihr eigenes Urteil über die Unabhängigkeit dieser Informationen.

Fest steht: Eine Impfung ist ein massiver Eingriff in die Entwicklung Ihres Kindes. Ein noch unreifer Organismus wird mit einer unnatürlich großen Menge von Substanzen konfrontiert, die auf normalem Wege gar nicht in den Körper gelangen könnte. Durch das Einspritzen der Impfstoffe werden alle natürlichen Abwehr- und Verteidigungslinien des Körpers gezielt übersprungen und einem noch unreifen Organismus gleichzeitig bis zu acht Erreger oder deren Gifte sowie eine Vielzahl von Konservierungsmitteln in den Muskel gespritzt. Kein lebender Organismus kann ein solches Vorgehen ohne Schäden überstehen.

Und die Schäden können mehr oder weniger gravierend sein, je nachdem, wie stabil die geerbte und die erworbene Konstitution des Kindes sind. Sie sollten Ihr Kind nur dann impfen, wenn Sie sich absolut sicher sind, dass erstens Impfen überhaupt etwas nützt und zweitens Impfen Ihrem Kind nicht schaden kann. Und entgegen der Beteuerungen der Impfstoffindustrie und der impfenden Ärzte gibt es bei beiden Fragen berechtigte Zweifel.

Schadet Impfen?

Ich werde in meiner Praxis sehr häufig mit Impfschäden konfrontiert, die von schulmedizinisch denkenden Ärzten regelmäßig nicht erkannt werden – und die ich nur erkennen und zuordnen kann, weil ich bei der Diagnose auf die Chinesische Medizin vertraue. Impfen schadet nicht immer massiv, manchmal sind die Beeinträchtigungen eher gering, aber Impfen *kann* erhebliche Schäden verursachen. Das Risiko ist nicht klein, da Impfschäden jedoch meist nicht als solche erkannt und deshalb nicht statistisch erfasst werden, gibt es hier keine verlässlichen bzw. anerkannten Zahlen. Daran hätte übrigens auch weder die mit der Arzneimittelindustrie zusammenhängende Forschung noch die an den Impfungen mitverdienende Ärzteschaft ein wirtschaftliches Interesse.

Man muss aber auch verstehen: Wenn Ärzte statt des Impfens ein in der Schulmedizin nicht etabliertes Verfahren anwenden, so werden sie im Falle von Komplikationen sofort rechtlich belangt. Unter Umständen ist dann die Zulassung weg und es drohen Schadenersatzforderungen. Wer möchte schon seine Existenz riskieren? Die meisten Kollegen bleiben lieber auf der juristisch sicheren Seite.

Was ansonsten den Ärzten droht, habe ich ansatzweise selbst schon einmal erlebt: Ich hatte einmal gewagt, einen Fall von kindlichem Diabetes öffentlich als Impfkomplikation zu erklären – und schon wurde ich vor die Landesärztekammer zitiert. Die Auflage: Ich habe künftig »unethische und von der öffentlichen Lehrmeinung abtrünnige« Aussagen zu unterlassen. Das Verfahren zur Anerkennung eines Impfschadens bei meiner Patientin wurde abgeschmettert.

Aus meiner Praxis:

NEELE BLEIBT SITZEN

Der Organismus der kleinen Neele brach nach der dritten Sechsfachimpfung zusammen. Es kam unmittelbar nach der Impfung zu einem völligen körperlichen und geistigen Entwicklungsstillstand und zu einer schweren Epilepsie. Das heute sechsjährige Mädchen sitzt im Rollstuhl, kann nicht laufen, hat täglich eine wahre Flut von epileptischen Anfällen und ist schwer geistig behindert. Die Eltern haben bis heute keine Unterstützung erhalten – obwohl es sich wissenschaftlich nicht beweisen lässt, dass die Behinderung von Neele nichts mit der Impfung zu tun hat.

Nützt Impfen?

Wie sieht es mit der zweiten Frage aus: Kann Impfen etwas nützen? Folgen Sie mir einmal auf einem Gedankengang: Während einer Grippewelle erkrankt nicht etwa jeder an Husten, Schnupfen und Fieber. Praktisch jeder hat Kontakt mit dem Virus, aber etliche Menschen erkranken nicht, egal wie oft sie mit dem Virus konfrontiert werden. In meiner Praxis bin ich tausenden von verschiedenen Viren ausgesetzt. Und trotzdem werde ich nicht krank. Wenn einhundert Menschen von einer Zecke gebissen werden, die das Virus in sich trägt, das Hirnhautentzündung (Frühsommer-Meningo-Enzephalitis, FSME) auslösen kann, dann wird erwiesenermaßen im Schnitt einer von ihnen krank. Was ist mit den anderen 99?

Wenn das so ist, kann man dann allen Ernstes behaupten, Viren oder andere Mikroorganismen verursachten Krankheiten? Die Wahrheit ist: Niemals ist der Erreger das eigentliche Problem bei der Entstehung von Krankheiten, sondern immer das Milieu, in das er hineinfällt. Salopp gesagt: Wenn ein Kind gesund ist, fängt es sich keinen Krankheitserreger. Nur wenn die Fähigkeit des Körpers zur Immunabwehr (»den Laden sauber halten«) deutlich gestört ist, kann sich ein Bakterium, ein Virus oder ein Pilz überhaupt innerhalb der Körpergrenzen halten.

Dementsprechend hatten die großen Impfwellen der 1970er auch keinerlei positive Auswirkungen auf die statistischen Kurven der Krankheiten in der Bevölkerung. Die Krankheiten wie Wundstarrkrampf, Diphtherie oder Kinderlähmung kommen vor allem unter schlechten Lebensbedingungen, z.B. in Slums und in Kriegsgebieten vor. Nach dem letzten Krieg nahmen diese Krankheiten in den 1950er- und 60er-Jahren in Mitteleuropa mit steigendem Wohlstand rasant ab – bevor die Impfungen eingeführt wurden. In einigen der offiziellen Statistiken lässt sich sogar zeigen, dass der Rückgang der Krankheiten nach Einführung von Impfungen verlangsamt wurde, ja, einige Kurven steigen nach dem Zeitpunkt des Beginns der Einführung von Massenimpfungen sogar wieder an.

Die Erkrankungen werden durch Impfen also nicht weniger. Es gibt viele Beispiele von Patienten, die trotz Impfung erkranken. Hier ein paar davon: In Südafrika brach unmittelbar nach einer Polio-Impf-Aktion bei 200.000 Kindern eine neue Polio-Epidemie aus. Von den im Krankenhaus verstorbenen Kindern hatten 30 Prozent einen kompletten Impfschutz – es hat ihnen nichts geholfen. Bei den wenigen Menschen, die jedes Jahr in Deutschland an Wundstarrkrampf (Tetanus) erkranken, lässt sich bei etwa einem Drittel nachweisen, dass sie aus schulmedizinischer Sicht ausreichend oft gegen Tetanus geimpft worden waren. Bei den zwischen 1965 und 1980 in den USA an Diphtherie erkrankten Menschen war die Schwere der Krankheit und die Todesrate bei Geimpften und Ungeimpften völlig gleich. 60 Prozent aller Schulkinder, die 1985 und 1986 in den USA Masern bekommen haben, waren gegen Masern geimpft. 98 Prozent der Erkrankten bei einer Masernepidemie in Hobbs, New Mexico, waren gegen Masern geimpft. Im Frühjahr 2006 gab es in den USA eine Mumpsepidemie – dabei waren zwei Drittel der Betroffenen geimpft. Auch in meiner Praxis sehe ich immer wieder Kinder, die an Krankheiten, gegen die sie geimpft worden sind, besonders schwer erkranken, z.B. an Masern, Mumps und Keuchhusten. Ich erkenne bei ihnen einen bedeutsamen Zusammenhang: Die Impfung (der Impferreger) zieht die gleichartigen Mikroorganismen quasi an und öffnet Tür und Tor für den eigentlichen Feind!

Die Alternative zum Impfen

Impfen kann schaden und den Glauben an den Nutzen habe ich verloren. Ich kann heute nach vielen Jahren der Beschäftigung mit diesem Thema und nach sorgfältiger Berücksichtigung aller Faktoren keine Impfung mehr in meiner Praxis verantworten. Zu schwerwiegend und zahlreich sind die Belege, dass Impfungen zu einem großen Anteil an der Entstehung der meisten chronischen Erkrankungen mitbeteiligt sind.

Ich habe allerdings, um das klar zu sagen, bisher noch keinen einzigen Fall gefunden, bei dem eine Impfung alleine an der Krankheitsentstehung schuld war, es sind immer Kombinationen von Ursachen. Ich würde schätzen, Impfungen füllen bei den meisten chronischen Erkrankungen das Fass mindestens zu einem Drittel.

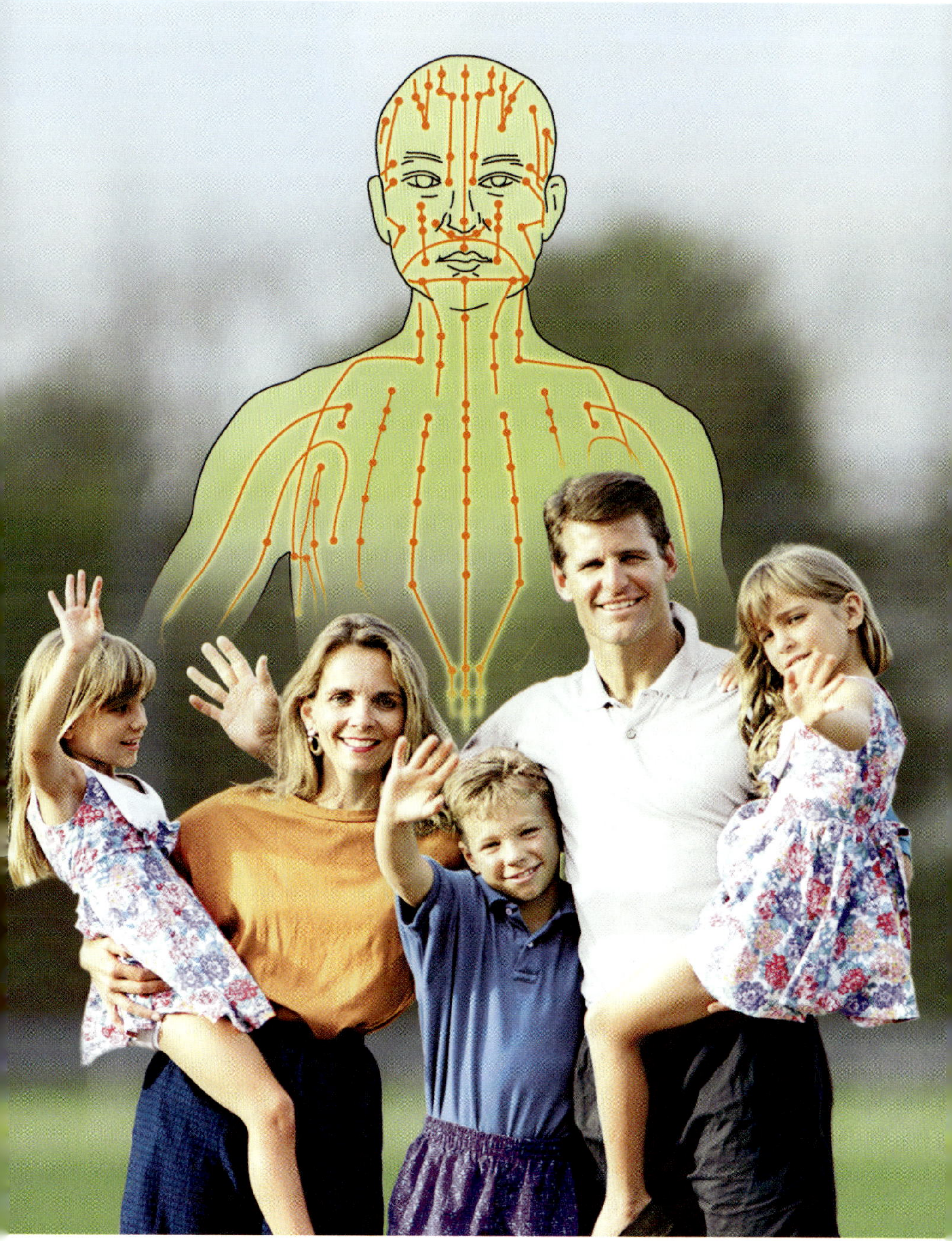

SIE WOLLEN IMPFEN: WAS GILT ES ZU BEACHTEN?

Wenn Ihr Kinderarzt Sie davon überzeugen kann, dass Impfen sowohl etwas nützt als auch nicht schadet, dann werden Sie Ihr Kind impfen lassen. Bitte beachten Sie dann:

- Lassen Sie nur ein vollständig gesundes Kind impfen. Niemals bei:
  - Infekten der Atemwege, erhöhter Temperatur oder Fieber, Durchfall
  - Allergien, Asthma, Neurodermitis, Heuschnupfen, Hautausschlägen aller Art
  - Laufender Behandlung mit Antibiotika oder Cortison-Präparaten
  - Beim leisesten Verdacht auf eine Nervenstörung (z.B. Schiefhals, Schlaffheit, Entwicklungsstörungen und -verzögerungen)
  - Orthopädischen Störungen wie Fußfehlhaltungen oder Wirbelsäulenverformungen
  - Neugeborenen-Gelbsucht, Frühgeburt, Untergewichtigkeit
  - Zahnen
- Lassen Sie Ihr Kind besser nicht vor Vollendung des dritten Lebensjahres impfen. Untersuchungen aus Japan haben gezeigt, dass Impfschäden reduziert werden können, wenn man erst nach Abschluss der Hirnreifung impft.
- Lassen Sie Ihr Kind nicht während der infektreichen Zeit im Herbst und Winter impfen.
- Lassen Sie nicht nach einem Impfplan impfen, sondern nur nach individuellen Bedürfnissen mit ausgewählten Impfungen, mit möglichst großen Abständen (mindestens 6 Wochen) zwischen jeder einzelnen Impfung. Es gibt keinen menschlichen Organismus, und sei er zu Beginn auch noch so gesund, der über 20 Impfungen ohne Schäden wegstecken könnte, und schon gar nicht, wenn diese teilweise zu Mehrfachimpfungen zusammengefasst werden. Aber die Pharmaindustrie ist clever: Es gibt immer weniger Einzelimpfungen ...
- Lassen Sie vor den Impfungen dringend eine homöopathische Konstitutionsbehandlung durchführen.
- Lassen Sie nach den Impfungen unbedingt aktuelle Symptome von einem Homöopathen behandeln.
- Vermeiden Sie nach dem Impfen jeglichen Kontakt zu anderen Kindern, denn Ihr Kind könnte andere Kinder anstecken.
- Lassen Sie niemals nachimpfen, wenn bei der ersten Impfung bereits deutliche Impfreaktionen vorlagen oder die Geschwister Probleme hatten: Entzündungen an den Einstichstellen, Krankheitsgefühl und grippeähnliche Symptome, Durchfälle, Hautjucken, zunehmende Infektneigung.
- Grippeimpfungen sind absolut unnötig und schwächen das Immunsystem, anstatt es zu stärken. Grippeimpfungen schützen nicht vor grippalen Infekten unter Beteiligung eines der zurzeit ca. 200 verschiedenen Viren. Nur ein intaktes Element Metall und damit ein gutes Immunsystem schützt vor Infektionen.
- Reiseimpfungen: Ich kann nur davon abraten. Auch »fremde« Krankheitserreger können einem gesunden Organismus nichts anhaben. Wenn Sie auf Reisen einmal Durchfall bekommen, ist das eine natürliche Reaktion des Körpers auf schädliche Speisen, die er schnell wieder loswerden möchte. Mit angeschlagener Konstitution in ferne Länder zu reisen ist ein Gesundheitsrisiko – mit oder ohne Impfung.

Sollte aber das Fass bei Ihrem Kind durch andere Belastungen schon zu mehr als zwei Dritteln gefüllt sein, könnte es das Impfen zum Überlaufen bringen.

Also sollte das Ziel der Gesundheitsvorsorge nicht sein, das Innere des Körpers mit einem Krankheitserreger oder mit Teilen von Krankheitserregern zu infizieren – mit der Gefahr von bleibenden Schäden –, sondern das Ziel sollte sein, das Immunsystem so aufzubauen, dass die diversen Erreger überhaupt keine Gefahr mehr darstellen und gar nicht erst ins Körperinnere gelangen. Anstatt Ihnen Impfungen zu empfehlen und die Gesamtgesundheit Ihres Kindes ansonsten außer Acht zu lassen, empfehle ich Ihnen die gesammelten Tipps und Vorschläge aus diesem Buch, insbesondere aus dem Kapitel »Metall«.

Und ganz besonders wichtig: Gehen Sie mit Ihrem Kind frühzeitig zu einem klassischen Homöopathen und lassen Sie eine Konstitutionsbehandlung durchführen. Nur wenn die erblichen Schwächen ausgemerzt werden, kann sich das Immunsystem Ihres Kindes hundertprozentig entfalten.

Ein Kind, dessen Immunsystem nach den fünf Elementen und mit einer homöopathischen Konstitutionsbehandlung aufgebaut wurde und dadurch gesund entwickelt ist, wird allen Erregern trotzen. Die Kinder, die von Anfang an in meiner Praxis konsequent begleitet wurden, werden nicht krank, holen sich nicht einmal eine Grippe.

Trotzdem: Sie müssen selbst entscheiden. Sie können sich beim Thema Impfen nicht nicht entscheiden – Sie kommen um eine Entscheidung nicht herum. Wenn Sie trotz Ihrer Skepsis einfach alles laufen lassen und den Kinderarzt die Impfungen durchführen lassen, dann haben Sie sich in Ihrer Unentschlossenheit auch entschieden, nämlich für das Impfen.

Um sich auf die notwendige Entscheidung für oder gegen das Impfen sowie auf die allfälligen Diskussionen mit Ihrem Kinderarzt gut vorzubereiten, empfehle ich Ihnen neben meinem eigenen Buch *Impfratgeber aus ganzheitlicher Sicht* das Buch *Impfen – das Geschäft mit der Angst* von Dr. Gerhard Buchwald. Dort finden Sie eine Menge klarer Informationen und viele Argumente, mit denen Sie sich auseinandersetzen sollten. (Weitere Hinweise siehe Anhang.) Das Thema ist zu wichtig, um es zu ignorieren.

Schnelle Hilfe bei Verletzungen und Insektenstichen

Das Thema Impfen kommt häufig immer dann wieder hoch, wenn Ihr Kind sich verletzt. Muss es nun doch noch gegen Tetanus geimpft werden? Könnte es sich durch einen Insektenbiss oder -stich eine Infektion holen?

Wenn Ihr Kind ein gesundes Immunsystem hat und eine Wunde ausreichend gesäubert und desinfiziert wird, dann wird definitiv nichts passieren. Nur wenn sich Ihr Kind eine nicht blutende, luftdicht abgeschlossene, tiefe Wunde zuzieht, die sowieso in der Klinik versorgt werden muss, kommen Sie um eine passive Tetanusimpfung nicht herum. Eine nachträgliche aktive Impfung bei Verletzungen, die Ihr Kinderarzt womöglich vorschlägt, kann ich nicht empfehlen, da das Impfrisiko aus meiner Sicht deutlich höher ist als das Infektionsrisiko.

Für den Fall akuter Verletzungen sollten Sie zu Hause immer eine homöopathische Hausapotheke bereithalten. Sie enthält die wichtigsten Akutmittel aus dem 200 Jahre alten Erfahrungsschatz der Homöopathie.

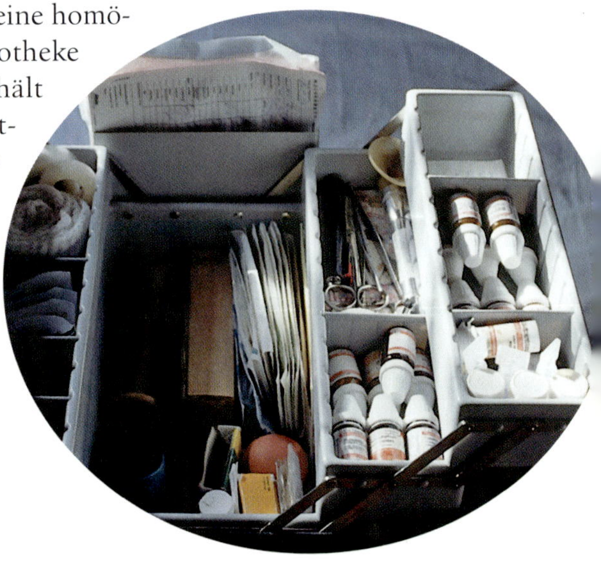

IHRE HAUSAPOTHEKE

Dies sind die wichtigsten homöopathischen Mittel für den Fall akuter Verletzungen, wie sie bei spielenden Kindern zwangsläufig immer mal wieder vorkommen:

Arnica C30

Bei allen Arten von Verletzungen: Wunden, Stöße, Prellungen, Verstauchungen sowie nach Operationen. Eine Doppelgabe von je drei Globuli sofort und nochmals zweimal drei Globuli zehn Minuten später und nochmals zweimal drei Globuli dreißig Minuten später. Bei anhaltenden Schmerzen nochmals einige Stunden später eine Doppelgabe. Geben Sie das Mittel nicht zu oft hintereinander, also nicht dreimal die Woche, wenn sich Ihr Kind dreimal die Woche leicht verletzt. Die Wirkung hält mit der C30-Potenz ohnehin mehrere Wochen an.

Ledum C12

Zusätzlich zu Arnica bei allen Stich- und Bissverletzungen von allen Tieren, auch Zeckenbiss, sowie Stichverletzungen durch Nadeln oder Dornen. Sofort eine Doppelgabe. Bei schweren Stichverletzungen oder Zeckenbiss zusätzlich zwei Tage lang morgens eine Doppelgabe.

Hypericum C12

Zusätzlich zu Arnica bei schweren und schmerzhaften Verletzungen, bei denen Nerven verletzt wurden, Schürfwunden, nach Operationen. Sofort eine Doppelgabe. Danach zwei Tage lang morgens zweimal drei Globuli.

Rhus toxicodendron C30

Zusätzlich zu Arnica bei Verstauchungen und Prellungen. Sofort eine Doppelgabe. Danach zwei Tage lang morgens je eine Doppelgabe.

Cantharis C12

Zusätzlich zu Arnica bei Verbrennungen. Sofort eine Doppelgabe. Bei heftigeren Verbrennungen dann stündlich eine Doppelgabe. Danach zwei Tage lang morgens eine Doppelgabe. Die betroffenen Stellen nicht kühlen (vgl. Verhalten bei Sonnenbrand, Seite 54)! Bei schweren Verbrennungen und Verbrennungen, die größer sind als eine Hand, bitte sofort Cantharis geben und dann gleich darauf ins Krankenhaus in die Notaufnahme.

Apis mellifica C30

Zusätzlich zu Arnica und Ledum bei Bienen- oder Wespenstich. Sofort eine Doppelgabe. Bei stärkeren Schwellungen stündlich eine Doppelgabe. Danach zwei Tage lang morgens eine Doppelgabe. Bei allergischen Reaktionen auf einen Bienenstich, verbunden mit Atemnot, bitte sofort den Notarzt rufen und gleich darauf Apis geben.

Wunden säubern Sie am besten mit 20-prozentiger Calendula-Lösung – richtig auswaschen oder gar die Wunde im Waschbecken in Calendula-Lösung baden. Danach ein Desinfektionsmittel aus der Apotheke anwenden.

Die wichtigsten Maßnahmen auf einen Blick

Ob Ihr Kind gesund ist oder nicht, ist nicht gottgegeben, sondern wird auf Erden entschieden. Sie als Eltern haben dabei das Heft in der Hand, nicht etwa Ihr Kinderarzt. Die Gesundheit Ihres Kindes ruht auf drei Säulen und kann von Ihnen auf neun Feldern beeinflusst werden. Gehen Sie einfach Schritt für Schritt jedes Feld durch und lenken Sie nach und nach alle Lebensbereiche Ihres Kindes in gesunde Bahnen.

Das geht nicht von heute auf morgen, gefordert sind Ihre Geduld und Ihre Beharrlichkeit – manchmal auch Ihre Standhaftigkeit, wenn es darum geht, sich gegen Freunde, Verwandte und Bekannte sowie gegen Ärzte durchzusetzen, wenn diese anderer Meinung sind. Am wahrscheinlichsten stehen Ihnen Kontroversen bei den Themen Erdstrahlen, Nahrungsergänzung, Impfen, Antibiotikatherapie und Amalgam ins Haus. Vielleicht wird Ihnen auch das Argument begegnen, Homöopathie oder chinesische Medizin sei erwiesenermaßen unwirksam und beruhe ausschließlich auf dem Placebo-Effekt. Doch Sie wissen ja, ein fehlender wissenschaftlicher Beweis sagt manchmal mehr über die Methode der Beweisführung als über den Gegenstand der Beweisführung. In diesem Buch habe ich für die vorgeschlagenen Maßnahmen zur Gesunderhaltung immer wieder Argumente vorgebracht, auch in der Absicht, Ihnen die Hintergründe so zu erklären, dass Sie sie nachvollziehen können. Vertrauen Sie auf Ihren eigenen Verstand und Ihr eigenes Gefühl und lassen Sie sich darin von niemandem beirren.

HIER NOCH EINMAL AUF EINEN BLICK, WAS SIE DAFÜR TUN KÖNNEN, DAMIT IHR KIND GESUND BLEIBT:

Die erste Säule: Eine gesunde Basis

1. **Schlafplatz: Sorgen Sie für einen Schlafplatz, der frei ist von geopathischer Belastung.**
2. **Ernährung: Bieten Sie Ihrem Kind täglich vollwertige Kost an.**
3. **Bewegung: Sorgen Sie dafür, dass Ihr Kind sich viel im Freien bewegt und einen (Ausdauer-)Sport treibt.**

Die zweite Säule: Eine gesunde Entwicklung

4. **Ererbte Konstitution: Lassen Sie bei Ihrem Kind eine homöopathische Konstitutionsbehandlung durchführen.**
5. **Nahrungsergänzung: Gleichen Sie die in der Nahrung nicht ausreichend vorhandenen Vitamine, Mineralien und Spurenelemente durch natürliche Nahrungsergänzungspräparate aus.**
6. **Trinkwasser: Achten Sie darauf, dass Ihr Kind stets reines Wasser als Grundgetränk zur Verfügung hat.**
7. **Elektromagnetische Strahlung: Schalten Sie alle Strahlungsquellen rund um Ihr Kind aus, vor allem nachts, und lassen Sie Ihr Haus entstören.**
8. **Hautpflege, Licht und Luft: Achten Sie auf paraffinfreie Hautpflegemittel und gönnen Sie Ihrem Kind viel frische Luft und Sonnenlicht, allerdings ohne Sonnenbrand. Vermeiden Sie Wohngifte.**

Die dritte Säule: Vollgesundheit

9. **Harmonisches Gleichgewicht der fünf Elemente: Richten Sie die Ernährung Ihres Kindes situativ nach den fünf Elementen aus. Gleichen Sie aktuelle Energiedefizite (Yin) oder Übererregungen (Yang) in den fünf Elementen gezielt aus. Führen Sie Entgiftungsmaßnahmen durch: mit Hilfe der Tipps und Hinweise in diesem Buch, mit Hilfe eines Homöopathen und/oder mit Hilfe eines Arztes für Naturheilkunde und/oder mit Hilfe eines Arztes für Chinesische Medizin. Ergänzen Sie Schwachstellen in der Konstitution Ihres Kindes mit Hilfe der Schüßler-Salz-Therapie bei einem kundigen Arzt.**

Anhang

Mein Dank

... gilt zuallererst meiner Frau und meinem Sohn. Viele Stunden habe ich diesem Buch gewidmet anstatt meiner Familie. Für ihre Unterstützung und ihr Verständnis bedanke ich mich von ganzem Herzen.

... des Weiteren an den Kösel-Verlag, bei dem mein Buch in den besten Händen liegt, insbesondere bei Dagmar Olzog und Ulrike Reverey, die mein mit diesem Buch verknüpftes Anliegen und das Konzept des Buches auf Anhieb verstanden und mich durch ihre positive Ausstrahlung bestärkt haben, sowie Heike Mayer, die schon in der Manuskriptphase wertvolle und kompetente Rückmeldungen gegeben hat, die zum Gelingen des Werkes beigetragen haben.

... an meinen Agenten Oliver Gorus von der Agentur Gorus, der mich bei Verlagssuche, Konzeption und Manuskript begleitet hat.

... nicht zuletzt allen meinen Patienten, groß und klein, die mir in meiner bisherigen Laufbahn als Arzt ihr Vertrauen geschenkt haben und die jeden Tag aufs Neue mein Wissen über, aber auch mein Gefühl für das wunderbare Wesen des Menschen erweitern.

Literaturempfehlungen

Chinesische Medizin

Fahrnow, Ilse, Fahrnow, Jürgen: *Fünf Elemente Ernährung. Lebens- und Kochkunst nach der Traditionellen Chinesischen Medizin*, München: Gräfe & Unzer, 2. Aufl. 2005

Hempen, Carl-Hermann: *Die Medizin der Chinesen. Erfahrungen mit fernöstlicher Heilkunst*, München: Goldmann 1996

Lang, Marianne: *Fünf-Elemente Küche*, München: Südwest 1999

Temelie, Barbara: *Ernährung nach den Fünf Elementen. Wie Sie mit Freude und Genuss Ihre Gesundheit, Liebes- und Lebenskraft stärken*, Oy-Mittelberg: JOY, 33. Aufl. 2005

Homöopathie und Schüßler-Salze

Deutscher Zentralverein homöopathischer Ärzte (Hrsg.): *Homöopathische Haus- und Notfallapotheke*, Gauting: Peter Irl, 5. Aufl. 2004

Enders, Norbert: *Enders' Handbuch Homöopathie. Gesundheit für Sie und Ihre Familie: Alle wichtigen Heilmittel und ihre richtige Anwendung*, Stuttgart: Haug, 2. Aufl. 2002

Enders, Norbert: *Enders' Homöopathie für Kinder*, Stuttgart: Haug, 3. Aufl. 2002

Feichtinger, Thomas, Niedan-Feichtinger, Susana: *Schüßler-Salze für Ihr Kind*, Stuttgart: Haug, 2. Aufl. 2004

Grollmann, Heidi, Maurer, Urs: *Homöopathische Selbstbehandlung in Akutfällen*, Baar: Groma, 8. Aufl. 1997

Lauterbach, Christine, Schroeder, Ulrike: *Homöopathie für Kinder pocket*, Grünwald: Börm Bruckmeier, 3. Aufl. 2000

Lockie, Andrew: *Homöopathie Handbuch für die ganze Familie*, München: Heyne 2001

Risch, Gerhard: *Der sanfte Weg. Eine Information über Homöopathie für jedermann*, München: Müller & Steinicke 1994

Sommer, Sven: *GU Kompass Homöopathie für Kinder*, München: Gräfe & Unzer, 6. Aufl. 2006

Ullmann, Dana: *Homöopathie für Kinder. Erkrankungen bei Kindern naturgemäß behandeln*, Düsseldorf: Econ 1993

Vithoulkas, Georgos: *Medizin der Zukunft. Homöopathie*, Kassel: Wenderoth 1979

Element Metall

Leboyer, Frédérick: *Sanfte Hände. Die traditionelle Kunst der indischen Baby-Massage*, München: Kösel, 22. Aufl. 2005
Mazzarella, Barbara: *Gesunde Kinder mit Bach-Blüten*, München: Heyne 1996
Schmidt, Sigrid: *Bach-Blüten für Kinder*, München: Gräfe & Unzer, 2. Aufl. 2006
Stellmann, Michael: *Kinderkrankheiten natürlich behandeln*, München: Gräfe & Unzer, 3. Aufl. 2006
Uhlemayr, Ursula: *Wickel & Co. Bärenstarke Hausmittel für Kinder*, Burgberg i. Allgäu: Urs Verlag 2001
Velten, Heidi, Walter, Bruno: *Harmonische Kindermassage. So fördern Sie das Wohlbefinden Ihres Kindes*, München: Kösel 2000

Element Erde

Anemueller, Helmut: *Vollwerternährung, aber richtig*, Stuttgart: Trias 1991
Das, Sigrid: *Entgiften und Entschlacken. Wie Sie der »Inweltverschmutzung« begegnen können*, Stuttgart: Trias 1990
Despeghel, Dr. Michael, Heufelder, Prof. Dr. Armin: *Ran an den Bauch*, München: Gräfe & Unzer 2006
Grillparzer, Marion: *Low Carb. Die neue Gute-Laune-Diät*, München: Gräfe & Unzer 2005
Koerber, Karl von, Männle, Thomas, Leitzmann, Claus (Hrsg.): *Vollwert-Ernährung. Konzeption einer zeitgemäßen und nachhaltigen Ernährung*, Stuttgart: MVS, 10. Aufl. 2004
Kuhlmann, Dirk: *Die Pilz-Invasion*, Lürschau: Bio Medoc 1991
Lothrop, Hannah: *Das Stillbuch*, München: Kösel, aktualisierte Neuausgabe 2006
Lützner, Hellmut: *Wie neugeboren durch Fasten*, München: Gräfe & Unzer, 3. Aufl. 2004
Mutter, Joachim et.al.: »Die Alzheimer-Krankheit: Quecksilber als pathogener Faktor und Apolipoprotein E als Moderator«, siehe unter http://www.uniklinik-freiburg.de/ iuk/live/forschung/publikationen/Mutter_Alzheimer_Toxikologie.pdf
Pape, Detlef, Schwarz, Rudolf, Trunz-Carlisi, Elmar: *Schlank im Schlaf*, München: Gräfe & Unzer, 7. Aufl. 2006
Theofel, Nicole: *Das schmeckt dem Baby und ist gesund. Die beste Ernährung fürs erste Jahr*, München: Kösel 2005
Treutwein, Norbert: *Übersäuerung. Krank ohne Grund. Krankheiten erkennen, die Störungen im Säure-Basen-Haushalt natürlich und wirksam ausgleichen*, München: Südwest, 16. Aufl. 2001

Worm, Nicolai: *LOGI-Methode. Glücklich und schlank. Mit viel Eiweiß und dem richtigen Fett*, Lünen: Systemed 2003

Elemente Holz und Feuer

Austermann, Marianne, Wohlleben, Gesa: *Zehn kleine Krabbelfinger. Spiel und Spaß mit unseren Kleinsten*, München: Kösel, 6. Aufl. 2006
Bachler, Käthe: *Erfahrungen einer Rutengängerin. Geobiologische Einflüsse auf den Menschen*, St. Pölten: Residenz, 16. Aufl. 2001
Banis, Ulrike: *Erdstrahlen & Co. Wie geopathische Belastungen uns schaden*, Stuttgart: Haug, 2. Aufl. 2004
Dümler, Reinhard, Jäcklein, Margit: »*Ich sag doch Lollmops!*« – *Kindern mit Aussprachestörungen helfen*, München: Kösel 2005
Dunemann-Gulde, Angela: *Yoga und Bewegungsspiele für Kinder. Für 4- bis 10-Jährige*, München: Kösel 2005
Jackel, Birgit: *Ausgeglichen und Entspannt. Stress bei Kindern erkennen und abbauen*, München: Kösel 2004
Lendner-Fischer, Sylvia: *Bewegte Stille. Stressabbau und Entspannung mit Kindern*, München: Kösel 2004
Morgenroth, Matthias: *Sternenfänger in dunkler Nacht. Von biblischen Abenteuern*, München: Kösel 2005
Prekop, Jirina: *Schlaf Kindlein, verflixt noch mal! So können Sie und Ihr Kind ruhig schlafen*, München: Kösel, 9. Aufl. 2004
Reichenberg-Ullmann, Judyth, Ullmann, Robert: *Es geht auch ohne Ritalin*, Peiting: Michaels-Verlag 2001
Roy, Ravi, Lage-Roy, Carola: *Homöopathischer Ratgeber, Bd. 19. Schulschwierigkeiten. Konzentrationsstörungen – Angst und Unlust vor der Schule – Probleme in der Pubertät*, Riegsee: Lage & Roy, 2. Aufl. 2000
Thurnell-Read, Jane: *Wie Erdstrahlen unser Leben beeinflussen*, München: Goldmann 2000
Ulmer, Günter A.: *Krank durch Wellen- und Elektrosmog? Wie groß ist die unsichtbare Gefahr?*, Tuningen: Günter Albert Ulmer 1994
Wohlfeil, Gottfried J.: *Gesund wohnen - gesund schlafen. Elektrosmog und Wohngifte vermeiden*, Zürich: Oesch 1999

Element Wasser

Juul, Jesper: *Was Familien trägt. Werte in Erziehung und Partnerschaft. Ein Orientierungsbuch*, München: Kösel, 2. Aufl. 2006
Levine, A. Peter, Kline, Maggie: *Verwundete Kinderseelen heilen. Wie Kinder und Jugendliche traumatische Erlebnisse überwinden können*, München: Kösel, 2. Aufl. 2006

Macht, Siegfried: *Husch du kleine Krabbe. Sing-, Finger- und Bewegungsspiele für vergnügte Kinder*, München: Kösel 2005
Neumann, Ursula: *Wenn die Kinder klein sind, gib ihnen Wurzeln, wenn sie groß sind, gib ihnen Flügel*, München: Kösel, 4. Aufl. 2003
Stöcklin-Meier, Susanne: *Was im Leben wirklich zählt. Mit Kindern Werte entdecken*, München: Kösel 2006
van de Loo, Otto: *Kinder – Kunst – Werk. Künstlerisches Arbeiten mit Kindern und Jugendlichen. Ein Handbuch*, München: Kösel 2005
Will, Reinhold D.: *Geheimnis Wasser*, München: Knaur 1993

Impfen

Buchwald, Gerhard: *Impfen, das Geschäft mit der Angst*, München: Knaur 2000
Buchwald, Gerhard: *Der Rückgang der Schwindsucht (Tbc) trotz »Schutz«-Impfung. Von der Schwindsucht (Tbc) zum Infektionsschutz-Gesetz (IfSG)*, München: Müller & Steinicke, 8. Aufl. 2004
Coulter, Harris L.: *Impfungen, der Großangriff auf Gehirn und Seele*, München: Müller & Steinicke, 5. Aufl. 2004
Cournoyer, Cynthia: *Impfschutz für Kinder? Risiken und Alternativen*, Weil der Stadt: Fit für's Leben, 2. Aufl. 2007
Delarue, Simone: *Impfschutz - Irrtum oder Lüge? Eine internationale Studie über die Frage, ob Impfungen schützen und warum geimpft wird*, München: Müller & Steinicke, 3. Aufl. 1997
Fridrich, Jürgen: *Impfen mit den Augen des Herzens betrachtet. Tatsachen statt Expertenmeinungen*, Eichstätt: Priolverlag 2006
Grätz, Joachim F.: *Sind Impfungen sinnvoll? Ein Ratgeber aus der homöopathischen Praxis*, München: Müller & Steinicke, 8. Aufl. 2005
Hirte, Martin: *Impfen – Pro & Contra. Das Handbuch für die individuelle Impfentscheidung*, München: Knaur 2005
Kneißl, Georg: *Impfratgeber aus ganzheitlicher Sicht. Schulmedizin, Naturheilkunde, Homöopathie und Traditionelle Chinesische Medizin (TCM)*, München: Müller & Steinicke, 2. Aufl. 2003
Roy, Ravi, Lage-Roy, Carola: *Kinder mit Homöopathie behandeln. Schwerpunktthema: Impfung*, München: Knaur 2000
Roy, Ravi, Lage-Roy, Carola: *Homöopathischer Ratgeber, Bd. 3. Impfschäden*, Riegsee: Lage & Roy, 6. Aufl. 2005
Scheibner, Viera: *Impfungen, Immunschwäche und plötzlicher Kindstod. 100 Jahre Impfforschung und Impferfahrung*, München: Müller & Steinicke 2000

Kinderheilkunde

Juul, Jesper: *Unser Kind ist chronisch krank. Ein Ratgeber für Eltern*, München: Kösel 2005

Maschwitz, Gerda: *Glückliche und gesunde Kinder. Natur erleben – Selbstheilungskräfte stärken*, München: Kösel 2006

Mohr-Bartsch, Anne: *Kleine Sorgenkinder. Alternative Heilverfahren für Säuglinge und Kleinkinder*, München: Kösel 2007

Renz-Polster, Herbert et al.: *Gesundheit für Kinder. Kinderkrankheiten verhüten, erkennen, behandeln*, München: Kösel, 2. Aufl. 2007

Ribbeck, Janko v.: *Schnelle Hilfe für Kinder. Notfallmedizin für Eltern,* München: Kösel 2006

Bezugsquellen und Adressen

Bezugsquellen

Die hier angegebenen Bezugsquellen beruhen auf meinen persönlichen Erfahrungen und werden deshalb von mir besonders empfohlen. Das bedeutet nicht, dass nicht auch andere empfehlenswerte Hersteller und Bezugsquellen existieren. (Der Verlag übernimmt keine Gewähr für die Richtigkeit der Angaben und für die Qualität der Bezugsquellen und ihrer Leistungen.)

Biochemie nach Dr. Schüßler
In jeder Apotheke erhältlich

Homöopathische Arzneien
In spezialisierten Apotheken erhältlich. Der Autor bevorzugt Präparate der Fa. Gudjons und Homeoden.

Orthomolekulare Mittel und Nahrungsergänzungsmittel
www.naturesplus.com; www.allergyresearchgroup.com. In Europa z.T. zu beziehen über: www.deltastar.nl
Johannes-Apotheke Bodenkirchen (www.apotheke-bodenkirchen.de; Tel: 08745/7144) führt alle erwähnten Homöopathika/Schüßler-Salze von den bevorzugten Herstellern; besorgt alle Nahrungsergänzungsmittel

Entgiftungsmittel/paraffinfreie Pflegemittel
www.sanuvit.de

Bioenergetische Entstörsysteme, Vitalisierungsplatten und Wasservitalisierung
Institut für AMTCM, www.amtcm.de und www.sanuvit.de
www.geobiologie.de

Rutengänger
Forschungskreis Erdstrahlen und Elektrosmog e.V.
www.erdstrahlen-elektrosmog.de und www.athome.de

Fußkissen zur Kräftigung der Fußmuskeln
www.airex.de und www.bebalanced.com, auch über www.sanuvit.de

Gerät für ansteigende Fußbäder
www.schiele-baeder.de

Websites

Impfen

www.impfschutzverband.de
www.aegis.at
www.aegis.ch
www.impfaufklaerung.de
www.impfkritik.de
www.impfreport.de
www.impfnachrichten.de

Orthopäden, die ganzheitlich und mit funktionellen Einlagen arbeiten

Spezialisierte Ärzte nennt Ihnen Medreflex-Therapiekonzepte GmbH, München, Tel. 089/387 99 884

Homöopathische Ärzte

Deutscher Zentralverein homöopathischer Ärzte e.V.
www.dzv.de

Ärzte für TCM

Internationale Gesellschaft für chinesische Medizin, München
www.akupunktur.ch

Praxiskontakt

Dr. med. Georg Kneißl
Dr. med. Andrea Kneißl
Prakt. Ärzte –
Naturheilverfahren – Homöopathie – Akupunktur –
Präventivmedizin (DGpM)
Orthomolekulare Medizin (FOM)
Komplementäre Biologische Krebsmedizin (ZAEN)
Mozartstr. 19, 84539 Zangberg
Tel.: 08636/661 66, Fax: 08636/663 46
E-Mail: praxis@praxis-dr-kneissl.de, www.praxis-dr-kneissl.de

Sachregister und Medikamente

Medikamente sind *kursiv* hervorgehoben, **Fettdruck** zeigt einen Haupteintrag an.

Register der Krankheiten und Symptome

Tragfähige Werte als Kompass in unserer Zeit

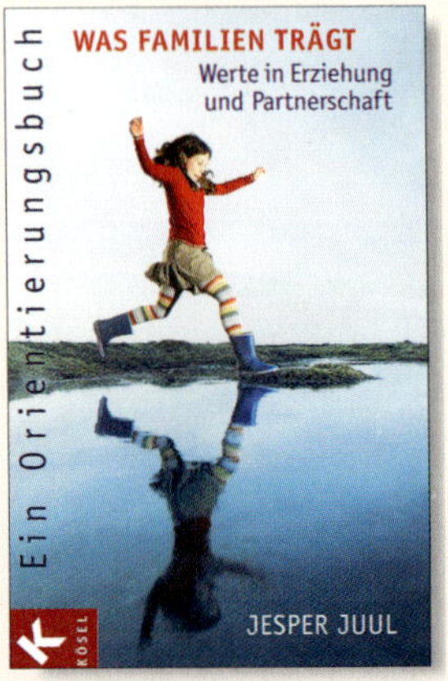

Jesper Juul
Was Familien trägt
Werte in Erziehung und Partnerschaft.
Ein Orientierungsbuch
170 Seiten. Gebunden mit Schutzumschlag
ISBN 978-3-466-30708-1

Viele Erziehungsvorstellungen vergangener Generationen passen nicht mehr in unsere Zeit. Wir brauchen neue, klare Wertmaßstäbe. Der international bekannte Familientherapeut Jesper Juul zeigt, wie Eltern die Werte Verantwortung, Gleichwürdigkeit, Integrität und Authentizität in der Erziehung verankern können. Damit die Beziehung der Eltern zueinander und zu den Kindern stabil und tragfähig bleibt – auch in schwierigen Zeiten.

»Lieber Gott, mach, dass dieses Buch von möglichst vielen Eltern gelesen wird.«
Dr. Gerald Hüther, Hirnforscher und Professor für Neurobiologie

KÖSEL

Kompetent & lebendig.
LEBEN MIT KINDERN

Kösel-Verlag, München, e-mail: info@koesel.de
Besuchen Sie uns im Internet: www.koesel.de